柯克
基础外科技术

原书第7版

KIRK'S BASIC SURGICAL TECHNIQUES

Seventh Edition

主　编　〔英〕费奥纳·敏（Fiona Myint）

主　译　崔　炜　李　明　高　翔

科学出版社

北京

图字：01-2021-7241 号

内 容 简 介

本书包括血管处理、皮肤处理、结缔组织和软组织处理、骨和关节处理、组织分离、出血处理、引流处理、感染处理、微创手术、患者管理、提高技艺等，从 15 个方面讲述外科手术操作的内容、规则、注意事项。内容涵盖许多的临床操作和各专业医生都应掌握的基本技能。本书里所描述的许多技术都是通用的，原理规则都是手术科室医生的宝典，值得临床医生甚至非手术科室医生浏览。

本书适用于高等院校临床医学专业的带教老师、实习学生，医院规范化培训医生、住院医生、进修医生等医务人员。

图书在版编目（CIP）数据

柯克基础外科技术：原书第 7 版/（英）费奥纳·敏（Fiona Myint）主编；崔炜，李明，高翔主译. —北京：科学出版社，2022.11

书名原文：Kirk's Basic Surgical Techniques(Seventh Edition)

ISBN 978-7-03-073624-6

Ⅰ. ①柯… Ⅱ. ①费… ②崔… ③李… ④高… Ⅲ.①外科手术 Ⅳ. ①R61

中国版本图书馆 CIP 数据核字（2022）第 210388 号

责任编辑：朱 华 / 责任校对：张小霞
责任印制：李 彤 / 封面设计：陈 敬

科 学 出 版 社 出版
北京东黄城根北街 16 号
邮政编码：100717
http://www.sciencep.com
北京凌奇印刷有限责任公司 印刷
科学出版社发行 各地新华书店经销
*

2022 年 11 月第 一 版 开本：787×1092 1/16
2023 年 1 月第二次印刷 印张：15 1/2
字数：367 000
定价：98.00 元
（如有印装质量问题，我社负责调换）

译 者 名 单

主　译 崔　炜　李　明　高　翔

译者团队（按姓氏拼音排序）

崔南奇（河北医科大学第二医院）

崔　炜（河北医科大学第二医院心内科）

杜　辉（河北医科大学第二医院妇产科）

高　翔（河北医科大学第二医院血管外科）

谷军飞（河北医科大学第二医院泌尿外科）

郭晓楠（河北医科大学第二医院血液内科）

和宇峥（河北医科大学第二医院胸外科）

李　琛（河北医科大学第二医院神经外科）

李　俐（河北医科大学第二医院重症医学科）

李　明（河北医科大学第二医院临床技能培训中心）

刘　阔（河北医科大学研究生学院）

刘　颖（河北医科大学第二医院医学装备部）

齐进春（河北医科大学第二医院泌尿外科）

史博群（北京协和医学院研究生学院）

王天阳（河北医科大学第二医院肝胆外科）

王依楠（河北医科大学第二医院重症医学科）

王圆圆（河北医科大学第二医院教务处）

邢晶晶（河北医科大学第二医院妇产科）

杨梦萱（河北医科大学研究生学院）

杨　霓（河北医科大学研究生学院）

张海强（河北医科大学第二医院胃肠外科）

张佳瑜（河北医科大学研究生学院）

张　悦（河北医科大学研究生学院）

赵　滨（河北医科大学第二医院科研处）

赵　晶（河北医科大学第二医院肛肠外科）

赵鹏新（河北医科大学第二医院腺体外科）

赵万年（河北医科大学研究生学院）

赵　昕（河北医科大学第二医院妇产科）

Elsevier (Singapore) Pte Ltd.

3 Killiney Road,

#08-01 Winsland House I,

Singapore 239519

Tel: (65) 6349-0200; Fax: (65) 6733-1817

This translation of *Kirk's Basic Surgical Techniques*, Seventh Edition by Fiona Myint was undertaken by China Science Publishing & Media Ltd.(Science Press) and is published by arrangement with Elsevier (Singapore) Pte Ltd.

Kirk's Basic Surgical Techniques, Seventh Edition, 作者 Fiona Myint，由科学出版社进行翻译，并根据科学出版社与爱思唯尔（新加坡）私人有限公司的协议约定出版。

《柯克基础外科技术》（第 7 版）（崔炜、李明、高翔，等译）

译著 ISBN 978-7-03-073624-6

雷蒙德·莫里斯（杰里）柯克（RAYMOND MAURICE （JERRY） KIRK）

　　杰里·柯克（Jerry kirk）出生并生活于美国诺丁汉，因第二次世界大战爆发，被迫终止学业。在美英第一次联合登陆北非的火炬作战期间，杰里·柯克（Jerry kirk）成为著名的阿贾克斯号巡洋舰上一名普通海员，此前还有一段在银行工作的短暂经历。杰里·柯克（Jerry kirk）曾被委任在地中海负责一艘扫雷舰，却没有扫除到任何雷。这艘舰艇后来被海洋学家雅克·库斯托（Jacques Cousteau）改装并重新命名为"卡里普索"号。复员后，杰里·柯克（Jerry kirk）依靠退役补助金就读于伦敦国王学院医学院和查灵十字医院，毕业后成为伦敦国王学院的解剖学讲师。之后在皇家医学研究生院哈默史密斯医院跟随伊恩·艾尔德（Ian Aird）教授工作。他先后在查灵十字医院和皇家自由医院注册执业，1964年成为皇家自由医院的普通外科顾问，并一直在该院工作。

　　杰里·柯克（Jerry kirk）曾当选为英国皇家外科医师学会理事会成员，并与阿尔弗雷德·库什瑞（Alfred Cuschieri）教授一起设计了最初的基础手术技能（BSS）课程，以及第一个微创手术课程。作为海外医生培训计划的领路人，他欣慰地看到众多学员满载而归，于所在国胸有成竹地应对各种外科挑战。

　　杰里·柯克（Jerry kirk）曾很荣幸地与许多优秀的教师、同事、学生和患者并肩工作。其中最著名的是才华横溢的伊恩·艾尔德教授和诺曼·坦纳（Norman Tanner）教授，后者从一个无名小辈成长为享誉国际胃部手术的先驱。诺曼·坦纳教授开创的标准化、安全化胃部手术极大地改善了患者的远期预后。第三位巨人是东京著名的食管外科医生秋山宏（Hiroshi Akiyama），秋山宏与坦纳在品质上好似孪生兄弟，两人无论在才能、责任感、忠诚和以身作则等方面都不分伯仲。在杰里·柯克（Jerry kirk）看来，后三项恰恰是作为一名优秀教师所必须具备的优良品质。

　　杰里·柯克（Jerry kirk）曾是英国皇家医学会、伦敦医学会和亨特学会外科分会的主席。他还是波兰外科医师协会和斯里兰卡外科学会的荣誉会员，也是皇家医学会的会员。1989年从临床退休后，杰里·柯克（Jerry kirk）被聘为皇家自由医院的名誉顾问和伦敦大学学院的名誉外科教授，教授解剖学、基础外科技术和临床思维。在这25年，他迎来了职业生涯的又一高峰：培养有理想、有抱负的外科医生。

　　他曾担任《皇家外科医师学会年鉴》的主编，并撰写和编辑了大量关于外科培训的书籍，包括《基础外科技术》《普通临床外科》和《普通外科手术》等。

致波普伊（Poppy）

疾病不明，则无药可医

（古老的缅甸谚语）

前　言

　　《柯克基础外科技术》首次出版于 1973 年。截至目前，杰里·柯克（Jerry kirk）教授已经修订并更新了五版。在过去的几十年里，他不断总结提炼书籍内容，使该书概括性更强、更加深入浅出，成为外科医生耳熟能详的培训指南。拥有一本《柯克基础外科技术》已经成为一代又一代年轻外科医生成长的"法宝"和技术指南。我做外科实习医生时，那本第三版的《柯克基础外科技术》常年装在我那件早已不知所终的白大衣口袋里，以备时时掏出翻阅。现在非常荣幸受杰里·柯克（Jerry kirk）教授之邀参加第七版的审核。

　　我们从未将这本书定位成外科手术手册，因为这一领域还有其他更重要的著述。本书更侧重于基础，致力于帮助有志于外科专业的医生理解和训练手术技能，为日后的手术实践奠定基础。因此，这本书应该被视为对课程、模拟训练和积极的临床实践的补充。这本书里所描述的许多技术是通用的，而其他的则更适合参与轮岗培训计划的医生。基础外科技能是广义的，不仅仅包括简单的技术操作。要成为一名优秀的外科医生，灵巧的双手既不是唯一，也不是最重要的条件。尽管临床外科领域已经发生了翻天覆地的变化，但大多基础手术技术几乎没有发生改变。

　　我的外科实践得益于我的外科导师和从医生涯中身边的学员。在向他们学习和教授的过程中，我的技术得到了提高和升华。我曾有幸与许多伟大的、令人向上的外科医生一起工作，并不断学习。学习绝不会终止于一个培训项目、一门课程或一本书的结束，学习永远在路上。

　　这本书仍然符合杰里·柯克（Jerry kirk）教授的一贯风格。我不会为保留其原有的、独特的写作风格和熟悉的叙述而感到抱歉。我想直接对读者说，希望你们能够吸收并参照书中的个性化指导投入实践。本书内容浅显，应不断加以练习，直至所有的技术操作均能驾轻就熟。先学好理论，然后模拟训练，最后在上级医生指导下在临床上进一步练习实践，并听取建设性的意见和批评。仅仅知道如何做是不够的；同样，仅能够做某事也是不够的。"胜任力"一词在医学教育中经常被滥用；虽然有胜任力是对的，但能够胜任并非就等同于是专家。必须用丰富严谨的专业知识武装自己，才有资格去诊治病患。希望这本书能对你实现这一目标有所帮助，但这仅仅是前进路上的第一步。

费奥纳·敏（Fiona Myint）

2018 年于伦敦

致　　谢

　　这本书历经多年更新、修改而成。杰里·柯克（Jerry kirk）教授在这本书中多次表达了感谢之意，除此之外我还要感谢那些多年来为杰里·柯克（Jerry kirk）教授著书提供无私帮助的朋友们。最后，我还要感谢以下几位英国外科医生，蒂姆·莱恩（Tim Lane）先生、罗万·德索萨（Rovan D'Souza）先生、尼克·加利克（Nick Garlick）先生和谭（PH Tan）先生，感谢他们在书籍更新过程中给予的大力帮助和良好建议。

费奥纳·敏（Fiona Myint）

伦敦，2018 年

中文版前言

Kirk's Basic Surgical Techniques 是在为年轻学生寻找一本外科基本操作的教材时发现的。刚一看到这本书，就被其基础、简洁、实用的内容所吸引。虽然作为心内科医生，已多年不接触外科技术操作，但同时作为介入医生，对很多外科基本技巧还是熟悉和理解的。仅读到第 1 章中"手、稳定性"内容时，我便立刻发觉这本书的不同寻常之所在，其中描述的很多细节在我们的临床实践中都是不教的，甚至觉得这样细致而微小的问题都不值得写出来。然而，恰恰是这些看似无关紧要、因人而异的基础细节问题，在初学者的成长过程中，特别是良好习惯养成的过程中起着至关重要的作用。这本书之所以好，之所以能够成为经典，其原因可能就在于此。

这本书里所描述的许多技术都是通用的。本书无疑是手术科室医生的宝典，但也值得介入医生甚至非手术科室医生浏览，因为本书的内容涵盖了许多的临床操作和各专业医生都应掌握的基本技能。我的一些同事曾经问我，你一个心内科医生为什么要组织翻译一本外科技术类的书？这也是我在组织翻译这本书的过程中经常问自己的一个问题。后来书中的一句话让我想通了我为什么要翻译它："成为外科医生之前，你首先必须成为一名医生。"听起来似乎是对非手术科室医生的一种轻视，但仔细想来，确有其理——它实际强调的是医生的人文素质和职业素养，强调的是所有医生都必须具备的基本功。这一点在本书的第1、14、15 章展现得淋漓尽致。尤其是第 15 章，更是充满了名言警句，对所有医生的成长都大有裨益。对本书中的一些"金句"，我深有感触、深表赞同，所以特别希望在前言中分享：

基础外科技能是广义的，不仅仅包括简单的技术操作。

要成为一名优秀的外科医生，灵巧的双手既不是唯一，也不是最重要的条件。

尽管临床外科领域已经发生了翻天覆地的变化，但大多基础手术技术几乎没有发生改变。

先学好理论，然后模拟训练，最后在上级医生指导下在临床上进一步练习实践，并听取建设性的意见和批评。

仅仅知道如何做是不够的；同样，仅能够做某事也是不够的。必须用丰富严谨的专业知识武装自己，才有资格去诊治病患。

纠正错误远比规避错误耗费时间。

面对问题，切勿急于处理，而是要沉着应对。

要按照正确的顺序考虑问题。不要为了一个问题而放弃其他的考虑，不要因为关注细节而放弃重要的原则。

在一个领域中开发的新方法和新技术，可以被掌握并运用于其他领域。

技术必须在正确的时间，应用于正确的患者。

患者的健康远比你的自尊更重要。

好的外科医生知道怎么做手术；更好的外科医生知道什么时候做手术；最好的外科医生知道什么时候不能做手术。

人非圣贤，孰能无过。即使是本书这样的经典著作，也可能出现一些争议与瑕疵。在完成本中文译本的过程中，我们经仔细讨论并参阅之前的版本后，谨慎地修正了原书中的一些图片排版错误、层次错误及其他一些瑕疵（都在相应之处进行了标注）。此外，依据国家学术出版规范，我们对大部分插图增加了图题。

本书的翻译凝聚了各位译者的心血，我们竭尽所能，力图在保持原书的写作风格的基础上达到信、达、雅的境界。但毕竟学识有限、文学功底尚不扎实，其中一定还有些理解上的偏差甚至错误，希望读者在阅读过程中注意，并恳请各位同道给予指正。

正如本版主编费奥纳·敏在英文版前言中所说的那样，希望这本书能成为年轻医生，特别是手术科室医生的口袋书。

崔　炜

2021.11

目　　录

第1章 自我管理技术

在医学的职业生涯中我们应具备相同的医学素养及品质，并以此激励每一位临床医生。作为医生，首先应致力于采用统一的知识体系和评判标准来诊治患者。

1. 除应该胜任常规的临床工作之外，你还必须掌握额外的实践能力，即手术技巧：在全面掌握健康和疾病特点的基础上，娴熟地处理鲜活的人体组织，并尽可能不损伤其物理及功能特性。在中世纪，外科大夫主要是从师学艺，而不是像内科医生那样在大学学习，因而被称为"匠人"。同其他行业一样，外科医生使用工具或器械进行操作，但器械只是术者与操作对象之间的媒介。认识到这点会督促你要无时无刻不利用每一项操作来提高外科手术中所需的技能，而不仅仅是在手术室练习。

2. 尽管能够列举出操作技能的各个组成要素，但无法简单定义怎样组合才能塑造出成功的外科医生。无论是在体力还是脑力方面，没有人能够完美；但勤能补拙则是真理。相反，有些人虽然生来具有天赋，但若不肯付出额外的努力也不会成功。

3. 在本章中，我希望展示如何发现自身必备和进步所需的特质，从而成为一个技术高超的外科医生。这些特质你在日常生活中就可以发现它们的存在与否，而不必等到进入手术室之后才开始训练。这些训练应贯穿于观看手术、做助手、上台完成部分或全部手术等活动中，并应持续进行。

4. 并非一定要靠观看某个人做手术才能发现其是否具备良好的特质。从其日常生活中的行为即可窥见一斑，例如切肉、剥水果或进餐。盘子里的食物是摆放整齐的还是看起来像战场一样混乱不堪?要关注那些习惯性地掉东西并嘟囔"真倒霉，每次都是这样"的人。为什么专家不会出现这些情况呢?因为他们能认识到这种情况发生的可能性，并在日常工作中采取防范措施。

5. 有些人能够从容、安全、有序地完成日常工作，并在全程中保持环境整洁。而有些人则漫不经心、凌乱、粗糙，手下动作及使用设备或物品时也都很笨拙；并且无法预见其他人很容易预见的即将发生的错误或事故。他们可能在其他工作上很出色，但一旦他们自称是外科医生或打算从事这一职业时，你会为此而感到担忧。

要点
- "毕其功于一役"不仅是能够发现已发生的错误，还要有能够预见并规避错误的能力。
- 不要预期过高。如果错误有可能发生，就要把检查或纠正这些错误纳入常规工作。
- 纠正错误远比规避错误耗费时间。

第一节 态度——五个 C

1. 常识（common sense） 包括时刻警惕你周围发生的事情，并以合乎逻辑和理性的方式对其做出反应。如果你心烦意乱、惊慌失措或发脾气，判断力就会降低，对危险的预测能力就会下降，做出理智反应的能力也随之下降并出现动作变形。面对问题，切勿急于处理，而是要沉着应对。错误的发生往往是由于顽固且盲目地照搬既定计划所致；这种情形有时被称为"情境意识"。（不是我说的。——作者注）

2. 胜任力（competence） 要在日常工作中养成在轻松、专业及平和的氛围中完成工作的习惯。按优先顺序从高到低依次列出计划，并确保熟练且专业地完成每项任务。完成、检查并继续下一步，每一步都按部就班地进行。但是对新情况要有反应，必要时应做出回应。

3. 承担责任（commitment） 时刻牢记首要目的。除非环境发生变化，否则要专心于此，没有充分的理由不要放弃。为完成最重要的工作，要舍得推迟或取消其他任务。除紧急情况外，要完成每一项任务。

4. 同情心（compassion） 作为一名医生，非常荣幸有能力对病患进行诊治。你当然希望能应用自己的技能并提供其他治疗措施，然而要知道给患者做手术可能会非常成功，但也可能带来灾难性的后果。当复盘自己的诊疗工作时，完全可能会因为焦虑和内疚而发生失眠。

5. 沟通（communication） 你会与你的患者、患者家属和同事建立起专业的关系，但仅凭手术能力不足以让你成为一名优秀的外科医生。手术技能无疑是一个至关重要的要素，但它只是众多组成因素中的一个。你必须敞开心扉地进行沟通：倾听和交谈。

> **要点** ● 无论日常生活还是手术室都要努力培养并秉承这 5 个 C。

第二节 身体特点

一、手

1. 对外科医生来说，没有绝对完美的手。手的形状对操作技巧几乎没有影响。但识别手与手指的特性，则有利于挖掘并充分利用自身优势。例如，末节指骨、指甲的形状和长度都会影响到你对指尖或指腹力度的感知。

2. 手是重要的组织评估器，戴手套会影响其敏感度。在临床上需要戴手套时，要注意这一变化。确保你选择了合适大小的手套，并且佩戴正确。不要让指套的尖端长于指尖，指套与指尖应完全贴合。若指套过长，可将多余的指套堆在手指根部。

3. 左利手不是缺陷，很多杰出的外科医生都是左利手。尽管很多器械是为右利手设计的，但其中也有一些适用于左利手。

二、稳定性

1. 绝大多数外科医生手的稳定性并不是很好。随着年龄的增长，我们控制动作的精准力会逐渐下降。

2. 如果你手持长柄器械且距你较远，器械尖端的颤抖就会放大，而你的焦虑又会进一步加剧颤抖。不必为此感到尴尬。从支撑点到操作点的距离越远，手的稳定性越差。

3. 分开双脚站直，伸出手臂和手指。你会发现伸出的手指尖有轻微震颤。现将肘部贴到身体两侧，你会发现手就能变得稳定。坐下或将臀部支撑在一个固定位置上，还会更加稳定；将肘部、手掌或小指都支撑在桌子上也会增加稳定性（图 1.1）。

> **要点** ● 找一个稳定的支撑点，并尽可能靠近操作点。

4. 如果你操作的手指附近没有支撑点，可以用对侧手抓住手腕来稳定优势手。如果你需要伸手完成某项操作，例如当你作为助手剪线时，可以用另一只手来托住剪刀（图 1.2）。如果没有支撑点，可将双手"手掌"互相靠在一起，比如现在很少做的穿针动作（图1.3）。

5. 如果你需要进行流畅的操作，可以像高尔夫球手那样，在击球前先试着演练一下。

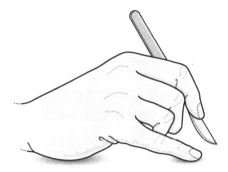

图 1.1　增加手术刀稳定性的方法

当你拿手术刀做一个精准切口时，以手腕和小指为支撑点，能够形成稳定的架构

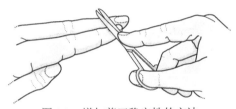

图 1.2　增加剪刀稳定性的方法

采用另一只手托住器械可使其保持稳定

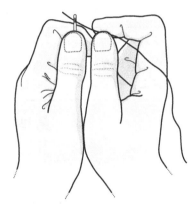

图 1.3　增加穿线时稳定性的方法

穿针时，可将手腕靠在一起以保持稳定

第三节　何为技巧

1. 古斯堪的纳维亚语单词"skil"表示杰出。在日常应用中，它通常表示在实际操作过程中的专业性及灵活性，而非理论或抽象方面的成就。

2. 举个例子，网球初学者必须学会以球杆头来击球。最初球员必须专注于持杆的优势手。随着越来越熟练，球杆自然而然成为手的延伸，此时就能够将注意力逐渐转移到球上。随着观察和预测其飞行方向，球逐渐成为主要焦点，球杆头则退为次要焦点[1]。但此时能自然而然地做到用杆头最佳点击球。

3. 掌握如何"减负"以完成任务是一项重要能力，它可以将操作者解放出来，将注意力集中在操作的主要问题上。这是一项基本技能，但必须通过刻苦、有效地实践才能获得。它使玩家能够纵观游戏全局，规划、预测并准确命中下一目标。

4. 值得注意的是，当学会一项技能进而尝试学习更多的技能时，往往会忘记前面学会的技能（熊瞎子掰玉米现象，译者添加）。比如学开车时，虽然你已经学会了控制油门和刹车，但如果查看其他路况，想要发出信号起步上路时，你对油门和刹车踏板的掌控常常会减退。

5. 当你掌握了一项技能之后，无论它多么简单易做，如果你太专心于此，反而会变得很笨拙。例如你熟悉电脑或打字机上的 QWERTY 键盘，试问自己是否可以写出"Y"后面的字母，或者写出下一行字母。为什么写出会有困难但手指反而可以自由地敲击?这是因为它在你的脑海中已经形成肌肉记忆了。而现在你的注意力反而都已经集中在所要写出的内容上。

6. 你将意识到，如果试图抓紧时间，将主要注意力从娴熟的操作转移到具体的动作上，就会犯错误。再次以键盘为例：试着快速打字，如果注意力转移到按键上，错误就会出现。

7. 熟练掌握一项技能必须通过勤学苦练，直到你能反复无误地进行操作。真正掌握意味着每次都能完美地完成，而不是仅仅学会动作。

8. 观察并模仿专家，虽然他们不能直接把技能转移给你。教练和专家的区别在于：培训师或教练可以告诉你该做什么，评估练习效果并帮你找到改进的方法，但他未必有超高的个人技能；而大师（L magister）作为精通技艺的专家可以展示精湛的技术。要学会观察并牢记专家是如何做成的。教练不一定是专家，专家也不一定是好的教练。

> **要点**
> ● 即使对已掌握的技能，也要始终有条不紊地进行练习。
> ● 手头上的速度和工作速度不是平行的，甚至有可能是相反的。
> ● 事实上，粗心毛躁、不断返工远比一开始就谨慎正确地操作要花费更长的时间。

第四节 练习与实操

1. 因为需要不断重复完成任务以掌握技能，所以要区分练习和实操。与外科医生相比，器乐音乐家和从事体育运动的人更能认识到其中的区别。

2. 练习。如果你希望熟练掌握某项操作，可以不断重复直至成为第二天性，而无需专注于单个动作要素。每次重复都要保持与前次一致。铃木在教年轻小提琴手时就是使用的这种方法。

3. 实操。通过演练发现困难或找到解决困难的方法，以此来改进下一次尝试以消除困难、优化操作流程，从而使可控性更强，动作更加自然流畅，进而评判下次操作的成功概率。只有不断演练，直到你认为完美，才能将它转化为实操练习[2]。

4. 向教练和同事寻求反馈。在整个培训过程中，不断开展以工作为基础的评估，使之在训练过程中贯穿始终。不要将这种评估仅仅作为工作结束后一种单纯形式化的总结。你收到的反馈越多，你的反思就越多，你的进步就越有基础。

5. 如果发现更好的流程，要善于接受并进行修改优化。三人行必有我师，观察学习别人的操作有助于你找到克服困难的方法。乐器演奏者就经常请专家"指点"他们有困难的乐段。

6. 这种充满智慧的培训强化了技能学习的自然过程。在这个过程中，当我们重复某个动作时，会对下一个可能的结果增加信心，并调整"正反馈"运动信号。在操作期间，感觉运动信号提供"反馈"调整，以产生最佳结果。这是贝叶斯定理的一种表现形式[3]。

第五节 触 觉 感 知

1. 不要对"触觉"一词产生歧义。它在工业上已耳熟能详，但在医学和外科领域则相对较新。随着外科医生通过器械来"处理"组织越来越普遍，对"触觉"的关注就变得越来越重要。因为通过器械操作削弱或消除了我们对组织的感知能力，包括对其表面、质地或温度的评估能力，以及对所施加的力量以及其抵抗力的体会能力。它是一门触摸科学，主要在我们和技术设备及仪器之间搭建起桥梁[4]。

2. 在为患者进行临床检查过程中，我们通过触摸来评估表面变化、质地和温度，进而识别许多结构。我们依靠动觉来感知结构的均匀性、强度、脆性、弹性和黏附性。通过阻力或振动，可以接受到力的反馈。我们的触觉在很大程度上依赖于对组织结构质地的了解，而当我们戴上手套，即使是很薄的外科手套，也会削弱对触觉的鉴别力。

3. 当在手与实施操作的组织之间介入器械时，你获得的触觉信息就会大大减少。刚性器械，如解剖钳，比柔软或灵活的器械传递的触觉信息更多。当你将软的导尿管插入膀胱时，你需要非常小心地移动它，以体会其通过尿道的过程。手和操作目标之间的联系越复杂，触觉丢失就越多。

4. 开始你的外科生涯时就会发现，大部分训练都是借助器械完成的。尽管现在许多外科手术不需要操作者直接接触组织，但绝不要误认为仅仅能够操控器械就等于掌握了外科手术技能。为减少暴露，当今微创手术开展得如火如荼。当使用器械时，无论是手持的、机械的，还是电子相关联的，触觉都会减弱甚至丧失。您可能有机会在模拟器上体验使用微创器械，这些器械通常有较长的手柄，并且其尖端的移动方向与手的移动方向相反。在机器人手术中，术者在较远的地方，通过电子系统对目标组织进行操作。许多研究正在努力向操作者提供强有力的反馈，以帮助术者可以对抓钳内的组织进行评估[5]。

5. 力与扭矩。 在其他领域，利用人工触觉反馈系统仅能为操作者提供有限的感觉以及有限的作用力和扭矩的测量。这些技术正逐渐被应用于外科手术当中。当你观看一位专家打结时，你不可能准确感知并准确模仿出这个结的张力。同样，在手持器械或使用电子控制的机器人器械时，对传送力量的体会将会减弱或根本无法感知。现在可以通过一些仪器来测量所施加力量的大小[6]。一个重要的发现是：在进行同样一个操作时，新手往往会比专家多施加130%的力或扭矩。根本不需要多么复杂的设备就可以发现器械会无意中挤压、揉搓组织，进而对其造成潜在损害。如果钳子手柄长度是钳叶的两倍，那么你在手柄处施加的作用力在钳尖处就会加倍。所以如果使用尖端面积为 $2\sim3mm^2$ 的钳子，单位面积上所施加的压力就会很高。如果用力过大，被挤压的组织虽然在短时间内从外观看并无异常，但它最终会发生坏死，最好的结果也是部分组织被瘢痕所替代。你会发现，一些陈旧性伤口缝线穿过的部位会有瘢痕形成——这就是因为缝合得太紧所致。

无论何时，面对任何阻力，都要习惯用最小的力量进行处理。这通常意味着你需要改变方式、方法或克服障碍。观看或协助外科专家手术时，你会惊奇地发现专家所用的力量都非常小。这些组织仿佛出于对外科医生的尊重而表现得非常好。这不是魔法，而是由于操作者处理组织游刃有余，能做到"指哪打哪"。这就是手术的精髓。

要点	● 在日常工作中，养成以最小的力量完成操作的习惯。 ● 考虑多尝试几种方法，选择最轻柔的操作。

第六节　可转移的技能

1. 步入手术室之前，你就应该着手培养或提高外科医生所应具备的操作能力和敏感性。抓住每一个可能的训练机会来练习个人技能。观察其他职业中技术熟练的操作者，你会发现他们都有一个值得我们在培训中借鉴的共同特征。这就是仔细地评估问题，有条不紊地准备材料和工具，为完成任务而认真准备。因为如此，他们才可以看上去毫不费力地完成所需的操作、重组、测试及验证通过。这是一个非常连贯的演示，评估、决策、准备、完成一气呵成，不会因评估不及时或缺陷而不断返工。

2. 法国外科医生亚历克西斯·卡雷尔（Alexis Carrel，1873—1944）在里昂观察了一位大师的刺绣后改进了他的缝合技术。他曾在一张卷烟纸上缝了多达500针而无一次撕裂。他后来成了血管外科的鼻祖，并获得了1912年的诺贝尔奖。英国外科医生莫伊尼汉勋爵（Lord Moynihan，1865—1936）以娴熟的手术技术著称，据说他随身携带一根线绳，一有空闲就拿出来练习打结。

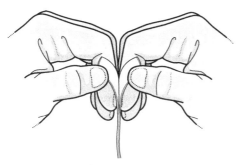

图1.4 增加撕开密封条稳定性的方法

分离两条黏合带时，将其夹在双手拇指和食指之间。当翻转手腕时条带分开，两手的食指和中指依次贴合。这样保证条带一点点分离。注意不要分开双手，要不断地改变手腕握力

3. 当你剥果皮或打开信封时，可以练习在不造成损伤的前提下分开组织，并保持层次正确。你必须保持粘连面之间的界限，并达到以最小的力量进行分离的目的。每次拆信封时，可以先掀起封口一个边缘，然后逐渐打开。用两示指紧压裂口前面密封的部分来控制分离张力的大小（图1.4）。在分离的初始，你的注意力要高度集中。每隔几毫米就应该重新调整握力，否则手就会分开，纸张可能被撕断的范围就会增加，不知不觉它可能就已经从某个地方撕断了。

4. 发挥你的聪明才智去挖掘其他的练习机会。尽可能轻柔、整洁，以最小的干扰完成每一个动作。

一、速度

局部专注的例子说明从容运用来之不易的技能非常重要，欲速则不达。

二、顺序

如果需要拆卸、调整和修理一些结构或设备，应尽可能不放错、不掉落任何部件，并按正确顺序进行拆卸和组装。当你观看或参加外科手术时，这个习惯的重要性就体现出来了。每个手术都有一套经得起反复推敲的流程。

第七节 技 能 课 程

1. 过去，外科实习医生通过观看手术和做助手的训练后，就可以直接为患者做手术了。正如谚语所言：见一个，做一个，教一个。实际上，最好的方式是远离手术室潜在的紧张气氛，由老师在课堂上展示操作，然后在老师的监督和指导下完成手术。尽量找机会参加这样的课程。

2. 除显微外科手术外，在麻醉的活体动物上进行实践操作受到许多严格限制。多年来，人们一直使用动物尸体进行练习；但出于对病毒传播和其他感染的担心，模拟组织应运而

生。现有的模型可能看起来很像真实的身体部位，但目前尚无与外科实践中所见完全一致的、具有复杂性、多样性结构的模型，这是一个严重的缺陷。这些课程的最终目的是教会你如何在活体组织上操作，但目前这些模型尚不能满足这一要求。

3. 你必须能熟练使用手术器械，训练课程会为你提供这些设备。开始时，你需要集中注意力来控制器械而不是器械另一端的操作对象。随着对器械越来越熟悉，它们自然而然地成了你手的延伸；此时当你在活体组织上进行手术时，就可以把注意力集中在组织而不是器械上，因为你现在使用器械已游刃有余（见下文）。

4. 微创手术课程非常有价值，但一定要牢记：通过戳孔的器械尖端的运动方向与手的运动方向是相反的（见第13章）。

5. 虚拟现实仪器和与此相关的课程可以提供机会来学习如何操控复杂的器械，这些复杂的机器使术者距目标组织更远。目前它们主要提供的是在视觉引导下进行操控练习。将来有望提供更多的触觉和力/扭矩反馈，但与直接接触组织相比仍然不够精准（见前文）。

6. 要创建适合自己的模拟训练方法。课程提供的操作体验是有限的，你需要创造机会练习并掌握这些流程。发挥你的聪明才智，创建一个能够反复练习部分或者全部手术的操作流程。当你有机会在手术室进行同样的操作时，就会信心倍增。将来，如果你能够在模拟器上安全地展示操作，那样的话外科医生应该会更愿意把他的患者交由你来实施手术[7,8]。

> **要点**
> - 技能训练课程是很好的手术入门课程。它们是活体组织训练的辅助，而不是替代。
> - 技能课程本身不能把技能转移给你，但它会通过积极的训练使你掌握那些需要的技能。

第八节　思维过程

卡尼曼描述了两种思维体系，体系一是快速的、潜意识的自动系统，而体系二是缓慢的、有意识的系统[9]。我们刚开始学习手术时，系统二占主导，因为我们需要记住手术步骤和所学内容。随着越来越熟练，我们对某些操作的思维就会转向系统一。例如，我们缝合的时候会下意识地进行打结。运用系统一的操作越多就越熟练，但也可能其间会养成一些坏习惯。因此，在形成思维定式之前，从一开始就学习正确操作至关重要。

第九节　信息的理性评估

1. 作为一名合格的外科医生，全面发展的一个重要部分就是如何鉴别所收到的信息。你应努力使自己的科研能力与手术技能齐头并进。要学习当前共识性内容，但也要认识到这些共识会快速更新。

2. 在职业生涯的初期保持接纳的态度很重要，尽可能在轮转过程中遵循老师的做法，这也意味着肯定会改变自己的方法。实践证明，有时候不熟悉的方法正是对当前方法的改进。

3. 你的老师可能将他们的成功归结为技术或材料上的特殊，然而其他人采用不同的方式，也得到了相似的结果。由此得出，成功的要素不是方法或材料，而是融入其中的细心和严谨。你的老师是因为谦虚而把成功归因于客观条件，其实成功的真正要诀是技能的全身心投入。

4. 技术、仪器和材料在不断改进，我们在欣然接受这种改变的同时，也要进行严格的评估。那些积极推荐新成果的人往往会有意无意地选择病人，并且通过投入更多的努力和热情来获得更好的结果，但这种结果的改善可能与关注度增加有关系，这通常被称为"霍桑效应"。"霍桑效应"得名于芝加哥霍桑附近的一家工厂，当工人们意识到自己正在被评估时，生产效率得到了显著提高。只有当独立的研究人员发现作用有改善时，才能宣布其有效性。

第十节　沟　通　交　流

在整个外科生涯中，你将与患者、患者家属、本科室及其他科室的同事打交道。要注意你的沟通交流可能会对他人产生影响。作为一名外科医生，你受周围人尊重，拥有权威的地位。在与他们交流的时候，换位思考非常有益。这适用于口头表达、肢体语言和书面交流。记住，缺乏沟通将会带来负面信息。不要将外界的烦恼和忧愁带进工作之中。如果身体或精神上感到不适，你同样也应和其他人一样考虑休息一下来恢复精力。

第十一节　实　　　操

你需要始终遵循以下基本原则：

- 始终保持专业精神（其背后的意义值得深思）。
- 确保良好的沟通。
- 确保掌握规范的洗手步骤和感控流程。
- 穿戴合适的个人防护用品（围裙、白大衣、手套、双层手套、防护面屏）。
- 尊重并仔细处理所有组织。
- 从整体出发考虑患者，不要局限于自己所研究的那一小部分领域。
- 请记住，你首先是一名医生，然后才是一名外科医生。
- 切勿做超出自己能力范围的操作。
- 对自身能力有正确认识。
- 请教问题不要害羞，不要害怕寻求帮助。
- 不断地学习和实践。
- 寻求反馈，对于正确的要勇于接受并执行。
- 反思自己的表现。
- 对自己的行为负责。

你的目标是成为最好的外科医生。当然，这是值得反思的。你可以以一位或几位外科手术大家为榜样。然而，在整个外科生涯中，你会发现无论是高年资还是低年资同事，他们身上都有许多优秀品质。三人行必有我师，虚心向他们学习并付诸实践，你将会更上一层楼。

参　考　文　献

1. Polanyi M. Personal knowledge to RM Kirk[M]. London: Routledge & Kegan Paul; 1973.

2. Cross K D. Role of practice in perpetual-motor learning[J]. Am J Phys Med, 1967, 46(1): 487-510.

3. Kording KP, Wolpert D M. Bayesian integration in sensorimotor learning[J]. Nature, 2004, 427(6971): 244-247.

4. Robles-de-La-Torre G. Principles of haptic perception in virtual environments[M]. In: Grunwald M, editor. Human haptic perception. Basel(Switzerland): Birkhäuser Verlag; 2008. p. 363-379.

5. Hannaford B, Trujillo J, Sinanan M, et al. Computerized surgical grasper[M]. In: Proceedings of medicine meets virtual reality. MMVR 6. San Diego: IOS Press, Amsterdam; 1998. p. 55-57.

6. Rosen J, MacFarlane M, Richards C, et al. Surgeon-tool force/torque signatures: evaluation of surgical skills in minimally invasive surgery[M]. In: Proceedings of medicine meets virtual reality. MMVR 7. San Francisco: IOS Press; 1999.

7. Kirk R M. Surgical skills and lessons from other vocations[J]. Ann R Coll Surg Engl, 2006, 88(2): 95-98.

8. Beard J D, Jolly B C, Newble BI, et al. Assessing the technical skills of surgical trainees[J]. Br J Surg, 2005, 92(6): 778-782.

9. Kahneman D. Thinking, fast and slow[M]. London: Penguin; 2012.

拓 展 阅 读

Cosman P, Hemli J M, Ellis A M, et al. Learning the surgical craft: a review of skills training options[J]. Aust N Z J Surg, 2009, 77(10): 838-845.

Kirk R M. Teaching the craft of operative surgery[J]. Ann R Coll Surg Engl, 1996, 78(Suppl. 1): 25-28.

Kirk R M. Surgical excellence - threats and opportunities[J]. Ann R Coll Surg Engl, 1998, 80(Suppl. 6): 256-259.

Thomas W E G. Teaching and assessing surgical competence[J]. Ann R Coll Surg Engl, 2006, 88(5): 429-432.

第2章 器械使用技术

由于标准的手术器械是手功能的延伸，所以术者要熟练掌握它们的使用方法。术者精准应用这些开放手术所需要的器械，才可以得心应手地完成外科操作。初学者可以通过模拟的形式去认知那些微创器械（见13章）。例如，去参加在模具或模型上使用这些器械和内镜的模拟或虚拟现实培训课程。

> **要点**
> - 能够使用这些器械仅仅是入门的要求。
> - 最终的专业能力评判标准是如何处理组织和手术效果。
> - 只有熟练地掌握手术器械的使用方法，才能更好地全神贯注地实施手术。
> - 学习器械的名称和用途，以免在术中被迫中止操作来考虑需要什么器械。如果不能准确表述所需要的器械名称，将会获得相似但并非你所需要的器械，从而延误操作。
> - 操作结束后，要清点器械和敷料。
> - 关闭切口前要确认全部器械归于原位。

第一节 手 术 刀

手术刀是外科医生需要掌握的传统器械。多数手术刀片是一次性使用的，有些手术刀整体都是一次性器械。

如果操作者使用一次性刀片的手术刀，要用钳子夹持刀背来装卸刀片。操作者要避免直接用手来装卸刀片。

如果刀片出现了松动，操作者要停止操作。注意不要将刀片弹出。同样，当操作者从刀柄卸除刀片时，要将刀尖向下，最好能直接放入锐器收纳装置。一些锋利器械自带刀片去除装置，可以方便操作者卡住刀片来将其卸除。

操作者应根据操作目的来选择不同型号的刀片。15 号刀片的刀腹比较小，可以用来完成一个小的切口。10 号刀片和 20 号刀片分别用来完成中等长度和大而长的切口。11 号刀片具有锋利的刀尖，可以用来完成刺入操作（图 2.1）。

1. 要按照预定的手术方案使用手术刀，以最小的损伤切开皮肤或分离组织。

2. 用刀腹划开而非下压来切开术区。如果对刀片加以太大的压力，切开操作可能失控。操作者应通过对刀片施加适当的压力来达到需要切开的深度。为了有效控制切开的深度，操作者应该用刀腹而非刀尖进行切开操作。

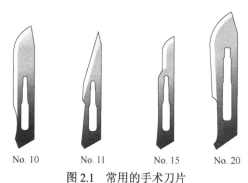

No. 10　No. 11　No. 15　No. 20

图 2.1　常用的手术刀片

注意型号，20 号刀片需要更大的手术刀柄（前 3 个应用 3 号刀柄，20 号刀片应用 4 号刀柄）

3. 操作者应像握餐刀一样用手术刀切开皮肤及其类似的组织（图 2.2）。操作者将手旋前，水平握持手术刀，用拇指和中指捏住刀柄中部，无名指和小指协助固定刀柄末端，使其稳定地贴靠于小鱼际。用示指按压刀背来施加适度的压力。

4. 如果需要实施刺入性操作、短而精准地切开，或者解剖一个精细结构，操作者可选用 11 号刀片，利用它的刀尖而非刀腹完成这些操作。

5. 通常，如果操作者沿矢状面做切开，切开方向为由远及近；如果沿水平面做切开，切开方向由操作者的非优势手一侧向优势手一侧。如果需要从优势手一侧向非优势手一侧进行切开，操作者可以去手术台的对侧进行操作；或者用非优势手操作，或者使用剪刀完成操作。

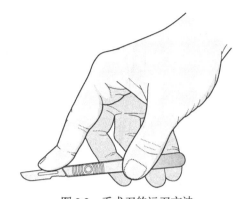

图 2.2　手术刀的运刀方法

用刀腹而非刀尖，自非优势手一侧划向优势手一侧（从左至右）来做长而直的切割。如果做矢状面切开，切口的方向是由远及近

6. 不要使用刀片切割金属和骨骼，不要用刀片去撬拨组织。一旦刀片失去锋利的刃缘，就要及时更换。如果使用钝刀进行切割，操作者要施加额外的压力，切割力度就会不均匀，从而对组织造成额外伤害。

7. 在对情况进行评估之前，不要随意进行切开操作；有些切开操作造成的后果是无法弥补的。对于重要的手术切口，可以用邦尼蓝墨水或标记笔在体表做一个标记。不要直接在永久标记笔所画的标志线上进行切割，否则将会在局部形成"文身"。切割时，可用牵开器来保护重要结构，以避免误伤。如果在身体深部做线性切开，要在其下方放置槽型解剖器来保护深部组织。

8. 柳叶刀（bistoury）是一种特殊的手术刀。据推测是以 Pistorium 城（现代皮斯托加）命名的，在托斯卡纳制造。它的刀片细长而弯曲，钝缘可以进行侧面的分离，锋利的尖端可以通过小的孔道完成操作。笔者从来没有应用过这种刀，更倾向于在直视下扩大切口和切割时使用。

9. 一定要把锋利的器械放置在弯盘中传递，以避免感染传播（包括病毒性疾病）。不要直接将手术刀递给其他操作者。

第二节　其他手术刀

随着感染控制和去锋利化操作的理念兴起，手术刀的替代品被广泛应用。电刀设置在"切割"状态时，其发热的尖端可以轻易地切开组织；而把其功能设置为"凝固"状态时，操作者可以切割组织的同时进行止血。在一些设备上，操作者通过转换按钮来实现电凝功能和无血管区电切功能的灵活互换。

第三节　手　术　剪

剪刀的切割功能是由两个相对的叶片在移动时其刀刃紧密接触实现的。如果你把合在一起的剪刀举起来对着光，边缘朝上，你会在铰轴和剪刀尖端之间的叶片中间看到光线。

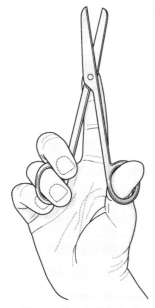

图 2.3　剪刀的持握方法

将拇指第一节的一半和无名指远端指节分置于剪刀的两环中。中、小指从无名指两侧握住手柄，将示指置于铰轴上

如果使用剪刀去剪坚硬的组织，它的两个叶片就会分离，剪刀的切割功能也就变成了"咀嚼"动作。

剪刀是为右利手操作者设计的。右手拇指所施加的侧方压力可使两个叶片紧密对合。如果左利手使用常规剪刀，拇指所施加的侧方力使两个叶片分开。左利手操作者可选择适合自身的特制剪刀。

大多数外科剪刀的头端是圆钝的。某些特殊用途剪刀的头端设计成尖锐形状。叶片的形状也各式各样：直形、弧形、带角度。

1. 操作者将手处于中立位，将拇指的第一节置入一片的环中（制造商称之为"弓"），以控制叶片的移动。把无名指的第一节放入另一环中。用中指和小指握牢手柄，固定另一叶片（图 2.3）；将示指指端置于铰轴处。这样一来，操作者可在多平面稳定操控剪刀。

2. 左利手操作者使用右手剪做重要剪切时，要把整个拇指末节放入环中，利用指间关节扣住套环，并将其向左牵拉，这样可增加两个叶片之间的咬合力。

3. 通常，手的中立位是最舒适的位置。当在一个深腔中操作时，将手置于旋后位，可使操作者清晰地观察到剪尖周围的结构。如果将手置于旋前位，将会影响操作者的视野。在多数情况下，剪刀的弧度要与半屈的手腕弧度保持一致。

4. 麦氏剪（McIndoe 剪刀）用来剪切软组织（以生于 1900 年的著名整形外科专家阿奇博尔德·麦金杜的名字命名）。梅奥（Mayos）剪刀也是一种非常好用的、具有广泛用途的圆头剪刀（著名的梅奥兄弟诊所所用，哥哥威廉生于 1861 年，弟弟查尔斯生于 1865 年，都在 1939 年去世。他们设计了结构精巧的剪刀和持针器）。轻巧的剪刀只用于轻柔的操作。使用弧形剪刀的整个刃缘来操作通常是很困难的。如果要剪一个洞，长手柄剪刀由于可以使套环保留在洞的外面，所以更适合完成这种操作。越长的剪刀越容易抖动。操作者可以把剪刀的铰轴放在另外一只手的手指上，这样可为剪刀提供支撑，增加操作的稳定性（见图 1.2）。

5. 幸运的是剪刀的切割方向与刀片的切割方向是相反的。在进行矢状面的操作时，剪刀剪切的方向是由近及远；如果需要由远及近进行切割，可选择用手术刀来完成。进行横向的切开操作时，剪刀的常规剪切方向是由右向左（右利手），如果需要从左向右剪切（右利手），操作者可以换到手术台对侧使用剪刀或者在同侧使用手术刀进行操作。如果操作者的双手都很灵活，可以使用另外一只手操作；或者将剪刀的方向调转，将尖端指向肘关节方向（图 2.4）。

6. 操作者也可以使用剪刀进行软组织的钝性分离。将闭合剪刀的头端放到准备分离的平面，轻轻沿这个平面打开剪刀，分离组织。在叶片打开的

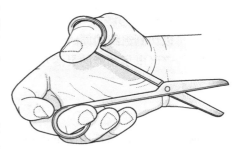

图 2.4　右手持剪刀从左向右剪切的方法

状态下，将剪刀退出，然后再次闭合，重复上述操作。如果操作者看不到剪刀头端的组织，不要将尖端闭合，以免误伤其他组织。

7. 剪刀可以暂时收在掌中，留出食指、中指和拇指以继续操作。具体的做法是：剪刀柄套在无名指上，朝向拇指方向旋转，直到无名指、小指握住剪刀，剪刀的尖端指向肘关节。如果逆着此方向沿无名指旋转剪刀，直到拇指进入剪刀的另一套环，这样剪刀可以被快速地恢复使用。只有非常熟悉这些器械，这个动作才能顺利完成。

第四节　解剖镊（拇指镊）

目前还不清楚"镊子"这个词是由拉丁文的 ferriceps 还是由 formus 衍生而来。

镊子是由弹性钢质材料制成的，当用拇指和其他手指对其施加压力时，镊子的尖端会夹紧，释放压力时，镊子会张开。解剖镊是一种出色的多功能器械。最常见的类型为有齿型和无齿型。根据用途不同，其头端形状各不相同。例如：环形的头端可用来夹持柔软的内脏。精密的解剖镊在它的一叶的内侧带有一个小柱，而另一叶上有个对应的孔，可以使镊子的尖端精准对合。如果捏紧镊子，锋利的小柱可以突破对侧叶片，并可能刺破你的手套或皮肤，这是尖端挤压了所夹持组织的确切征象。在显微手术操作或在夹持坚硬组织时，应用精密的解剖镊要特别轻柔。

有齿镊的一边侧叶尖端至少有一个齿，与对侧叶尖端上的两齿重叠交错。这种设计的齿可以穿透组织表面，通过牵住组织而不是夹住组织来防止组织滑动。依靠强力的挤压来把持组织的方法，对组织的损伤更大。皮肤对穿刺力具有很好的耐受性，但是挤压力往往会对皮肤造成严重的损伤，所以有齿镊经常被用来夹持皮肤。非常坚韧而光滑的组织，例如筋膜、纤维软骨、骨组织，最好使用有齿镊来夹持。

无齿镊通过位于两个侧叶相对面表面的锯齿来发挥它的把持力。无齿镊适用于对血管、肠管和小的腔道进行操作。这些组织一旦被刺穿，就会出现内容物的渗漏。解剖镊的尖端闭合后提供相对的反作用力，是用于操控组织而非对其进行牢固夹持。它们比较适合对于皮肤的操作。但是，皮肤拉钩更适合对皮肤进行控制。（见第 6 章）

要点	● 当用力将尖头镊子闭合时，局部区域所承受的压力是非常高的。 ● 松开镊子后，这种在压力作用下的组织貌似很快会恢复正常，但实际上会发生坏死。 ● 尽可能用镊子闭合的尖端提供的反作用力来稳定或牵拉组织。

1. 通常，术者用非优势手以握笔式来拿解剖镊，优势手来握持另外的器械（图 2.5）。这时，解剖镊不需要发挥它的锁定作用，只是起到一个临时的夹持作用。

2. 在用食指和中指进行打结时，可以用拇指、无名指和小指将解剖镊握于手掌之中（图 2.6）。

3. 无齿圆头镊闭合时，可以作为一个很好的分离工具去分开一个纵向的组织间隙。把它像楔子一样轻轻地放入想要分离的间隙，轻柔地打开解剖镊的两个侧叶，可以分开组织，在两个侧叶之间形成一个空间。这种方法对于显露一些纵行结构如血管、神经或者肌腱非常有用。

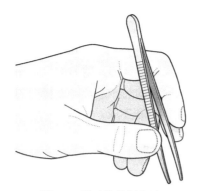

图 2.5　镊子的持握方法

通常用非优势手以握笔式来使用解剖镊，优势手持手术
刀或手术剪来做解剖

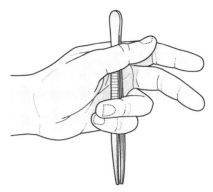

图 2.6　镊子收在手里的方法

如果用无名指和小指握住镊子，将其收入掌中。其他手
指就可以使用其他的器械，或者对组织进行操作或打结

第五节　血管钳（血管钳、止血器）

血管钳由法国著名外科医生昂布鲁瓦兹·帕雷（Ambroise Paré，1510—1590）根据剪切原理设计而成。托马斯·斯宾塞·威尔斯爵士（Thomas Spencer Wells，1818—1897）又对其进行了改良，在血管钳的内侧面增加了锯齿结构，使两叶可以相互交锁。后来，较大的血管钳就以他的名字命名。当把血管钳轻轻闭合时，仅钳子的尖端闭合在一起而其近端部分则是微微分开的。这种设计的基本原理后来被广泛用于设计从蚊式血管钳到大的带齿抓持钳等各种血管钳。大部分血管钳的远端呈弧形，少部分是直形。

1. 将拇指和无名指的第一节放入张开的血管钳套环中，示指放在铰轴上。当按压钳柄时，钳柄上两侧的锯齿就会交锁在一起。如果要打开血管钳，只需轻压钳柄使交锁的锯齿复位，然后在与铰轴平面垂直的方向分开双侧手柄即可。反复练习这个动作，达到熟练，甚至是下意识地控制血管钳的开合。

2. 作为助手，优势手往往持剪刀准备剪线，另一只手则要学会用另一种方法来控制血管钳的开合。将拇指和示指拿住一个手柄上的套环，将另一个手柄放在第 3、4 指腹和第 5 指的指背之间。用第 3、4 指将手柄推向鱼际，并转向尺侧，锯齿的交锁就可以随之开合。这样一来，操作者就可以用非优势手夹持组织，用优势手以轻巧的动作进行其他操作。

3. 由于血管钳常需要留在操作的位置，所以要保证血管钳的手柄足够长，以便可以留在伤口之外。短柄钳容易被遗留在伤口中。虽然手术结束时通常由刷手护士来清点器械，但最终的责任要由手术医生承担。

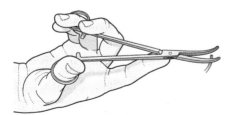

图 2.7　血管钳的持握方法

使用弯形血管钳钳夹血管时，将手旋后，血管钳的凸面
向下，确保血管钳的尖端超出血管的边缘

4. 采用血管钳止血时，应将血管钳置于掌侧，将手旋后，使血管钳凸面向下（图 2.7）。用血管钳夹持血管时，钳尖要突出到对侧，以便结扎血管时不会造成线结发生滑脱和钳尖缠绕入线结之中。如果发生了后面这种现象，当把钳子撤去时就会将线结拉脱。通常，卡住第一个锯齿所获得的夹持力量就足够了。

5. 不要钳夹额外的组织。如果线所缠绕的组织并非单独的血管，那么收紧线结时，这些额外的组织就会阻挡线结的紧缩，血管就可能回缩并从线结中脱出，从而引发出血。

6. 如果你是助手，结扎血管完成后要取走血管钳。外科医生会希望你抬起血管钳，让结扎线的末端可以通过助手侧从一手递到另外一只手；或者当你拿起血管钳的时候，外科医生双手持线已经在助手侧绕过了血管。当完成第一个半结并将其收紧时，如果术者要求，要以可控的方法把血管钳放松并移走。如果留下血管钳，它可能影响第一个半结的收紧。用拇指和示指控制血管钳远端的套环，把无名指的第一节部分放入另外一个套环，以小指从套环外侧施加压力，稳定套环（图 2.8）。轻轻将两个套环向一起挤压，释放锯齿的交锁，向反方向松开以打开血管钳；注意不是将其牵扯打

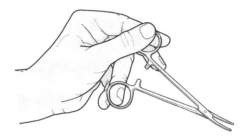

图 2.8　松开血管钳的方法

学会用你的非优势手以可控的方法取下血管钳，不要让它们脱落。作为助手，你通常用优势手握着剪刀，随时准备把结扎线的末端剪到合适的长度

开。当最后半结已经收紧后，外科医生会拿起线的末端，让助手右手持剪刀将线剪断。如果是结扎重要血管，当完成第一个结并收紧时，将血管钳松开；当准备做第二个结扎时，再次以血管钳夹血管；待完成第二个结并收紧时，再把血管钳撤走。这叫作"放松和紧缩"。当有比较厚的组织或血管束需要结扎时，要应用缝扎的方法。此时，术者会用带针线将组织贯穿缝一针，在组织的一边打个半结；再把线绕到对侧，包绕组织的周径，打一个外科结。在这种情况下，助手要抬起血管钳，等到绕过周径后的第一个半结完成后，才可以松开血管钳。

7. 血管钳在分离中也很有用。其圆钝的末端是很好的钝性分离工具，就和剪刀的钝性分离相似。它的优点在于，当它的尖端闭合时，不会对组织造成锐性切割。除此之外，血管钳还可以夹持一些小纱布和脱脂棉，也叫"花生米"或"棉签"，这些就像手指尖一样，可以对组织进行柔和的钝性分离（见第 9 章）。

第六节　组　织　钳

组织钳的抓持力主要取决于头端的形状和与组织接触的贴合表面。这种设计可使组织钳有效钳夹而不损伤组织。有些组织钳的头端弯曲，利于环绕组织；有些头端为环状叶片，方便卡住组织的隆起部位；有些将两叶片的组织贴合面做得更加粗糙或在钳头增加齿状结构以利于抓持组织（图 2.9）。

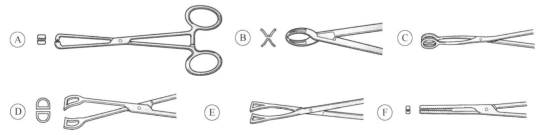

图 2.9　组织钳的种类

Ⓐ 鼠齿钳（Allis）；Ⓑ 三叶肠钳（Lane）；Ⓒ C 字钳（C ring）；Ⓓ 阑尾抓钳（Babcock）；Ⓔ 三角肠夹持钳（Duval）；
Ⓕ 有齿直钳（Kocher）

1. 当组织可能被牵引缝线或尖钩切割，或组织太滑而不能用光滑的牵开器固定，以及需要改变牵引方向时，我们可以使用组织钳来完成夹持操作。当能采用重力、胶带、填塞、或延长切口等对组织损伤更小方法时，就不要使用金属组织钳。

2. 如果需要强力牵拉强韧的组织，应使用抓持力强的组织钳。如果使用的组织钳不合适，则有可能导致钳子脱落、变形或者组织撕裂。当组织疏松易碎时，应使用精巧的组织钳，小心地去钳夹组织；注意不要拖拽，并尽快取出。小巧轻便的组织钳可能比粗大笨重的组织钳能更好地夹持组织，且对组织的损伤更小。

第七节　持　针　器

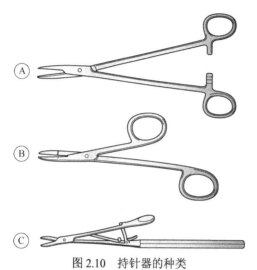

图 2.10　持针器的种类
Ⓐ 梅奥持针器；Ⓑ 吉利斯组合式剪刀持针器；Ⓒ 一种眼科手术持针器

过去，经常用手直接持针缝合。由于存在传播感染的风险，特别是病毒和朊病毒类的疾病，所以这种方法已经不再使用。持针器的种类很多，但常用的相对较少（图 2.10）。它们的钳口是经过特别设计的，以利于夹持缝合针。持针器大多是直的，并可随着手的旋前/旋后动作沿其长轴旋转，使弯针顺着自身弧度旋转以穿过组织。梅奥的持针器是最简单的类型。经过不断的改进后，其在设计上类似于血管钳，手柄尾端都有可以锁住的棘齿；而且两者的控制方式相同。哈罗德·吉利斯爵士（1882—1960，英国整形外科之父，生于新西兰）发明了一种带剪刀的不用棘齿锁住的组合式持针器，如图 2.10Ⓑ。眼科医生通常使用显微持针器来进行精细的缝合，如图 2.10Ⓒ。

1. 请勿直接用手接触缝针。尽量用血管钳夹持缝针固定于持针器，且始终用持针器夹持缝针。虽然大多数缝针已经被设计成弯曲的，但无论何种类型的缝针，都必须使用持针器夹持穿过组织。

2. 用持针器的顶端夹固在缝针尾部的三分之一处，使针与持针器呈直角。当你的手处于中立位时，针朝向你的非优势侧，并且针尖向上。固定好缝针后，使手掌向下，随着手腕逐渐旋转的过程，缝针很容易穿过组织。无论是由对侧向己侧进针还是由优势侧向非优势侧进针，动作都应自然顺畅。很重要的一点是，我们在进针时一定要依照针的弧度来旋转手腕使针穿过组织，否则会损伤周围的组织。此外，如果是穿过坚硬的组织，同样也要按照针的弧度将针拔出；否则可能会无意中拉直缝针，进一步损伤组织并且可能使针断掉。

3. 当进行深部缝合时，需要使用长柄持针器，否则手会在入路上遮挡视线。

4. 用手掌握住持针器，在打结或需要进行其他一些简短动作时会比较方便。方法是将拇指退出持针器手柄的指环，无名指仍留在指环内，将持针器手柄旋转到大拇指根部和第二掌骨之间（图 2.11）；或者旋转其头端使之指向肘部，将小指插入两指环之间，并弯曲小指来固定持针器（图2.12）。如果要用手掌握住持针器，注意不要将针留在持针器内。

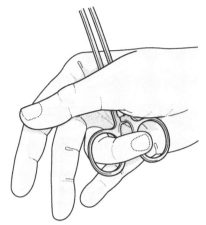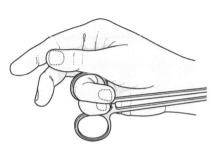

图2.11 将持针器收在手里的方法1

将拇指从指环上取出，旋转无名指上的持针器，使其位于拇指根部和第二掌骨之间，这样就可以用手掌握住持针器。但这会稍微限制拇指的活动

图2.12 将持针器收在手里的方法2

用手掌握住持针器，使持针器头端指向手肘，并弯曲小指使其在两指环之间固定持针器。这种方法可以使拇指和主要手指活动自如

5. 有时候需要从右向左，然后从左向右，或者从远到近，然后从近到远交替缝合。为了避免每次都重新换针、夹针，我们只需在持针器中转动缝针，然后将持针器沿长轴转动180°后重新握持即可（图2.13）。

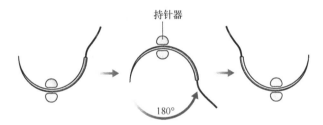

图2.13 翻转缝针方向的方法

翻转针的方向，使其在持针器中旋转180°。谢菲尔德的 W.E.G · 托马斯先生推广了这种方法

6. 建议在向器械护士传递持针器和缝针时，将针尖夹固在持针器里，并使针尖朝向持针器的长轴。

第八节 牵 开 器

牵开器用于牵开切口、显露术野，以便于深部手术操作。有些器械需要手持牵开，有些器械可以自动保持牵开（图 2.14）。对于大型腹部手术来说，可以在伤口周围放置一个大的金属或特制的环形腹部切口保护器，并可在其上安装各种牵开器。同时，牵开器也可以连接到患者上方的框架上，以提起下位胸骨，改善进入上腹部的手术入路。

1. 要谨慎使用牵开器，避免在无意中破坏组织结构。控制拉钩的助手要确保使用最小的牵引力量，并且在不需要牵开的时候放松拉钩。

2. 要灵活应用牵开器。用手牵拉内衬纱布垫的牵开器比金属自动牵开器造成的伤害小。有时候改变一下患者的体位或器械的位置，就可以利用重力达到预期的效果。

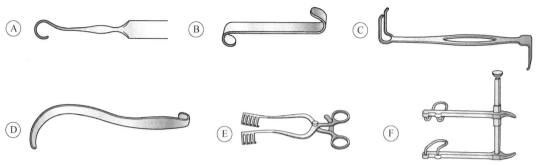

图2.14 牵开器的种类

Ⓐ拉钩；Ⓑ甲状腺拉钩；Ⓒ皮肤拉钩；Ⓓ"S"形拉钩；Ⓔ乳突牵开器；Ⓕ腹部自动牵开器

第九节 夹 具

各种各样的夹具可满足钳夹、连接和夹闭组织的不同需要（图 2.15）。固定它们的结构各不相同，有弹簧手柄、棘轮、锁定铰链和螺钉等。与血管钳不同（其用于钳夹拟永久闭合的血管），血管夹（如斗牛犬夹和德贝基-波茨动脉夹）的设计目的是在不损伤血管的情况下暂时将其封闭。

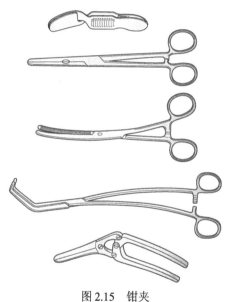

图2.15 钳夹

从上面看，有四种非挤压型钳——斗牛犬型、Potts 动脉型、肠型和 Satinsky 型；这使得部分血管被隔开而不会完全阻塞管腔。最后的一种夹钳是挤压式水平大肠钳

1. 夹具可有以下用途：防止肠内容物漏出污染腹腔，控制切口处的渗出；为了在进行吻合术时能够固定吻合端，许多外科医生在吻合口附近（包括肠系膜中的血管）应用非压榨式的肠钳。在某些情况下，吻合口两侧的钳子可以固定在一起。但有些外科医生不喜欢使用肠钳。实践中应该视情况而定。如果确实需要在肠系膜上应用钳子，务必要轻轻地钳夹，刚好足以阻闭动脉即可。不要只阻闭静脉而使动脉通畅，否则肠和肠系膜中被阻塞的静脉就会淤血；淤血的静脉可能会发生破裂，造成肠系膜内出血，而且很难找到出血点。

2. 当切除肠管时，可以将两个压榨式肠钳并排放置在切开处两端，在它们之间实施切开。这种方法可以使断端封闭。如果你想连接肠管末端，一定要切除被压闭的肠管节段，露出肠腔。

3. 需要穿过脾门暂时控制脾破裂出血时，非压榨式肠钳最好用。

第十节 止 血 夹

金属夹可以放置于特定钳子的钳口处，去包绕血管或导管，继而来封闭它们。人字形的结构可确保止血夹闭合时顶端先闭合，使其所包绕的管状结构不会滑落（图 2.16）。随后，止血夹的进一步闭合可以使管腔夹闭。有些器械是在金属或电动器械里装一排夹子；而有些则是在器械上安放两个夹子，同时在夹子之间安放一个用来切割的刀片，一步完成切割和封闭两个目的。金属夹可作为放射标记，用来确定手术后它们的位置。它们可以间隔放置于肿瘤周围，用来协助制定放疗方案及估计治疗后的效果。钛夹在进行计算机断层扫描时不会产生散射，并且与磁共振成像兼容。与结扎线和缝线相比，金属夹的缺点是可能会卡在操作者的手上、器械上和棉签上，从而脱落。可降解生物夹是金属夹的替代品，它们可以慢慢被吸收。

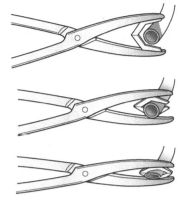

图 2.16　血管夹闭合血管的过程

当夹闭血管夹时，夹子顶端首先闭合，防止血管在完全被夹闭之前滑脱

第十一节　吻　合　器

外科手术吻合器的原理与纸质订书机是完全相同的。倒置的 U 形钉穿过目标组织撞击到已塑形的钉板后，末端向内翻转（图 2.17）。因为末端向内翻转形成字母 "B" 的形状，所以组织不会被压碎，同时可以牢固地将两层组织连接在一起。

一、线性吻合器

通常安装两排平行的缝合钉，用来闭合或切割及闭合管状或血管性脏器以及大血管。线性切割吻合器设计了四排缝合钉，平行排列进行钉合；钉合的同时沿中心进行切割，以在切割的两侧均插入了两排吻合钉。这可以用来在两段肠之间做吻合口。腔镜吻合器可以通过腹腔镜戳孔插入，以完成对大血管等重要结构的双重缝合，并在吻合线间将其断开。

1. 要将两个中空的内脏（如肠道）连接起来，需将装有吻合钉的一侧穿刺插入一端肠腔，而装有钉板的一侧穿刺插入另一端肠腔。

2. 当使钉仓和钉板闭合到一起后，用力合拢吻合扳手。当松开扳手并将吻合器移出肠腔后，就完成了侧侧吻合，只剩下两个穿刺口要闭合（图 2.18）。

3. 用缝线缝合穿刺口，或在每个口的外翻边缘放置

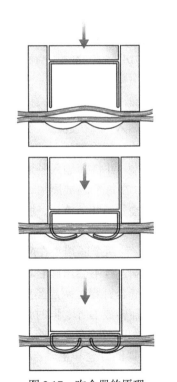

图 2.17　吻合器的原理

当闭合器械时，吻合钉穿过两层组织，然后撞到钉板上，末端向内翻转，形成一个字母 "B" 的形状

线性吻合器将其闭合。

4. 有时可以用间断垂直褥式内翻法，额外缝合一周浆肌层以加固吻合口。这有时被称为 "晚安" 针，因为加固缝合可以让手术大夫睡得更安稳。

二、环形吻合器

环形吻合器适用于端端吻合（图 2.19）。吻合器的头部是钉板和钉仓，钉仓中有两排环形排列的吻合钉。钉板是可以拆卸的，可游离于主轴。

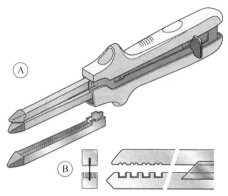

图 2.18　线性吻合器

Ⓐ 下颚有四行缝钉，上颚有四行配套的钉板。组织可以放在中间，然后将两端锁在一起。扳动击发手柄后，缝合钉被驱动穿过中间的组织，并对着钉砧折叠起来。与此同时，刀片穿过缝合钉的中心线，在中间切断组织，缝合钉同时闭合两侧残端。

Ⓑ 图中显示了钉线是如何放置在钳口中的，且钉板与缝合钉线相对。如侧面图所示刀片将在钉线中间进行切割

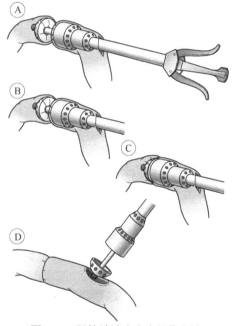

图 2.20　肠管端端吻合术操作方法

Ⓐ通过侧切口将钉仓插入肠内（或在进行低位结直肠吻合术时，通过肛门插入），穿过末端到达待吻合节段；Ⓑ在两端留置荷包缝线，系紧，将缝线留在钉仓和钉板的缝隙中；Ⓒ缩小钉板与钉仓之间的间隙，使两肠管末端的浆膜层相接。然后启动仪器把肠管末端固定在一起，并切断肠管的内缘；Ⓓ将钉板和钉仓分开，轻轻旋转从侧孔将吻合器取出，并闭合侧孔

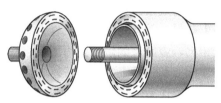

图 2.19　环形吻合器的工作原理

环形吻合器的头部，主要由钉仓和钉板构成，其中钉仓有两排环形排列的 U 形吻合钉，末端向上。如图所示左边游离于主轴部分的是钉板。当钉板被重新连接并拧紧到吻合器上并按动扳手时，吻合钉将被驱动穿过两者之间的组织，当它们碰到钉板时弯曲。同时内置的环形刀片也穿过组织，切断中间的组织，使管腔通畅

1. 进行端端吻合前，需将吻合器的钉仓通过肠壁侧孔插入；或在进行低位结直肠吻合术时，通过肛门将其插入。将钉板固定在主轴的头端，并将其插入肠道的另一端（图 2.20）。在每个肠端周围留置荷包缝线，将其收紧并结扎。这样，肠道的一端在钉仓上方，另一端在钉板上方。

2. 拧紧钉板，使两个肠端夹在吻合器的钉仓和钉板之间，且不会压碎它们。然后启动旋钮，使缝合钉穿过两层肠壁后，撞到钉板后向内翻转成 B 形。同时，内置的环形刀被推入，以切除多余的组织。

3. 分开吻合器的钉仓和主轴部分，并将它们轻轻旋转退出。从里面检查包绕主轴的切缘。如果看到的是完整的环形，像甜甜圈一样，证明肠管被完整地吻合了一圈。再从外部检查吻合口一圈。如果之前是从侧孔将吻合器插入的话，要记得把侧孔封闭。

皮肤吻合器的吻合钉穿过组织后，在

没有钉板的情况下向末端内翻转完成缝合（图 2.21）。U 形钉的中部被固定，而两端被推着穿过皮肤，然后向内弯曲使两末端相接，形成一个闭合的环。当应用皮肤吻合器时，如果让助手用两个齿镊将皮肤边缘弄平，并将两边的皮肤对合到一起，则更加方便有效。如果没有助手，你可以用阿利斯（Allis）钳子夹住切口末端的皮肤。这样可以使皮肤边缘外翻，同时可以牵引皮肤，更容易用皮肤吻合器来吻合皮肤。如果需要将吻合钉取出，可以拉直 U 形吻合钉的底部使末端打开。为了安装方便，可以从包含编号的钉仓中插入吻合钉。法国南希的加斯顿·米歇尔（1875—1937 年）设计的皮肤吻合器现在已经不再使用了。

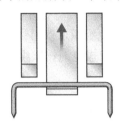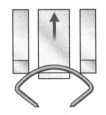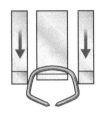

图 2.21　皮肤吻合器的工作原理

由于没有钉板可在其下方翻转吻合钉末端，因此吻合顺序是从左到右。皮肤吻合器的中心柱末端是一个突出的唇口，在吻合钉下方用以固定它。外部部件将缝合钉末端推入皮肤，并被驱动着一直向下直到缝合钉末端朝向彼此内折

> 要点
> - 在重大手术中，当缝合困难或耗时较多时，吻合器是非常有用的。
> - 缝合仍然是连接组织最通用的方法。
> - 在方便和安全的情况下，实习生应集中精力，学习缝合技术。

第十二节　辅助解剖器械

作为一名实习生，你会看到许多用于辅助解剖的器械，既可用于开放手术，也可用于微创手术。要知晓这些器械的特性原理，并了解它们的副作用和危险。这些器械在止血的同时可能会选择性地破坏组织，并对附近组织有不同程度的穿透作用。不同厂家生产的产品种类繁多，各有优缺点，且不断有更新换代的产品出现。

> 要点
> - 在没有适当了解和培训的情况下，请勿尝试使用这些复杂且具有潜在危险的工具。

一、高频电刀

高频电刀。"高频电刀"主要是应用高频电磁波来发挥作用，就像微波炉里的电磁波一样。作为外科手术中长期使用的器械，我依旧用这个术语来描述它。在这种手术中，电极通常被连接到组织上，其主要目的是止血。而对于较新的、复杂的机器，我使用了"电外科"这个术语。高频（400kHz～10MHz）交流电通过两个电极之间的组织可能会产生高达 1000℃的温度。

单极电刀将效应定位在一个（活性）电极上；而另一个可粘贴分散电极（通常称为负极板）置于患者手术区域外的身体上。负极板不应放在开放性伤口、金属植入物或骨骼部位。在每秒 50 到 100 次的间断脉冲频率时，加热效果最大。当电极接触组织时，会使组织凝固成半固态。电灼或喷雾会使微小的火花从电极跳到组织中，从而使凝固和止血的范

围稍微扩大。连续的电流会迅速加热组织，将细胞中的水分蒸发，从而产生切割效果。混切模式结合了以上两种效果，可以持续性地进行切割和止血。为了封闭大面积的表面出血，可以使用电离氩气流来构成电极与组织表面之间的电路，从而扩大止血效果。

双极电刀的电流仅通过包裹组织的两个电极钳的尖端，因此不需要使用负极板。当患者清醒时，这是比较理想的选择，因为电流只通过两个电极钳之间的组织，不通过患者身体其他部分。当你在神经附近使用双极电刀也是很好的选择，因为电流不会刺激到神经（除非你用镊子夹住神经，这是不应该做的）。

1. 高频电刀是在离断血管之前封闭血管或者封闭已切开血管的一种有效方法。联合作用使其成为一种非常有用的手术器械，特别是在微创手术中；一块组织可以用钩子抬起，与其他结构分开，然后进行闭合并轻轻破碎（见第 13 章）。使用双极电刀钳取组织，电流只会在钳子尖端的两极之间传递，也能产生类似上述的效果。

2. 要注意电刀对心脏起搏器的干扰作用。在使用乙醇类皮肤制剂后，以及在易燃麻醉气体或肠道气体存在的情况下，要小心使用高频电刀，以免引起爆炸。特别是不要让乙醇类皮肤制剂在患者皮肤附近的任何地方聚集，因为这样会传导电流，导致烧伤。不要将高频电凝钳或针放在患者身上；不用的时候，把它放在袋子里。

3. 尽可能使用双极电刀，如果出现心律失常则应立刻停止使用。

4. 如果单极电刀的负极板与皮肤接触不良，可能会烧伤皮肤。使用前要测试连接，尽可能使用短脉冲。

5. 当金属物体或仪器靠近但与高频电刀绝缘时，就会产生电容耦合，从而在金属中产生电荷。设计上的改进已经降低了这方面的风险，但仍要注意不要将电极靠近另外器械。

> **要点**
> - 不要长时间使用高频电刀。破坏性的加热效应会扩散到周围的正常组织，导致严重的组织破坏。
> - 不要用高频电刀对大的组织肿块进行小块分割。
> - 电刀是一种更适用于进行组织切割或切割止血相结合的电外科手术器械。

结扎速（ligasure）血管闭合系统是一种特殊的电刀，能够将压在两钳之间的血管迅速闭合，其原理是通过计算机检测并融化血管壁中的胶原蛋白和弹性蛋白使血管断端闭合。这种电刀亦可用于切断和闭合组织。据称，它能够闭合直径达 7mm 的血管，并具有最小的炭化效应，扩散到邻近组织的热量也非常有限。

二、超声手术器械

超声波可以通过传递机械能量来破坏组织。如果细胞或组织中含水量高，水就会蒸发，从而破坏实质细胞；但同时可保留那些含水量低的血管和腔道。在更高的功率水平，振动和由此产生的热量可以直接破坏细胞。

如果用钳子夹闭了血管和腔道的管壁，则可以使用超声波能量对其进行闭合。超声波能量产生的热量使局部温度升高达约 80℃；在这个温度下，蛋白质会发生变性。

超声外科吸引装置（cavitron ultrasonic surgical aspirator，CUSA）由一根以 23 kHz 振荡的钛管组成，该钛管能在离尖端 1～2mm 的范围内粉碎组织。冲洗和抽吸设备可将碎片洗净并吸走。实质细胞被破坏后，血管和腔道仍保持完整。因此在离断之前，可以通过结扎、钳夹或其他方式将其闭合。

谐波手术刀采用了 55.5 kHz 的超声频率,可使用钩状解剖器进行切割或使用球状凝固器来凝固组织。低功率下可实现切割、止血和血管封闭的联合作用。血管被钳夹以附着在钳壁上,钳子中一个叶片是不活动的,另一个是超声发射器(图 2.22)。良好的血管闭合效果依赖于良好的管壁嵌合,低功率和留出足够的时间来形成焊接。与电外科设备相比,超声刀的优点是不会有电流通过患者,对周围组织的加热效果也是最小的。

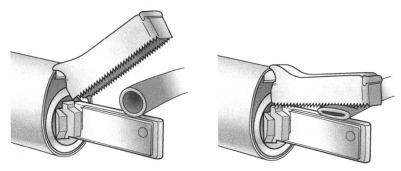

图 2.22　通过超声能量进行分离和止血的原理

血管在超声手术刀的主动钳口和被动钳口之间被压缩以使内皮贴附。加热效应导致血管壁凝结和“焊接”,从而将其闭合

> **要点**
> - 高频电刀和超声刀都会产生破坏性的加热效应,但超声刀的影响较小。
> - 采用前述方法将分层组织分成几小块不会造成明显的损害;但对实质脏器和组织的分离则可能会对重要结构造成宏观上看不到的组织损害,并最终造成组织坏死。

三、其他

激光切割广泛应用于外科的各个领域,不同的部位或组织需要采用不同的波长。它对于消除体积较大的肿瘤很有价值。

微波手术刀可使用频率为 2450 MHz 的微波进行切割,并可防止出血。

冷冻手术是用液氮将组织冷冻到-40℃。冰晶在细胞中形成,并破坏它们。冻结的组织形成冰球,随后冰球自发地与周围组织分离。

高速水射流也可以作为一种分离解剖方法,因为它可以选择性地分离组织。虽然它不能止血,但它破坏了松散的实质细胞,同时能保持血管完好。然后可以再通过其他方法来处理。

射频消融是一种有效的组织破坏方法。内部冷却的针头可直接向组织输送能量,从而使组织产生凝固坏死。

第十三节　术中超声诊断

人类听不到频率大于 20 000 周期/秒(20 千赫)的机械波。使用低功率强度的超声波可用来做术中诊断,尤其是对于肝脏等在深部不可触及的实质脏器组织更有价值。它既可以在开放手术中使用,也可以在微创手术中使用。在腹腔镜手术时尤其有用,因为操作者不能直接触碰到大的器官或肿块。

第3章 缝线使用技术

各种材料的缝线都已广泛地用于结扎（固定）和缝合（缝纫）。

制造商们力求生产出坚固、可靠同时致炎、致敏、致癌反应最小的缝线。在某些情况下，缝线涂有改善表面特性的涂层。大多数缝线都经伽马射线灭菌后密封包装以供临床使用。

所有进入体内的异物都会引起反应，但有些相对较轻。天然产品往往会导致明显的炎症反应，这促使制造商生产出反应性较低的合成材料。

缝线可以是可吸收的。可吸收缝线几乎全部是合成的；因其可被水解吸收，所以产生的炎症反应极轻。不可吸收的缝线几乎也都是合成的，多含有尼龙等聚酰胺成分。唯一常用的天然缝线是丝线。"不可吸收物质"在组织内几乎总在发生变化。

第一节　缝　线　特　征

1. 合成线通常是由黏性物质通过一个细孔挤压、硬化后形成表面光滑的缝线。单根单股丝线具有"记忆性"，若无外力约束会趋向于恢复其固有的直线度；并且由于其表面光滑，线结往往会自发地松开。如果其光滑的表面因操作粗暴或被金属仪器刮划而损坏，线的性能会被严重削弱。多股丝线实际上都是由细单股丝线编织而非绞合而成，因此在用手指滚动时仍可以保持完整，且不会松动。

2. 可吸收缝线可以是单股或多股。由于担心朊病毒病，肠线在很多国家都已被禁止使用。人工合成的可吸收缝线几乎不引起反应，并且可通过水解而不是通过炎症被最终吸收。一些吸收缓慢的材料可以在很长时间内保持强度，足以在某些情况下取代不可吸收缝线。单股丝线的组成成分包括聚二噁烷酮，聚甘油酸酯和糖酸聚合物631（Biosyn）。单股丝线暴露于人体组织的面积较少，引起的反应比多股丝线小，并且因其表面光滑不会滋生病原菌而成为感染情况下的首选。缺点是它们通常很难操作；且由于其表面光滑，因此打结并不牢靠。以前多股丝线经常是通过绞合固定在一起，现在则几乎都是通过编织形成。多股丝线成分包括聚乳酸910，聚乙醇酸和乳聚体9-1。它们性能优越，固定良好并可以长时间保持强度。但注意不要将它们粗暴地拉过组织。它们的表面不如单股丝线那么光滑，可能会因此造成拖拽和锯切的后果。

3. 唯一常用的天然不可吸收缝线是编织丝线，因其柔软坚韧、制造简单、打结牢靠而广受欢迎。聚酯、聚丙烯和聚酰胺是人工合成材料，引起的组织反应最小。单股丝线比较结实，但由于其光滑度高而不能很好地黏合在一起，需要多次打结方才可靠。多股丝线容易操作，打结牢固。不锈钢在一些情况下更受欢迎，因为它几乎不会引起组织反应，但很难操作。需要让助手引导线环，以免造成缠绕和扭曲。

4. 不论哪种缝线，牵拉时都不要用力过大。要知道过度牵拉可能会使缝线断裂。如果你能及时发现，可以替换缝线；但更麻烦的是，当下可能只是削弱了它的强度，过一段时间后才会断裂。收紧线结时，请勿将其拖到尖锐的边缘上或粗暴地将缝线抓在一起。除去要切除的部分外，请勿用金属工具拉紧缝线。

5. 如果持线时手没有拉紧，线就会形成一个环（图 3.1），这样很危险，因为它有可能会套住外科器械的手柄或任何其他物品的突起部分。

6. 外科医生对缝线的选择各不相同。作为学员，要选用老师选择的缝线并注意做好笔记；当然也可以有自己的想法，这样在完成培训后，你就已经体验过各种材质、各种性能的缝线，并可以做出更好的选择。

7. 放置缝线时，要将其排列好，以免被其他物品卡住；要将所有不必要的工具从放置缝线的区域移开或用布巾盖住器械的突起部分以保护缝线。

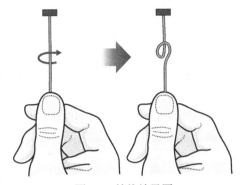

图 3.1　持线效果图

现代的单股丝线和编织线不会像绞合线那样容易松开

如果缝线拉过组织时出现扭曲缠绕，则可能会对组织造成损伤。因此在针头自由悬垂的过程中，请每隔一段时间就用手指捋一下缝线，将缝线拉直并把可能挂在线上的东西清理掉。

> **要点**
> - 如果你在操作时缝线经常被卡住，请将能避免这种情况发生的步骤加入到你的操作规范中。
> - 不要等到它已经发生并影响正常操作后再去纠正。

缝线规格

缝线直径通常按英国药典（British Pharmacopoeia，BP）来记录，但有时也用公制量规表示（表 3.1）。

表 3.1　缝线规格的公制与英制对照表

公制	0.1	0.2	0.3	0.4	0.5	0.7	1	1.5	2	3	3.5	4	5	6	7	8
英制	10/0	9/0	8/0	7/0	6/0	5/0	4/0	3/0	2/0	0	1	2	3, 4	5	7	

顶行显示公制尺寸，若除以 10，则对应相应规格缝线的最小直径，单位为 mm；底行是相对应的英制尺寸，包括可吸收缝线和不可吸收缝线

第二节　打　　结

当你阅读这些打结方法的描述时，可以把一段线系在一个比较方便的位置，这样你就可以练习这些打结的动作。虽然这样不能让你熟练掌握，但是可以让你清楚该怎样运线。实际上，如何运线取决于你的个人喜好——感觉怎样自然便怎样。你需要在不同环境下、不同目的时，练习如何最好地使用你的手指或器械进行打结。只有这样，你才能找到最适合你的动作，才能每次都表现完美。这样，也只有这样，你才会掌握这项技能。

> **要点**
> - 要认识到只学习如何打结是不够的。如何在保持结内缝线正确关系的前提下拉紧并固定它们同样重要。
> - 所有的打结方法都需要将线的末端始终控制在自己的手中，使线能顺利地从一根手指递到另一根手指，或者从手指传到器械，而不是用到哪根线时再去找。

1. 打结（严格来说是弯曲或挂接，因为结是节点或旋钮）是通过缠绕将缝线连接在一起。结扎线和缝线的末端均以这种方式连接。结的牢固和结实程度取决于缝线之间的摩擦力，并且受接触面积、缝线表面性能、结的松紧度以及线头长度的影响。

2. 半扣结（half-hitch or an overhand hitch）是外科手术中的基础结。两端缝线交叉形成一个闭环（图 3.2），将线的一端穿过这个环。可以由一端缝线在另一端上方或下方穿过而形成两种不同形式的半扣结（图 3.3）。初始交叉点可以是左侧在上（左图），也可以是右侧在上（右图）。

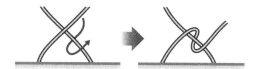

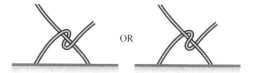

图 3.2　半扣结的打法
将缝线一端与另一端交叉并从另一侧穿出

图 3.3　两种形式的半扣结
可以从左侧在上或右侧在上开始

3. 如果缝线两端都打成半扣结，则必须让它们在各自初始位置的对侧交叉并拉紧（图 3.4）。

4. 如果你先左侧在上打了一个半扣结，在此基础上又打了一个左侧在上的半扣结，那么就会形成一个奶奶结（a granny knot）（图 3.5）。你同样可以打两个右侧在上的半扣结。奶奶结的固定能力要比单个的半扣结强。

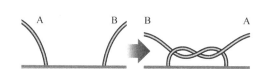

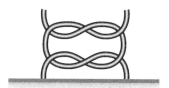

图 3.4　半扣结的打结方法
打半扣结时，一定要将线尾交叉并拉向反方向。请注意 A 开始在左侧但最后在右侧，而 B 则是开始在右侧最后在左侧

图 3.5　奶奶结的打结方法
请沿着线的路径看。第一个半结，左侧线在右侧线前面经过，然后在下面，而后在右侧线的前面出现。第二个半结，新的左侧线（之前的右侧线）也从新的右侧线（之前的左侧线）的前面经过，并出现在右侧线的前面

5. 打好一个半扣结后，比如先左侧在上，穿过线后，左侧线就会被拉向右侧，右侧线会被拉向左侧，交叉后以现在的右侧线再上来打第二个半扣结。这就形成一个方结（reef knot，方结是在强风中用来折叠船帆，使船帆的可收缩部收紧或者缩短时用的结；图 3.6）。你也可以先用右侧压住左侧，然后再用左侧压住右侧。

6. 在奶奶结中，两个半结的线交叉而不是像在方结中那样平行延伸，从而使线的接触面积减小。从上向下看就能看到二者之间的差异。在方结中，线尾平行于线的根部，而在奶奶结中，二者往往成直角（图 3.7）。

7. 如果你像奶奶结和方结那样打了两个相同的半扣结，但始终拉紧一根缝线，就会产生一个滑结。在横帆式帆船的时代，水手们使用方结是因为它不仅安全，而且还可以轻松迅速地解开。一直拉紧一侧的线，就会形成一个滑结（图 3.8），然后两个半扣结就可以从被拉直的线上滑下来。这也就强调了在拉紧绳结时维持它们之间关系正确的重要性。

8. 打好方结后，再打第三个半结，并以此和第二个半结再形成一个方结，这就形成了三重结（图 3.9）。三重结更为可靠，并且是在更注重安全性的外科手术中的标准打结方式。

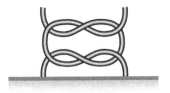

图 3.6　方结的打结方法

第一个半结，左线从右线后面经过，然后在下面穿过闭环来到右边，右边的线来到左边。打第二个半结时，要使新的左线从新的右线前面经过，然后在它下方穿过，来到右侧

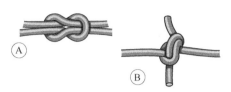

图 3.7　方结与奶奶结的差异

Ⓐ 从上向下看方结，线尾与线的根部平行；Ⓑ 奶奶结线尾与线的根部成直角

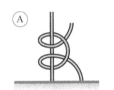 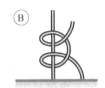

图 3.8　两种类型的滑结

Ⓐ 方结的打法：即打结时一根缝线始终保持拉直，另一根缝线围绕其形成两个半结；Ⓑ 奶奶结的打法：始终保持一根缝线拉直。请注意另一根缝线围绕此形成众所周知的丁香结。

请注意Ⓐ图和Ⓑ图中线走行的差异

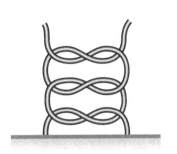

图 3.9　三重结示意图

9. 控制线尾的两手必须彼此交叉或交换缝线，但如果像弹钢琴一样在水平面上交叉双手（图 3.10），就会遮挡线结。如果双手在矢状面上交替朝向或远离身体（图 3.11），那线结在任何时候都不会被挡住。你可以通过调整自己的姿势或者借助想象力学会在矢状面上打结。

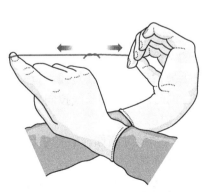 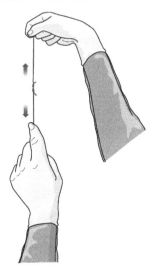

图 3.10　双手水平方向打结

打结时，双手在水平面上交叉，会遮挡视野，使控制力下降

图 3.11　双手前后方向打结

打结时，在矢状面上交叉双手

一、双手打结

我相信双手打出来的结是最安全可靠的结。这是因为双手打结时两手都积极地参与进来，并且可以精确地感知缝线上的张力。该张力必须均匀，以确保你不会扭曲或拉扯线结。在所有步骤中，你都可以完全控制线尾、线的方向和张力大小，使两侧对等。双手打结是非常有用的技能。如果需要插入缝线，用优势手将持针器穿过组织并抽出缝线，用非优势手来抓短线。右利手者用右手握住持针器进行操作，左手抓住缝线较短一侧。

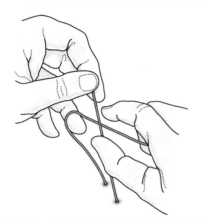

图 3.12　双手打结法（短线靠近术者侧）步骤 1
如果线的短端靠近您，左手内旋，用左拇指和食指握住其尖端使缝线垂直。用左手无名指在保持垂直的短线后面向左形成一个线环

1. 如果缝线的短端朝向你，抓住它，左手内旋，用拇指和食指垂直地夹住它。用完全弯曲的右手无名指和小指抓住缝线较长的一端，使多余的线挂在弯曲的小指上，而拇指、食指和中指保持自由。用左手无名指将长线在短线后面向左形成一个环（图 3.12）。

2. 右手背伸，将右手拇指的指腹插入线的交叉处下方，用右手拇指和食指将缝线交叉处卡住（图 3.13）。松开左手食指和大拇指对短线的控制（图 3.14）。

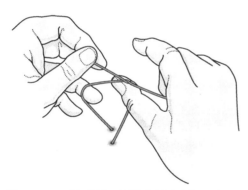

图 3.13　双手打结法（短线靠近术者侧）步骤 2
右手背伸，将伸出的拇指放在缝线交叉处的下面

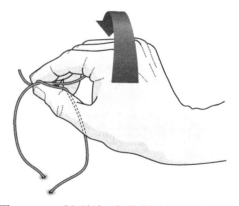

图 3.14　双手打结法（短线靠近术者侧）步骤 3
用食指卡住线的交叉处，放开被左手拇指和食指抓住的短线。弯曲右手手掌，将短线从交叉处下方穿出

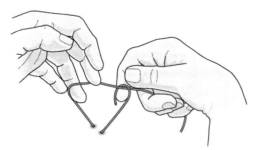

图 3.15　双手打结法（短线靠近术者侧）步骤 4
当你松开左手无名指握住的线环时，右手食指将短端推向下方并朝向你

3. 现在，右手掌弯曲，将短线放在缝线交叉处的下面，使其指向你（图 3.15）。再次用左手拇指和食指抓住短线，拉向远离你的方向，同时用右手将长线拉向你，以收紧线结（图 3.16）。

4. 如果短线远离你，左手内旋，用左手拇指和食指将其抓住。

5. 用完全弯曲的右手无名指和小指夹住长线，让多余的线挂在弯曲的小指上，使右手的拇指，食指和中指自由。用左手无名指在短线前面将长线拉向左形成一个线环（图 3.17）。

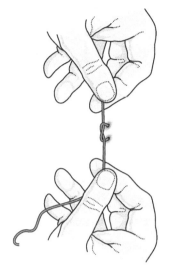

图 3.16 双手打结法（短线靠近术者侧）步骤 5
用左手拇指和食指抓住短线，拉向远离你的方向，同时用右手将长线拉向你，以收紧线结

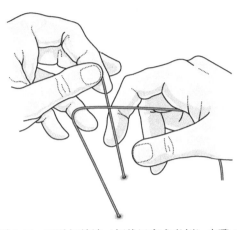

图 3.17 双手打结法（短线远离术者侧）步骤 1
如果短线离你较远，用左手食指和大拇指夹住，用左手无名指持长线在短线前拉一个线环。用左手松开短线。右手完全旋前，伸展手腕，将短线放在交叉口下方穿出，指向远离你的方向

6. 右手后旋并弯曲手掌，将食指伸到缝线交叉处，指向自己（图 3.18）。左手旋前持短线指向自己，并在用右手拇指抓住交叉处的时候松开。现在，右手旋前，持短线在线环下方从另一侧穿出，指向远离你的方向（图 3.19）。

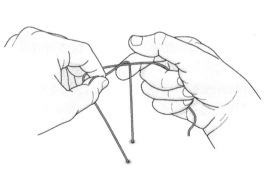

图 3.18 双手打结法（短线远离术者侧）步骤 2
弯曲右手腕并使右手旋后，把伸出的右手食指放在线的交叉处下方，左手旋前，让短线的末端指向你

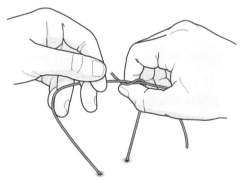

图 3.19 双手打结法（短线远离术者侧）步骤 3
当你用左手松开短线时，用你完全旋后的右手拇指夹住线的交叉处。右手完全旋前，伸展手腕，将短线放在交叉处下方，指向远离你的方向

7. 用左手食指和大拇指再次抓住短线线尾（图 3.20），使其指向自己，同时用右手持长线远离自己（图 3.21），从而拉紧线结。

8. 如果开始时短线朝向你，打结，将缝线拉直，短线会指向远离你的方向。如果开始时短线远离你，打结，将缝线拉直，短线会朝向你。

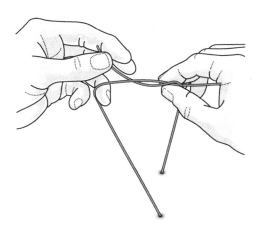

图 3.20 双手打结法（短线远离术者侧）步骤 4
当短线从交叉处下方穿出时，指向远离你的方向，再次用左手抓住它

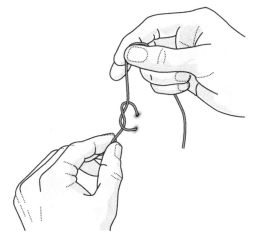

图 3.21 双手打结法（短线远离术者侧）步骤 5
将短线拉向你，长线远离你，收紧这个结

> **要点**
> - 结打得有多紧?这点很难通过观察专家的手法来判断，他们也很难来评判你。
> - 结扎血管仅需比阻断血管紧一点，但又不能太紧，否则有损坏血管壁的完整性并使残端离断的风险。在结扎动脉时，不要太松，否则可能会有血管搏动时滑脱的风险。
> - 出于使组织缺血坏死而进行离断为目的时，打结要足够紧才行。
> - 在活组织中，结扎通常不必太紧；在不造成缺血的情况下将组织连在一起即可。否则随后发生的组织局部水肿会使其收缩，并有坏死的风险，从而影响愈合。

二、左手单手打结

单手结很实用，外科医生在右手拿着器械时，可以有效地使用左手打结。我不赞成实习生使用它，他们试图模仿专家的速度和优雅，却没有意识到，虽然它被称为"单手"结，但其实是用双手收紧。他们一只手不动，在其周围打结并拉紧而形成一个滑结（图 3.8）。除非你确保在打每一个结时都双手交叉并完美拉紧，否则还是要选择更慢、更安全的双手结。

> **要点**
> - 避免在非常脆弱的组织中打单手结。当你用手指抓住其中一根缝线使其垂直固定时，你无法精确控制你对其施加的张力。
> - 相反，在打结并收紧双手结的过程中，可以保持完全均匀的张力，或者完全没有张力。

（一）中指结

1. 与双手结一样，单手结也有两种类型。当短线远离你时，用食指打结（食指结）。当短线靠近你时，用中指打结（中指结）。食指结和中指结须交替出现，来形成方结。

2. 对食指结而言，短线远离你时，用左手拇指和中指重新抓住并使其保持垂直。弯曲手腕，让左手悬在上面，然后手掌旋后，伸出食指以短线在上面形成一个线环。

3. 用右手拿起长线，使其在短线前面保持垂直，这样它就会在食指和左手拇指和中指形成的空间内与短线交叉（图 3.22）。

4. 将左手食指末端指间关节绕长线弯曲，伸向短线后方（图 3.23）。这根短线抵着你的手指背部的指甲上。当你用左手旋前时，伸出左手食指的尖部，把短线的环放在长线的环下面（图 3.24）。

5. 松开与拇指接触的中指，让短线的末端穿过，用中指将伸出的一端夹在食指上（图 3.25）。

6. 现在将短线拉向自己，将长线拉向远离自己的方向，收紧线结（图 3.26）。

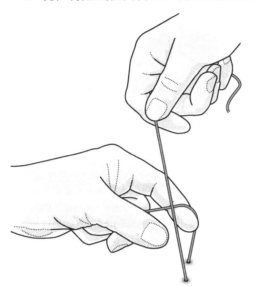

图 3.22 左手单手打结法（短线远离术者侧）步骤 1
左手旋前，将短线端握在左手拇指和中指之间。摆动左手食指，将短线线环推到右手垂直拿着的长线后面。这是食指半结

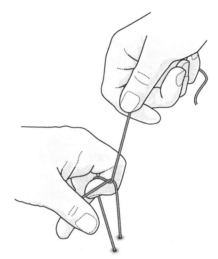

图 3.23 左手单手打结法（短线远离术者侧）步骤 2
将左手食指绕着竖直的长线弯曲，这样在短线抵在指甲上时，就可以用食指指腹使长线形成线环

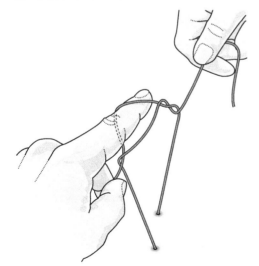

图 3.24 左手单手打结法（短线远离术者侧）步骤 3
左手拇指和中指还握着短线时，左手旋前，用食指背部带着短线线环从长线线环下面经过

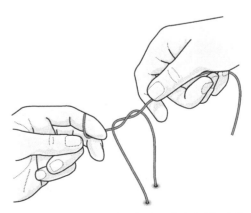

图 3.25 左手单手打结法（短线远离术者侧）步骤 4
当短线线环穿出时，松开握着短线末端的左手拇指和中指，并用中指将穿出的短线抵在食指上，用拇指来代替中指

7. 对于中指结而言，当短线靠近你时，左手旋前用左手食指和拇指将其提起并保持竖直。右手拿起长线并保持垂直。

8. 左手旋后，将中指伸入靠近你的短线和远离你的长线之间，将长线穿过短线拉向自己（图3.27）。

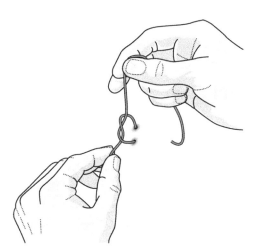 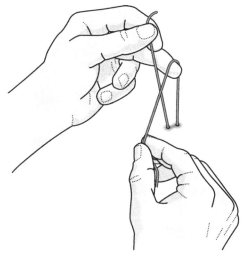

图 3.26　左手单手打结法（短线远离术者侧）步骤 5
现在将短线拉向自己，将长线拉向远离自己的方向，收紧线结

图 3.27　左手单手打结法（短线靠近术者侧）步骤 1
当短线靠近你的时候，用左手食指和大拇指把它拿起，右手持长线。左手旋后，在短线后面伸出中指。将长线从远处牵过来在伸出的手指上经过，指向你自己。这就是中指半结

9. 将中指指尖弯曲到长线水平段的上方、缝线交叉处与左手拇指食指之间的短线下方；中指指甲与短线接触（图3.28）。

10. 左手旋前，伸出中指（图3.29），将短线的末端放在长线下方，指向远离你的方向，同时放开握着线尾的食指和大拇指，伸出无名指，使线尾抵住中指（图3.30）。

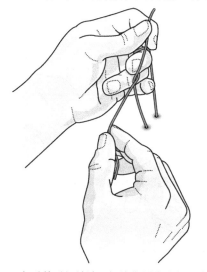 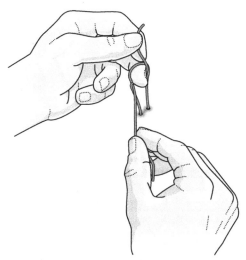

图 3.28　左手单手打结法（短线靠近术者侧）步骤 2
弯曲中指的末端指节，在缝线交叉处上方从短线后面穿过长线。指甲与短线接触

图 3.29　左手单手打结法（短线靠近术者侧）步骤 3
伸出中指的末端指节，同时左手旋前，将短线线环在长线下方拉向远离自己的方向

11. 现在让短线远离你，将长线端拉向自己（图 3.31），以收紧线结。

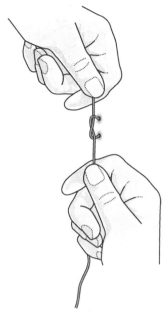

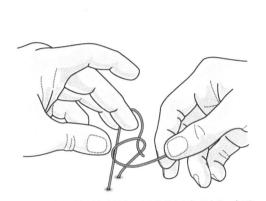

图 3.30 左手单手打结法（短线靠近术者侧）步骤 4
当短线的线环出现时，松开线尾使其穿过；移动左手无名指，
使线尾紧靠中指

图 3.31 左手单手打结法（短线靠近术者侧）步骤 5
将短线拉离自己，并将长线拉向自己，从而收紧线结

> **要点** ● 注意，在打食指结时，你需要用拇指和中指持短线，让食指自由；打中指结时，需要用拇指和食指持短线，让中指自由。

（二）三指打结

一种代替中指结的方法叫作三指结。

1. 当短线靠近你时，左手旋前，用左手食指和大拇指将其提起并保持竖直。

2. 左手旋后，同时伸展中间三个手指，使短线位于小指、无名指和中指上。让长线从远端经过中指、无名指和小指，朝向你（图 3.32）。

3. 弯曲左手中指的末端指节，置于长线上方、小指与拇指食指夹住之间的短线下方（图 3.33）。可以立即用无名指指腹将短线夹在中指的背部。

4. 左手旋前，伸出中指和无名指，将短线线环置于长线下方，如图 3.29 所示。并将短线拉远，将长线拉向自己，收紧线结，如图 3.31 所示。

5. 用三个手指代替中指时，可以在不对缝线施加张力的情况下轻松地将中指的末节指骨置于较长的短线下。

三、器械打结

当需要间断缝合皮肤时，可以常规使用器械重复打结。但不要乱用这种方法。当打重要的结时，还是要用双手打结法。

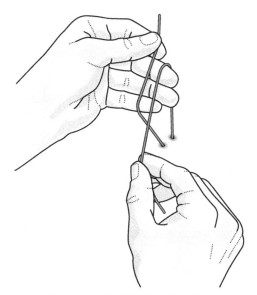

图 3.32　三指结打结方法步骤 1

当短线靠近你时，左手旋前并用食指和大拇指将其提起。现在左手旋后，伸出中间三个手指而非只伸出中指，让短线从小指延伸到食指和大拇指。右手持长线从中指的远端拉向你，放在左手的中间三个手指上

图 3.33　三指结打结方法步骤 2

弯曲中指的末端指节置于长线上、短线下。准备伸出中指，持短线在长线线环下形成短线线环，如图 3.29 所示

　　器械打结可以避免放下持针器再去双手打结的麻烦。但是，在用手指侧面去完成打结等操作时，可以把器械挂在"掌心"，由中指控制（见第 2 章）。使用器械打结还有一个不太正当的理由——这种方法可以节省缝线，因为短的一端长度只需要能被器械抓住就可以，但是这会诱使你拉紧它，这样长线端可能会在它周围形成一个滑结。

　　1. 如果短线远离你，而长线朝向你，请将持针器（可能是血管钳或解剖钳——本书后面不再重复）放在长线上（图 3.34）。

　　2. 将离你最近的一根长线，绕持针器的尖端一圈，再拉回你所在的方向（图 3.35）。在保持线环的同时，将持针器从线环中穿过，这样你就可以抓住短线线尾（图 3.36），并将其通过环拉向你，同时把长线拉向远离你的方向，收紧线结（图 3.37）。

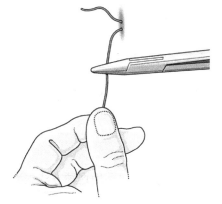

图 3.34　采用持针器打结（短线远离术者）步骤 1

如果短线离你较远，把持针器放在离你较近的长线上

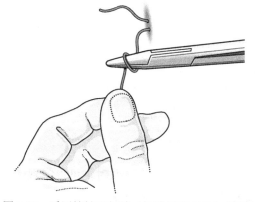

图 3.35　采用持针器打结（短线远离术者）步骤 2

将线绕持针器一圈

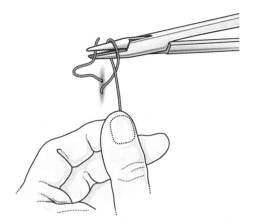
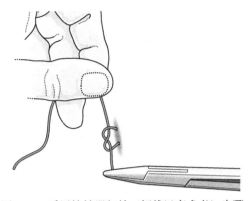

图 3.36　采用持针器打结（短线远离术者）步骤 3
穿过线环抓住短线线尾

图 3.37　采用持针器打结（短线远离术者）步骤 4
将短线拉向自己，并将长线拉远，以收紧线结

3. 如果短线更靠近你，将长线拉远。把持针器放在长线上方（图 3.38）。将长线绕持针器一圈（图 3.39），然后抓住短线穿过线环（图 3.40）并将其拉住。

4. 将短线拉远，将长线拉向你，收紧线结（图 3.41）。

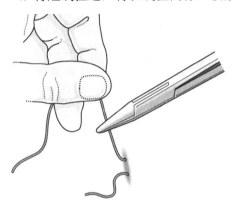
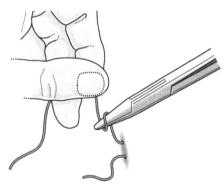

图 3.38　采用持针器打结（短线靠近术者）步骤 1
短线朝向你时，将持针器放在远离你的长线上方

图 3.39　采用持针器打结（短线靠近术者）步骤 2
用长线绕持针器一圈

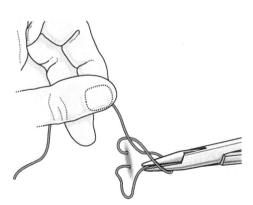
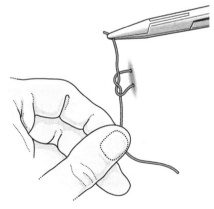

图 3.40　采用持针器打结（短线靠近术者）步骤 3
抓住短线线尾穿过线环

图 3.41　采用持针器打结（短线靠近术者）步骤 4
将短线穿过线环拉向远离你的方向，同时将长线拉向你

在少数外科手术过程中，仅使用器械打结已经成为一门艺术，但这并不是一项基本技能（见第 13 章）。请练习这项技能。

四、放置和收紧线结

> **要点**
> ● 合理安排线与线之间的关系与正确打结同样重要。
> ● 小心收紧的结会在某种程度上削弱缝线性能，但粗暴收紧的结会对缝线性能造成致命性的损伤。

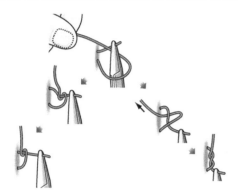

图 3.42　缝线一端较短时收紧线结的方法

当一端线较短而你在它周围形成一个线环时，把短线端穿过这个线环，小心不要拉紧，只是拉直短线。在你慢慢收紧大线环的时候，允许它保持松弛状态。左图，它被拉直，结果形成了滑结的半结。右图，在收紧大线环使其匹配时，让短线保持松弛。只有这样，两端才能均匀地分布，从而收紧一个正确的半结

1. 在收紧线结之前，要确保两个线环大小相等，并且双手以相同的速度拉线。如果一个线环比另一个大，那么较短的线环会倾向于在另一个线环的松弛部分拉紧之前就绷紧（图 3.42）。

2. 这种错误尤其是在你试图在一端很短的情况下打结时更容易出现。为了避免这种错误，你操作时要始终把其拉紧。

3. 一旦你把它固定好，放松它，直到你把长线一端拉到与之匹配的程度。整形外科医生通常在缝合时将缝线一端调整得特别短，这样当他们打好结时，只需要剪长线端。如果你试图复制这个技巧，要非常小心地正确地放松和收紧线结。

4. 两条线的拉力和方向必须对称，并形成一条穿过线结中心的直线。任何其他的拉力或方向都会使线结移位，并对附着的组织施加牵引力。

5. 小心地调整第一个半结的张力。

6. 相反，当你在主要血管周围做非常关键的结扎时，如果结打得太松，就会不安全。将第二个半结彻底收紧到第一个上。正是这两个线结的结合作用保证其牢固安全。

> **要点**
> ● 如果为了将组织放到一起并促使其结合，不要把结打得太紧，也不要过于压缩组织。
> ● 请记住，术后炎性水肿是不可避免的。如果组织已经被紧缩，可能会坏死，或者结可能会切割组织并脱落。
> ● 如果你的结太紧，可能的话，把它剪掉重新打一次。
> ● 如果你的结太松，可能的话，把它剪掉重新打一次。如果不能立马将其剪掉，可以在旁边打好第二个结后再把第一个结剪掉。

7. 当把一个重要的结系在结实的组织上时，要轻轻地、均匀地把线分成两到三次拉紧，不要一下就把线拉到底（图 3.43）。以类似方式将第二个半结收紧到第一个上。最后，将第三个半结收紧固定，与第二个半结形成方结。

8. 要把太紧或太松的结去掉，重新缝合。如果你有一排连续的缝线松脱，你可以用神经钩从开始到松脱的末端轻轻收紧每个环（不要使用皮肤钩，因为这样会隔断缝线）。如果你已经在连续缝合的末端打结，结太松，又无法剪掉重新开始缝合，可以按以下方法收紧缝线：再缝合一次，并在离松散线环近处缝合，打结要牢固可靠。用新结的一个自由端线尾，用器械打结法将其系在连续缝线的松散线环上。如果松散线环不够长，那么将针穿过你的新打的结并重新打结，把线环纳入结内。只有当你实在无法剪开原来的缝线重新缝合时，才能使用这个策略。

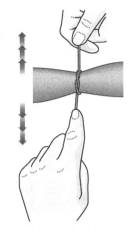

图 3.43　在结实的组织上收紧线结的方法

轻轻地分几次将线拉紧，将线结安置在较厚实的组织上

五、在张力下收紧线结

当然，我们不应该在有张力的情况下打结，但很多时候我们没有选择。

1. 如果必须将两个组织放在一起并通过缝合或结扎固定，请在打结时让助手用手将它们牵拉并固定在一起。

2. 为了增加第一个半结缝线之间的接触，从而增加其摩擦力，将短线两次穿过封闭的线环。这种结被拉紧后，其滑动倾向要小于正常的半结。如果在它上面再系一个正常的半结，就形成了一个外科结（surgeon's knot）（图 3.44）。我认为应该常规打第三个半结，使其与第二个半结形成一个方结。

3. 有时会推荐使用第二个半结也有两个线环的结，这被误称为外科结。当使用表面光滑的挤压合成材料打结时，建议使用多种方法，例如第三个结有两个弯或线圈的外科结，或在标准方结的基础上再打第三个结，这样也有两个弯（图 3.45）。

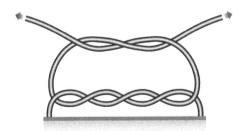

图 3.44　在张力下收紧线结的方法

这是一个真正的外科结。第一个半结有两个弯或线圈，第二个是标准的半结。我认为应该再打第三个半结，与第二个半结形成方结，这个外科结才算完整

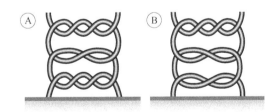

图 3.45　用人工合成的可吸收缝线的推荐打结方式
Ⓐ 打一个双结，接着一个单结，再打一个双结。Ⓑ 在方结的基础上再加一个双结

4. 如果你在一个助手无法压紧的结构周围打结，比如一个巨大的弹性腔道，那么当你打算将第二个结收紧到第一个结上时，线本身必须能够收缩并被拉紧。在收紧第一个半结后，试着保持缝线绷紧，同时打第二个半结并将其收紧到第一个上（图 3.46）。

5. 特别是在缝合皮肤时，当你用第一个半结将其缝合在一起后，边缘往往会有分离倾向，在你打结并收紧第二个半结时，边缘就会松开。尝试顺时针或逆时针旋转缝线以锁定

它们（图 3.47）。它们只会在一个方向上固定，这取决于你系的是哪种类型的半结。当你收紧第二个结时，它们就会解锁并形成一个可靠的方结，但这只会发生在你正确地打结并收紧第二个结的情况下。在第二个半结收紧时，第一个半结就会解锁，而没有变松的机会。

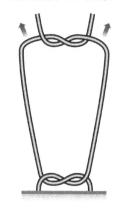

图 3.46　深部张力下打结方法

在打完并收紧第一个半结后，在打第二个结以及收紧线结的过程中保持缝线绷紧，以避免第一个半结滑开

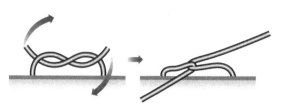

图 3.47　切口存在张力时的打结方法

系紧第一个半结后，顺时针或逆时针旋转线尾，以固定缝线，同时系紧第二个半结。你必须正确地旋转缝线，并且必须正确地系紧第二个结，以形成一个方结

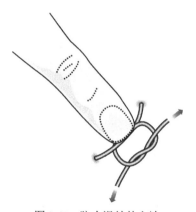

图 3.48　防止滑结的方法

打第二个结时，让助手把手指放在第一个半结上。你必须要在不套住助手手套的前提下将线结收紧到第一个半结上

6. 如果你有意拉紧一根线，并用另外一根绕着它打两个半结形成一个滑结（见图 3.8），那么当你收紧时，会暂时由线的摩擦力来维持滑结的稳定，但是为了结不滑脱，你要再打两个正确的方结来固定。如果你的滑结是因为在打奶奶结而不是方结的过程中一直拉紧一根线，这是最有效的处理方式。

7. 防止打滑结的一个有效方法是，在你打结并收紧第二个半结的同时，让助手用手指紧紧压住第一个半结，将收紧的线环压在手指下方（图 3.48）。注意不要夹住助手的手套，否则当手指移开时，手套会被撕破。

8. 另一种有效的方法是预留一条或者多条临时缝线，可以先用预留线打好临时结，或仅让助手交叉拉紧预留线的两端，以使伤口边缘对合后再进行最终的缝合打结，然后拆掉预留线（图 3.49）。

9. 或者，你也可以将深层组织层层闭合，将它们拉紧，这样皮肤就不会承受张力。

10. 当缝合腹部切口时，如果预计术后切口会有张力，可以进行减张缝合（图 3.50）。这些都是直径比较大的单股丝线，缝合打结后会位于伤口的周围。它们需要用更大的针缝合，小心不要无意中伤到自己或肠管。每次缝合时，第一针从远离你的一侧腹壁距皮肤边缘约3～4cm处开始，由腹壁外侧向内侧进针；第二针从腹壁内侧到外侧，两侧对称。然后将细塑料管套到一端缝线上，线的两端都用止血钳固定。以同样的方式从腹部切口的头侧向尾侧完成缝合，每针间隔大约 3～4cm。然后继续以常规缝合方式关腹。将减张缝线在常规缝线上方打结，使线结均在一侧，并将塑料管置于伤口上方，以防止减张缝线切入伤口。

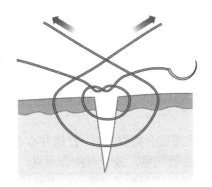

图 3.49　预留减张线减轻缝合张力的方法

预留线可以在你做最终缝合的时候帮助减轻张力。如果让助
手把线交叉并拉紧，预留线就不必打结了

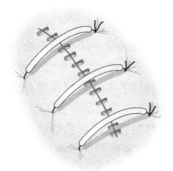

图 3.50　减张缝合方法

减张缝合将腹壁固定在一起，却不会对中间的缝合造成张力

六、深部打结

1. 在一些情况下，你需要在一个洞里打结。一般来说，在洞外形成线结是最方便的（图 3.51）。

2. 要确保缝线足够长，使你结扎或缝合后，线的两端都在洞腔外。

3. 在洞腔外打，用双手打结法打一个半结，不对缝线施加任何张力。

4. 伸出一个手指或者用器械将线结压到组织上，而不是抓着线结使其固定在组织上。

5. 收紧线结时，将手指置于一端缝线上向下压，施加的力要与洞腔外拉另一端缝线的拉力完全相同（图 3.52）。在某些情况下，你可以将双手都伸入洞腔内，这时就可以像正常打结那样牵拉缝线收紧线结。

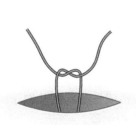

图 3.51　深部打结步骤 1

在洞腔外打结，确保缝线足够长

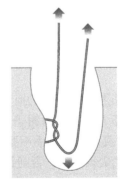

图 3.52　深部打结步骤 2

当在一个洞里收紧线结时，在将其推进去的过程中必须保持两
端用力对称，否则就会破坏线结的结构或是把线结拉开

6. 如果你只是在深部结构上牵拉，你可能会将其损伤、撕脱或者将线结扯开。

第三节　结　　扎

> **要点**
> ● 结扎血管是外科手术中最常见的重复操作之一。
> ● 结扎血管需要不断练习、练习、练习，直到你每次都能轻松、完美地完成。
> ● 完美比时间更重要。实际上，两次快速而失败的尝试比一次有效的结扎耗费的时间要长。

结扎是指围绕组织打结，通常针对血管或其他腔道，用于封闭管腔。结扎通过在腔道末端打结来保持牢靠。

1. 结扎线通常采用合成聚合、编织、可吸收的缝线，可通过水解将炎症反应降至最低。丝线既柔软又柔韧，可以牢固地系在一起而不会滑开，但很难被重吸收，现在已很少使用。

2. 有弹性的不锈钢材料和合成的不可吸收材料引起的组织反应最小，但目前其应用通常仅限于连接骨骼等固体结构。

3. 选择最合适材质的缝线，使其固定牢靠。当缝线通过合适位置后，打结并小心收紧。结扎太紧会切断脆弱的组织，太松则不能使壁较厚的血管闭塞，或者可能会滑脱。

4. 在准备离断和结扎管道和血管时，最好先用钳子夹闭两端再离断，或离断后立刻夹闭。不论哪种情况，都要将钳子的凹面朝向切口，并确保钳子尖端超过管道或血管几毫米。

5. 当助手拿起血管钳的手柄时，将结扎线的末端从远离你的一侧在血管钳下方穿过，用另一只手抓住结扎线（见图3.53）。或者，将你双手之间的线伸到钳子外面，让你的助手越过线拿起钳子的手柄（图3.54）。

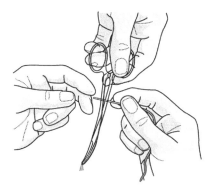 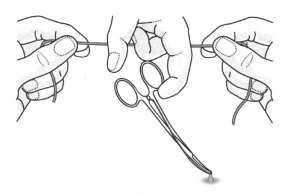

图3.53　结扎时布线方法1
当你的助手抬起钳子把手时，把结扎线从一只手经器械后面传到另一只手

图3.54　结扎时布线方法2
将你双手之间的线伸到钳子外面，让你的助手越过线拿起钳子的手柄

6. 将结扎线绕过深部的血管或腔道时，保持两侧食指尖之间的线为绷紧状态（图3.55）伸到钳子尖下方，避免将钳子尖端纳入结扎线中。或者，使用解剖镊或弯血管钳来递线（图3.56）。提醒你的助手不要拉扯钳子，不然钳子会脱落或使结扎线从钳子尖端滑脱。避免在钳子的尖端打结，否则钳子被取下时，结扎线就会被拉脱。

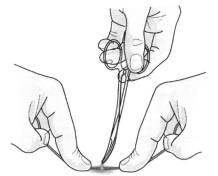 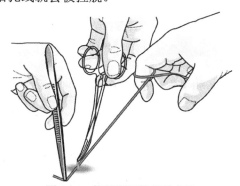

图3.55　结扎时持线方法
拉紧你双手食指尖之间的结扎线，将其压下，仅环绕血管，不包括钳子的尖端

图3.56　使用镊子持线的方法
可以使用长柄解剖钳牵拉缝线绕过组织进行结扎

7. 小心、缓慢、牢固地系好结扎线。

8. 不要让你的助手将线头剪得太短，这会使你的所有安全措施都毁于一旦。编织线的线头留 2～3mm，单股丝线线头留 4～5mm。

第四节 缝 合

1. 尽管近年来金属闭合器和黏合剂取得了长足的进步，但若在将组织有效地连接在一起这方面，缝合的功能是无出其右的。针线穿过组织并打结，既安全简单、又有效。

2. 缝合的强度与缝线的直径有关，并可通过"结的强度"进行测试。"结的强度"指的是受测试的缝线，用外科结系在直径四分之一英寸橡胶管的一端时可以承受最大的力。

3. 对部分组织施压，用以止血或防止组织液渗漏。

4. 为了防止打在血管断端的线结滑脱，可先沿着血管直径缝合一针，然后再进行结扎，即所谓的贯穿缝合（又称缝合结扎，译者注）。

5. 留长不打结的缝线可以作为轻牵引的一种方法。彩色缝线会更方便，更有利于辨认。

6. 如果要连接两种不同的材料，可用带线缝针分别缝扎，最后用线结将他们连在一起。

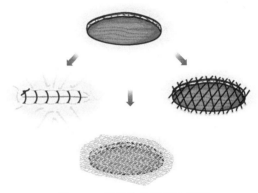

图 3.57 补片修补缺损示意图

为了避免图左侧传统缝合所产生的张力作用下的边缘皱缩，应该用右边图所示的缝合方法连接缺口。组织耐受良好的材料出现后，现在可以通过在缺损边缘外覆盖聚丙烯或类似的塑料网片，用缝线或夹子固定网片也可以实现无张力闭合

7. 通过缝线来封闭薄弱区域或组织缺陷的失败率很高。以前，这样的情况是通过插入补片来进行加固的（图 3.57），但现在聚丙烯网已经取代了补片。不论是否含有可吸收成分，聚丙烯网都能很好地被组织耐受。网片如果足够大，可以完全覆盖缺陷边缘，然后再进行适当缝合或修剪。正确插入的网片能够可靠地修补疝和多种缺陷，临床效果满意。生物补片现在也已投入临床使用，但其价格比较昂贵。

> 要点 ● 对于某一个问题来说，方法越多，解决的效果就会越差。

一、缝针

1. 针有各种各样的形状和大小（图 3.58），其中弯针最为常用。一般说来，它们的形状是圆的一部分，可能是一个小圆弧，也可能是半圆或多半圆。

2. 手持式直针既往广泛使用于外科手术中（图 3.59）。外科医生可以直接用手把直针弯曲成各种形状，以方便穿过各种弯曲的通道。使用直针缝合很方便，但是在操作中有可能刺破手套和皮肤，这些风险在既往常被忽视。但是，随着人们逐渐认识肮病毒病传播途径和意识到刺伤有可能招致病毒感染后，越来越多的临床医生采用了非接触缝合技术。

3. 有时候使用直针缝合非常方便，但是一定要用持针器来操作（图 3.60）。

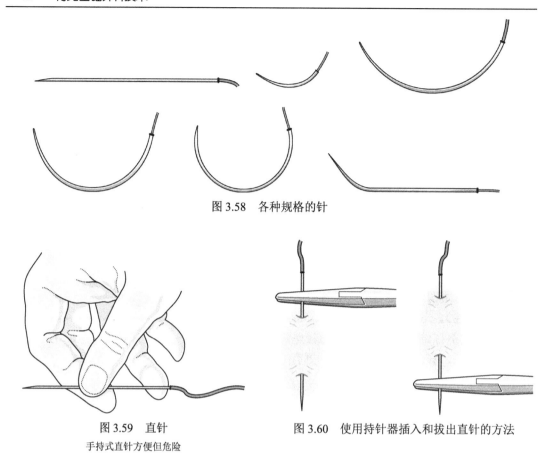

图 3.58 各种规格的针

图 3.59 直针

手持式直针方便但危险

图 3.60 使用持针器插入和拔出直针的方法

4. 现在，几乎所有的缝合针和缝线在出厂时就做成了一体的，缝线插入到针尾部的孔中并用黏合剂固定。因此，缝针穿过组织产生的损伤很小，缝合孔的直径和缝线相同。

5. 出厂时缝线经过伽马射线灭菌并进行了密封。

6. 缝针有多种规格（图 3.61），供显微外科手术使用的尺寸可小至 3mm。为方便持针器钳夹而进行更好地缝合，针柄处做了压平处理。

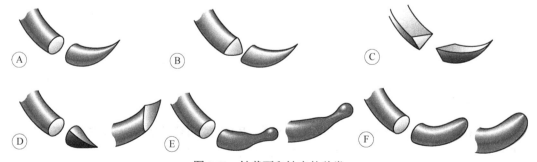

图 3.61 针截面和针尖的种类

Ⓐ 圆体尖头；Ⓑ 三角圆头；Ⓒ 三角针；Ⓓ 铲形针；Ⓔ 钝锥针；Ⓕ 钝头针

7. 要用切面是圆形的针来缝合脆弱的组织或柔软的组织，因为这些组织在缝合时只是被针线牵拉，而不会被缝针切断，这样造成的损伤最小。圆针适用于缝合肠壁和血管，因为圆形的针孔容易被周围组织的弹性回缩而闭合，不会出现渗漏。

8. 皮肤和纤维组织坚硬，要使用三角针或平截面的切割针进行缝合。针的锋利边缘可以快速穿过组织，不会引起组织的皱缩。三角形截面切割针的顶点在针弧的内侧，这样的针常被用来缝合具有张力的组织；当两个具有张力的边缘缝合在一起时，针线的切割倾向于扩大对合的边缘。反向切割针是在针弧的内侧有一个平坦的表面，对合的组织不会有被切割的倾向（图 3.62）。还有就是矛样针，只有针尖是具有切割的功能，但是针弧的内外都是平的。

9. 钝的尖头针用于缝合除皮肤外的软组织。这种类型的针可以穿透筋膜和肌肉，但不会轻易刺透外科手套，从而保护术者免受针刺伤。

10. 要使用钝头圆体针缝合肝脏等柔软内脏。因为锋利的针会造成组织切割，有可能会造成组织撕裂。

11. 要使用铲形针对坚硬的组织进行缝合，因为用常规的针可能会被折断。

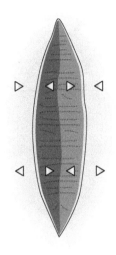

图 3.62　缝合处于张力状态或容易产生张力的伤口

顶部所示由一个标准的三角针进行缝合，三角形的顶点在针弧的内侧缘。当受到拉伸时，组织被切割伸长，缓解张力。底部所示由反向切割针缝合，缝合时针的平面处于可能出现张力部位的一侧。如果组织出现张力，不会因为缝合而导致组织出现切割伤

> **要点**
> ● 不要直接用手拿针。尽可能使用持针器和钳子夹针。不要把它们放在有可能会扎到患者、你自己或同事的地方。
> ● 不使用时，将针和其他锋利的工具放在弯盘中。
> ● 在关腹的过程中会进行多次缝合；钝头针能有效地穿透腹壁组织，但会降低刺穿手套的概率。

二、用弯针缝合组织

1. 用持针器进针和出针。组织的形状通常可以进行塑形以符合进针的弯度。

2. 选择长度适合的缝针。要选择足够长度的缝针，才能保证持针器进针顺利；出针时针尖要露出充分，在不损伤针尖的情况下将针拔出。不要试图一次缝合距离过宽的组织。如果组织间距过宽，要分成两针进行缝合。

3. 用持针器的前三分之一夹针。右手持针时，如果手掌处于中立握持状态，持针器应指向远离你的方向，针尖向上并指向左边。左手持针时，针尖向上并指向右边。右手持针时，缝合从右向左、由远及近进行。反之则相反。

4. 开始缝合时手掌向外向下翻转，垂直进针进入组织（图 3.63，见图 3.66A）。逐渐转动使掌心向上，按照针的弧度进针（图 3.64）。这样，针最终垂直地从组织中穿出（图 3.65）。

5. 通过手腕的旋转，用最小的创伤和最小的力量推动弯针穿过组织。加上肩部和躯干的运动可以扩大运针的范围。

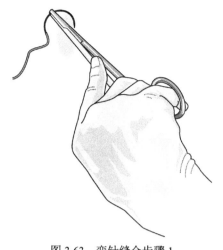

图 3.63　弯针缝合步骤 1
进针时手掌完全向外向下翻转

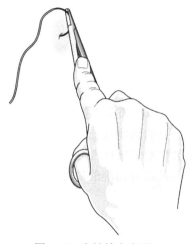

图 3.64　弯针缝合步骤 2
逐渐转动手使掌心向上，按照针的弧度进针

6. 必要时，可将解剖镊闭合后在组织局部摁压，但要注意避开出针点，防止针尖变弯或变钝（图 3.66A 和 B）。如果缝合针太短或者需要缝合的组织太多，持针器要尽可能靠近针尾持针，以便能够进针更深。当看到针尖时，钳住针尖后的针柄；必要时，可以轻轻将表面组织向针尾方向推送，以露出更长的针柄，这样就可以钳夹得更牢固（图 3.66C）。

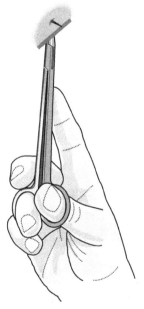

图 3.65　弯针缝合步骤 3
出针时，转动手掌心向上

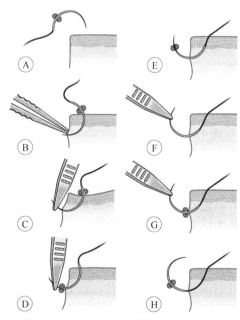

图 3.66　弯针缝合时进针、出针示意图

使用持针器用弯针缝合一针的图示，每个动作由两个平行的示意图表示。右利手的外科医生将针从右侧插入到左侧。如果是左利手，在相反的方向进针。Ⓐ 以针尖与组织表面形成直角的角度进针，此时手是完全外翻的；Ⓑ 针穿过组织时，逐渐松开持针器；当针尖露出组织时在出针部位按压，使针尖露出更多；Ⓒ 露出的针足够长时，用解剖镊夹稳针；Ⓓ 松开持针器，在出针一侧钳夹；Ⓔ 沿着针的弧度牵拉出缝合针；Ⓕ 用解剖镊固定针；Ⓖ 将持针器钳夹在正确夹针的位置，为下一针缝合做准备，保持你的手向内向上翻转；Ⓗ 最后，牵拉缝合针从组织穿过

7. 进针后松开持针器，在出针的地方再次钳夹针柄，并轻轻将组织向后推，在出针点露出更长的针，这样有利于更好出针（图 3.66D）。

8. 转动手腕，让针沿着自身的弧度进针（图 3.66E）。

9. 用解剖镊固定针，这样就可以松开持针器（图 3.66F）。

10. 出针时持针器就钳夹在合适的位置上，以便直接缝合下一针（图 3.66G），然后牵拉缝合针从组织穿过（图 3.66H）。如果是连续缝合，这种技术可以避免重新调整夹针，提高效率。

11. 如果针的大小选择正确，与组织厚度、缝合深度和长度相匹配，则可以节省几个步骤。在一个缝合步骤中，出针时，要露出足够长的针，以便出针时持针器能够尽可能靠近针的尾部夹针，这样就可以在下一针缝合前将持针器钳夹在针尾部合适的位置。但是，如果在拉出缝针之前调整了手腕，那么在进行下一针缝合之前，也需要做相应的方向调整。

12. 进行深部缝合时，如果觉得松开持针器针有可能移位，可以在松开之前用镊子固定住穿过组织的针。如果无效，需要让助手用持针器进行固定后，再松掉持针器。

13. 在缝合困难的情况下，你可能需要从非优势手侧向优势手侧缝合，或由近及远，即所谓的反手针。你也可以通过换到手术台的另一侧来进行缝合。如果不能换位，缝合时要特别小心。这种非常规缝合与你所习惯和擅长的缝合是不同的。

14. 牵拉缝线时要用手将缝线拉出，不要试图只牵拉针把线拉出，否则有可能会扎伤助手，或者使针线断裂。重要的是，不要用持针器或解剖镊接触缝线；因为任何金属工具都有可能对现代的缝线造成损伤。

15. 缝合时，过长的缝线会产生缠绕，一定要注意。要进行及时的整理。如果使用不锈钢丝进行缝合，注意不要产生结。太短的缝线不适合使用，会导致针距太短而无法打结，只会浪费时间。

三、缝合方法

（一）缝合方法简介（图 3.67）

1. 外科医生们常把手术成功的原因归功于缝合方法，在这点上显然他们是过于谦虚了（虽然外科医生很少有这样的特点）。其实，手术的成功主要取决于他们在进针、摆线、调整张力和打结时的耐心和细心。优秀的外科医生在做手术时唯一的共同点是他们技术的完美，而不是方法。

2. 缝合组织最简单的针法是用一根线把组织的两边系在一起，然后打一个方结，即间断缝合法。要垂直于缝合表面进针，否则组织就会产生扭曲。打结时不宜系得太紧，或者组织张力太大，否则要么会断线，要么会切割组织。

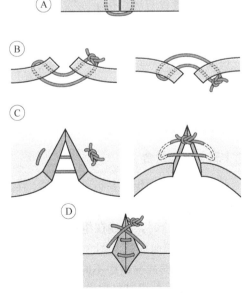

图 3.67　常用的缝合方法

Ⓐ 单纯间断缝合；Ⓑ 间断纵向褥式缝合：左侧为外翻缝合，右侧为内翻缝合；Ⓒ 间断横向褥式缝合：左侧为外翻缝合，右侧为内翻缝合；Ⓓ X 内翻缝合

3. 褥式缝合是双针缝合。是一种从切口一侧开始,缝到另一侧的缝合方式。这种缝合要在每一侧连续缝两针,同侧的第二针要和第一针有一定的间隔,最后进针口和最后的出针口的缝线打在一起。如果两针平行于切口,即称为平行褥式缝合。平行褥式缝合使两侧切口边缘缝线承受相等的组织受力,所以组织一般不会被切割。重要的是缝合时,缝线要与组织边缘成直角。如果一侧缝合进针口和出针口的连线垂直切口边缘,两针的缝合不一样长时,这称为垂直褥式缝合。在每一种缝合中,都有缝线从切缘跨过,牵拉并使边缘外翻。因此,这些被称为外翻缝合。缝合时皮缘也会内翻,如果没有注意,皮缘内翻意味着皮肤代谢的角化组织会重叠在一起;就会导致切口愈合延迟和不愈合,形成的瘢痕强度也会很差。当缝合血管时,你必须通过稍微外翻的方式使血管内皮细胞贴合在一起,否则会在血管内壁的缝线上形成血栓。按照标准的缝合方式,使用普通的缝线就可以进行外翻缝合,但有时为了使组织外翻可能需要额外多缝一到两针。

4. 与此相反,正常情况下肠道不应采用外翻缝合。法国外科医生安托万·伦伯特 (Antoine Lembert,1802—1851 年) 认识到,当肠管浆膜层贴合在一起时具有愈合快、密封紧、防肠漏的特点。1826 年,他描述了这样一种肠管缝合方式,只采用内翻缝合缝上浆肌层。虽然这种缝合方式取得了很好的效果,但由于这种效果也可以通过单排缝合来实现,所以现在已较少使用伦伯特的这种缝合方法。内翻褥式缝合,是将缝线从外向内穿过壁层,到达黏膜表面,再返回到距离入针处较短距离的同一侧的表面。然后按照同样的方法缝合另一端,最后头尾端的缝线打结。这种褥式缝合的缝线线圈不是在肠道的表面,而是在黏膜面。打结时,易于将外层浆膜面紧密贴合在一起。这种针法以美国外科医生格雷戈里·康奈尔 (Gregory Connell) 的名字命名,他于 1864 年描述了这种缝合方式。

(二) 间断缝合

1. 间断缝合的优点在于连续使用时,其中一针的失败不会影响其他针。

2. 间断缝合的潜在弱点是由于每针都是由一个结固定的;即使每一个结打得很完美,也会相当程度上降低缝线的强度。松垮的结,滑结或没有拉紧的结可能会减少缝线 50%以上的强度。一旦有一个结松开,相邻的缝线就会受到更大的张力,可能会因此而松开。所以,必须完美地打好每一个结。

3. 各缝线上的张力必须均匀,如果不均匀,最紧的缝线可能会承受过多的张力而松开,导致多米诺骨牌效应。此外,过紧的缝线往往会勒断所缝合的组织,导致切割伤。

(三) 连续缝合

1. 连续缝合的优点是缝合速度快,并且只有在开始和结束时才会有线结——但这两个结是至关重要的。

2. 连续缝合时,缝线在组织内形成螺旋状。它的优点是张力适中,在止血的同时又能保证组织不会缺血坏死(图 3.68A)。

3. 可以根据情况使用不同的针法。如果在收紧之前将针穿过前一针的线圈,就是锁边缝合,这种缝合方式可以使缝线在进行下一针缝合时保持一定张力(图 3.68B)。但不要将线拉过线圈,否则会破坏缝线。在表面上有线圈的连续缝合具有外翻效果(图 3.68C)。相反,线圈在组织深部时的缝合具有内翻效果(图 3.68D)。

4. 在某些情况下,把缝线埋在缝合面之下是有益处的。尤其是在缝合皮肤时,特别有价值，此时称为皮下缝合（图 3.68E）。我将在第 6 章中更详细地讨论这一点。

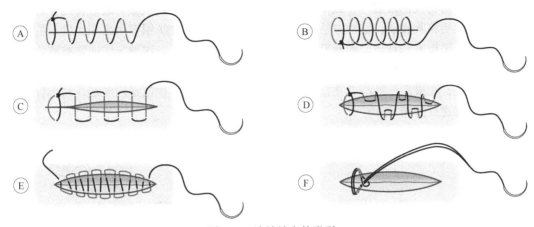

图 3.68 连续缝合的类型

Ⓐ 连续缝合；Ⓑ 锁边缝合；Ⓒ 连续褥式外翻缝合；Ⓓ 连续褥式内翻缝合；Ⓔ 皮下缝合；Ⓕ 双线连续缝合

5. 对坚硬的和有张力的组织进行缝合时，就需要选择坚实和粗大的缝线。但是，这样的缝线不仅很难打结，而且会在组织中产生大量异物反应。如果采用双线缝合，不但可以减小线径，还可增加柔软度。线的两端固定进针尾中，在自由端留下一个环。缝合第一针时，将针穿过线圈（图 3.68F），以便以最小的体积锚定缝线。继续缝合时，如果缝合完成有足够的长线，在针尾先剪断一根线，用剩下的一根线再缝一针，然后把两根线打一个不大的结。

6. 在连续缝合时，为了缝合精确，可以用手指或闭合的解剖镊进行摆线（图 3.69），但拉紧缝线时一定要小心。

7. 连续缝合有可能使缝线产生扭力，不时用食指和拇指把线抻平，让有可能缠绕的线松开；否则，这些具有扭力的线可能会形成线结，从而影响缝合。

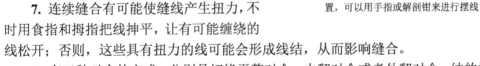

图 3.69 连续缝合时拉紧缝线的方法

紧线时，为了防止把其他组织打入线结和把缝线放到准确的位置，可以用手指或解剖钳来进行摆线

8. 有三种对合的方式，分别是切缘平整对合、内翻对合或者外翻对合。结的松紧和摆线的位置决定切缘的对合方式（图 3.70）。在进行肠管缝合时，用手指或者血管钳把线圈摆放到缝合缘上方时再收紧就可以达到使切缘内翻的效果，特别是由外向内进针或向管腔方向拉紧缝线时。这是因为收紧的外环使边缘向内翻转。缝合皮肤或血管时，用手指捏住或使用解剖钳把缝合缘的边缘夹在一起进行缝合，收紧缝线时缝合缘将保持外翻的效果。选择一种对合方式后，随着缝合的持续进行，后续的缝合边缘也会按照这种方式进行对合。

9. 在进行连续缝合时，缝合完第一针是要打结固定的，这就像间断缝合一样；但打结后是不剪线的，一直缝到最后。在缝合结束后有两种打结方式。传统的方法是在插入最后一针之前向外拉住最后一个线圈，不紧线，把这个线圈当作一根线。出针后，剪下针，用针尾的这根线和线圈进行打结；需要多打几个结，因为厚度不同的线打的结不像厚度相同的线打的结一样牢固（图3.71）。另一种方法是在最后一针进针之前拉住倒数第二个线圈，最后一针出针后将线的最后一个线圈拉过倒数第二个线圈并使之收紧，最后将线穿过最后一个线圈，然后将其收紧。这种方法称为链式缝合法，通常被纺织工用来织完针织的最后一行，也被渔民用来修补他们的渔网。为了纪念亚伯丁的渔民，这种方法通常被称为亚伯丁结。在很少情况下，特殊的缝线是不带针的，需要进行纫线后才能使用。在这种情况下的打结方式是，在最后一针缝合之前，拉住单根缝线的末端，也就是回头线，与出针后针尾引出的双线进行打结。

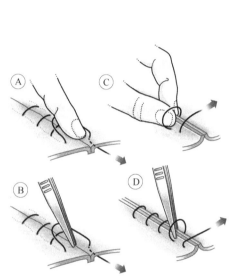

图3.70　连续缝合时缝合缘的对合方法
使用连续缝合法进行内翻和外翻缝合。Ⓐ 按压切缘向内，并用食指拉住缝线圈，从表皮下拉紧线圈；Ⓑ 或者，使用解剖钳进行按压，也可达到内翻的效果；Ⓒ 用食指和拇指向外捏住皮肤边缘；Ⓓ 或者，用镊子轻捏边缘以保持外翻，可以达到同样的效果

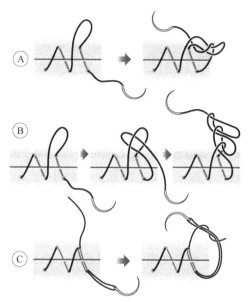

图3.71　连续缝合方式的不同打结方法
Ⓐ 在最后一针缝合之前拉住线圈环，在出针后，把这个线圈环和出针后的缝线打在一起，把针剪断后要再次牵拉确认这个结是打紧的；Ⓑ 在插入针之前拉出一个线圈；出针后，将出针后的线穿过刚才准备好的线圈，并拉紧之前的线圈，将第三线环穿过第二个线圈，再拉紧第二个圈，依此类推三到四次。最后，把线过最后一个环，收紧最后一个线圈，线被紧紧地固定在线圈内。这常被称为亚伯丁结、钩针结或菊链结；Ⓒ 有时候要使用到纫线的针进行缝合。在进行最后一针缝合之前，拉住缝线的自由端，并把它和出针之后的双缝线进行打结。因为这样线的粗细不等，所以要多系几个缝线固定结，然后牢牢地系紧。最后，把针剪掉

10. 如果缝线不够长，请打结并重新开始。可以把第一根缝线拉出后，与第二根打结后的新缝线进行打结。

第五节　缝合材料的选择

拟缝合组织的性质决定所选缝线的材质、线的长短和针的尺寸。一般来说，要拆线的缝线是用不可吸收材料制作的，例如间断缝合皮肤的缝线。不准备拆线的皮内缝线多为可吸收材料制作的缝线，而准备拆线的皮内缝线则是不可吸收的（在这种情况下，缝线的末

端将固定在皮肤的外面）。手术重构的组织（如肠道）内部缝线多选用可吸收缝线，而非重构组织中的缝线（如血管吻合术）则需采用不可吸收缝线。

应当了解可吸收缝线大约被吸收的时间，因为这会影响组织愈合。要注意的是，不同厂家生产的可吸收缝线的吸收时间不尽相同。

一般来说，要进行缝合组织的大小决定着所用缝线的尺寸。线太细无法承受组织的拉力，太粗则会出现不必要的组织反应。

所缝合的组织特征决定着拆线时间的长短。例如，由于面部组织血液循环丰富，所以面部的缝线最早可以在 5 到 7 天内拆除；而腹部的间断缝线可能需要保留 10 到 14 天。因缺血而截肢残端的间断缝合则可能需要保留 21 天。

第4章 腔道和空腔处理技术

身体内有各种各样的腔道；此外，还有许多封闭的空间及潜在的腔隙。小心操作可以避免意外伤害及保持正常功能。

1. 有些腔道可以自行蠕动，如输尿管、食管和肠道。这些腔道的环形平滑肌收缩可以使管腔近端封闭，使远端松弛。肠管壁中的肌内神经被称为肠肌丛，其控制环形平滑肌交替收缩和舒张来输送内容物。做任何手术前都要考虑对肠道功能的影响。其他的腔道，如胆总管，由于肌肉不足而不能产生蠕动；其中的内容物通过推力输送，这种推力通常是由于弹性腔道内分泌增多和膨胀形成。在其他情况下，传输可能由外部压力变化引起，如胸部肌肉所致的胸廓扩张使肺部扩张，降低气管和支气管的压力，将空气吸入肺部。

2. 内容物的通过通常由环形括约肌控制——例如，幽门括约肌、肛门括约肌和胆管下端的奥迪（Oddi）括约肌（以意大利生理学家鲁杰罗·奥迪命名，1864—1913）。还有一些括约肌可能没有解剖上的证据，只有功能上活动的证据。例如胃食管交界处的括约肌也可以选择性地防止胃内容物反流到食管。

3. 尽管体内的腔道在形式和功能上各不相同，但它们都是吸收、分泌或排泄到腺体的管腔、较大的导管（如肠）或物质通向外部的腔道。

4. 疾病造成的通道和腔隙包括窦道、瘘管或血肿、囊肿和脓肿等间隙。可以通过手术来打开潜在的空间。人工造瘘包括内瘘（如胃肠造瘘）和外瘘。

5. 凡是在空腔或腔道中有淤滞的地方，微生物就会聚集，导致污染和组织感染。

6. 导管和腔道容易发生损伤、狭窄、阻塞、瘫痪或其他机械问题，需要进行插管、扩张、引流、修复和吻合等。有些空腔也需要类似的处理方法。

7. 虽然情况不同，但处理原则通常是相同的。因此，要熟悉所有的技巧，观摩专家的处理方法，刻苦练习，掌握必要的技巧。成功往往来自于交叉领域的方法。

8. 为了演示所需要的技术、技巧，我选用了一些能够挽救生命或经常施行的手术进行举例，但例子不包括患者筛选、准备和术后护理的内容。

第一节 插 入 技 术

一、经皮入路

经皮穿刺是常用的操作技术，其中一些可以挽救生命。

1. 将针沿着直线插入。如果你需要改变方向，最好是将针撤回并重新插入。如果你在组织内改变方向，你就有可能损伤进针点和针尖之间的组织结构。

2. 空心针有不同直径和长度。例如，长而细的穿刺针用于经皮肝穿刺，以减少之后的渗漏。针通常最好连接到注射器上，这样你就能看到抽出物中有什么。不要使用必须完全插入的短针，因为一旦在鲁尔接头处断开，留在组织内的针很难被发现和取出。

3. 当您打算去除液体时，可以方便地在针和注射器之间加一个三通；吸入的液体可以通过三通的侧面通道排出并进入接收容器。

4. 有些针有针芯。当针到位后，抽出针芯，允许内容物流出。腰椎穿刺针的针芯是为了防止穿刺针在进入过程中有其他液体对脑脊液产生污染。

5. 如果您要将液体注入导管或空腔，您应该如何确认针头的位置是否正确呢？您可以将液体吸入连在穿刺针上的注射器中进行识别。在进行经皮经肝胆管穿刺时，为了尽量减少随后沿针道的渗漏，需使用一根长而细的针。确认回抽到胆汁后，注入造影剂，即可在 X 线下显示出胆管轮廓（图 4.1A）。你可以从囊肿中抽取液体，从血肿中抽取血液，或从脓腔中抽取脓液（图 4.1B）。在某些情况下，经过穿刺能否容易地推注液体有助于确认针尖是否在正确的位置，例如静脉插管时可通过注射无菌盐水来判断是否在血管腔内。同样，气体自由流动也会有所帮助。把二氧化碳注入腹腔不

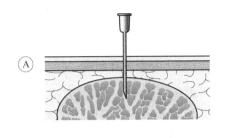

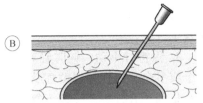

图 4.1　确认穿刺针尖端位置的方法

Ⓐ 经皮穿刺进入腔道，为防止穿刺后发生渗漏，例如穿刺肝脏内的胆管时，使用细而长的针；Ⓑ 对腔洞如囊肿、血肿或脓腔进行穿刺

会像把气体注入一个封闭空间那样产生压力的迅速上升。相反，当你想在一个封闭的空间（比如堵塞的导管）注射时，要仔细注意液体流动得是否比你预期的顺畅。如果是后者，则表明你已经进入了一个广泛的腔隙或通畅的管腔。

6. 当你穿刺进入腔道或空间时，要确保不穿透它。一种方法是用夹子或戴无菌手套的手指标记穿刺深度，或使用带有限位器的穿刺针（如内痔注射疗法使用的注射针）。限位器可限制穿刺针进入过深。在微创手术前制造气腹也存在类似的风险（见第 13 章）。在穿刺针进入腹腔后，尽量减少其穿透腹腔脏器的风险（图 4.2；见第 13 章）。使用特殊的气腹针非常有效，它有一个锋利的斜面尖端，但内部是一个带弹簧的钝性套管针。一旦斜面穿透腹膜壁层，套管针就会伸出，推开可能被损伤的脏器。此外，采用开放式气腹的哈森技术可能更可取（见第 13 章）（以伊利诺伊州芝加哥的哈里斯·哈森命名）[1]。在脐正下方或上方做一垂直或弯曲的横切口，请助手用两把爱丽丝钳提起皮肤边缘，然后用两个小的兰根贝克牵开器分离皮下脂肪。用两把组织钳提起腹白线，做一个 1.5cm 的纵行切口；每一侧放置固定线。然后用两把尖血管钳小心交替地提起腹膜，并确保没有夹住肠管。然后在两把止血钳之间垂直切开腹膜约 1cm。你也可以在腹膜边缘缝上固定线，以便能够用手指进入探查腹腔。然后小心地插入套管和闭孔器（另见第 13 章）。有些情况下，你可能不知

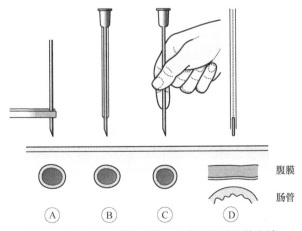

图 4.2　限制穿刺过深以避免损伤深部脏器的方法

Ⓐ 在穿刺针上放置一个无损夹子；Ⓑ 使用肩带针，如用于注射痔疮的针；Ⓒ 在限制插入的位置抓住穿刺针；Ⓓ 气腹针有一个钝的、带弹簧的闭孔器，一旦阻力消失，它就会弹出来，推开有可能被损伤的结构

道需要插入的深度。当进入气管时，插入过深可能会破坏较薄的气管后壁，甚至破入食管。腰椎穿刺术或心包穿刺术中穿刺针插入过深也可能会造成损伤。

（一）环甲膜穿刺术

在无法施行任何其他方法来缓解上气道梗阻时，环甲膜穿刺可以挽救生命。

1. 触摸喉结，沿甲状软骨前缘向下，在甲状软骨和环状软骨之间的间隙找到环甲膜。

2. 在环状软骨上方的中线处插入一根带外套管的针，针尖朝向足侧，同时用相连的注射器抽气。当穿过环甲膜时，可感受到一次落空感。一旦空气进入注射器，表明进入了气管。

3. 保持针不动，同时轻轻推进套管。如果没有空心针，在紧急情况下也可以插入一个或多个普通针来缓解症状。

4. 可以在针头上安装一个氧气源，但可能需要间歇地断开以允许患者呼气。

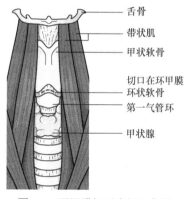

图 4.3　环甲膜切开术切口位置
虚线处为切口

（图中标注）舌骨　带状肌　甲状软骨　切口在环甲膜　环状软骨　第一气管环　甲状腺

（二）环甲膜切开术

环甲膜切开术是首选的急诊操作。

1. 如有必要，可不进行局部麻醉和气管插管；但如果患者意识清醒，则需要使用局部麻醉。

2. 将患者仰卧，头部伸直与身体成一条直线。如果可能的话，在上胸椎下面放一个枕头或沙袋来延长颈部。

3. 确保气管位于中央。定位甲状软骨，沿着其前缘摸到环状软骨与甲状软骨的间隙，即环甲膜。

4. 在环甲膜中心上方做 1～1.5 cm 的横行皮肤切口，并逐层分离组织，直至穿透环甲膜（图 4.3）。呼吸发出的嘶嘶声可作为穿透环甲膜的征象。

> **要点**
> ● 不要将切口向外侧延伸太远，否则可能导致颈前静脉出血。
> ● 不要将刀插得太深，否则可能会刺穿菲薄的气管后壁进入咽部。

5. 传统的做法是将刀拔出，翻转后将刀柄插入喉部切口，然后转动刀柄将切口扩大；但这样做可能会使重新定位并再次进入喉部出现困难。保持刀片不动，在其旁边插入血管钳或其他钳子后再拔出刀片。打开钳子，造出一个缺口，然后将气管造口管朝尾部方向沿气管插入。如果你没有气管造口管，可使用任何可用的导管。最后撤出血管钳。如果造口管有一个可充气的球囊，轻轻地将其打起。如果有附带的绷带，可用其环绕脖子以固定导管。要充分发挥你的聪明才智把一个临时的导管固定好。

> **要点**
> ● 在紧急情况下要发挥你的聪明才智。许多人用小刀插入各种管子拯救了生命。
> ● 紧急情况下进行气管切开术是不合适的，但熟练掌握这项技术的专家除外。

（三）腰椎穿刺术

腰椎穿刺时患者通常取侧卧位，并且要严格保持水平，背部要与床边平行，脊柱要尽量弯曲以扩大棘突之间的间隙。如果是诊断性穿刺，还需准备收集脑脊液的容器。

1. 在严格无菌的条件下，局部麻醉后将腰穿针插入椎管。进针点在第三和第四或第四和第五腰椎棘突之间，垂直于皮肤表面进针或针尖稍向头侧倾斜。两侧髂嵴最高点之间的连线与后正中线的交点正对第四腰椎间隙。

2. 当刺穿过黄韧带时，可感受到一次突破感，表明穿刺到达了硬膜外的深度。

3. 因为蛛网膜紧密地附着在椎管里硬脊膜的内表面，所以当继续进针刺穿硬脊膜并感受到第二个不那么明显的"突破感"时，表明到达了蛛网膜下腔。

4. 取出针芯，观察是否有脑脊液从穿刺针中流出。收集标本进行生化和细菌学检查。

（四）心包穿刺术

心包穿刺术应当在心电监护下进行。

1. 用三通连接注射器和穿刺针，在胸骨剑突下左侧进针，针尖指向左肩胛骨尖端。要注意刺穿心包时的"突破感"。密切注视心电监护，以确保没有刺入心肌。

2. 如果穿刺针刺入心肌，会引起心律不齐。

3. 塞尔丁格（Seldinger）技术可用于心包置管。

（五）耻骨上膀胱穿刺造瘘术

耻骨上膀胱穿刺造瘘术是人为建立通道或腔隙的典型案例。传统的方法是使用套管针（图 4.4）。

1. 严格执行无菌术。

2. 通过叩诊确保膀胱是充盈的。充盈的膀胱会将前腹壁腹膜反折推向后上，从而避免了穿刺针进入腹膜腔的风险（图 4.5）。如果下腹部可见手术瘢痕，提示可能会有肠管与腹壁粘连，此时应在超声引导下进行穿刺。

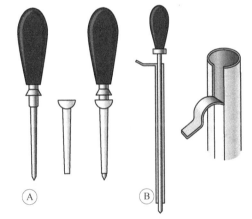

图 4.4　套管针的种类

Ⓐ 传统套管针，包含套管和插入套管的针芯；Ⓑ 一次性劳伦斯式套管针和套管的横截面，以及沿套管长轴的可撕开部分。这样就可以在插入导管后，能够方便地退出外套管并将之丢弃

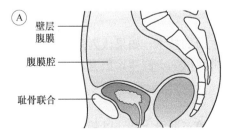
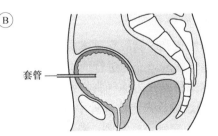

图 4.5　耻骨上膀胱穿刺造瘘术

Ⓐ 膀胱空虚时，穿刺针有可能进入腹膜腔；Ⓑ 膀胱充盈时，前腹壁腹膜反折被推向后上，有充分的空间允许套管进入膀胱，从而避免了穿刺针误入腹膜腔

3. 在耻骨联合上方 3～5cm 的中线处行局部麻醉。采用长针，向下刺入膀胱壁。有"突破感"后，若可回抽出尿液，表明已经进入膀胱。除非已经确认未进入膀胱，否则不要继续进针。

4. 拔出注射器和穿刺针。用手术刀在入针处做一个 1～2cm 切口，并垂直向下深达膀胱壁。

5. 沿着之前探查好的入路轻轻插入套管针和套管，穿透膀胱壁进入膀胱。要避免突然快速地进针，否则会伤及骨盆内的结构。

6. 拔出套管针的针芯，此时会有尿液流出。立即通过套管插入尿管。

7. 当确定导管尖端和球囊在膀胱内时，在不改变导管位置的情况下小心地取出套管，并向固定导管的球囊充气。较粗大的导管可能会使传统的套管在拔出时遇到阻力。可撕开一次性塑料劳伦斯式套管可于撤出后撕开丢弃（见图 4.4）。

8. 将导管连接到延长管上，然后将延长管与尿袋连接。伤口只需要简单地包扎即可；但常常需要在切口上做缝合固定以确保导管不会脱出。直到下尿路愈合后拔除导管。

（六）诊断性腹腔灌洗

当超声和计算机断层成像不能确定是否有腹腔内损伤时，腹腔穿刺术常常可协助诊断。它是诊断性腹腔镜的一种替代选择。

1. 术前需要下尿管和鼻胃管，以确保膀胱和胃内空虚。准备一个标本管和培养拭子，以备在有液体渗出时留取标本。

2. 无菌状态下行局部浸润麻醉后，在脐与耻骨联合连线的中上三分之一处垂直切开 2cm，穿过腹白线至腹膜。用两把钳子小心地提起腹膜并将其切开以进入腹膜腔。

3. 插入一根手指行腹腔探查，确保已安全进入腹部，并引导导管向下进入盆腔。连接注射器并回吸导管，将抽出物送镜检。

4. 将导管连接至盛有生理盐水的容器，以 10mL/kg 的量将加热到体温的生理盐水缓慢注入腹部。

5. 轻轻振荡腹部；等待 10 分钟，然后将容器降低到地面水平以使液体回流。收集标本送镜检。

6. 如果回收液中红细胞超过 100 000 个/mm³ 或白细胞超过 500 个/mm³，那么试验就可判断为阳性，提示可能存在腹腔内损伤。需要牢记的是，腹腔内损伤可以不伴腹腔内出血。

7. 也可采用塞尔丁格技术通过导丝引入导管来进行腹腔内灌洗。

（七）胸腔穿刺术

张力性气胸时胸腔穿刺术是一种可以拯救生命的技术。如果认为张力性气胸可能性较大，该操作就应该立即进行而不应等待胸片结果回报。一侧叩诊鼓音、呼吸声消失伴有气管向对侧偏移是张力性气胸特殊的临床表现。

1. 通过触诊来定位锁骨中线第二肋间隙。

2. 用中空针进行穿刺，进针点应尽可能靠近第三肋骨上缘，以避免误伤毗邻第二肋骨下缘的肋间血管和神经。

3. 当针穿过胸膜壁层时，要注意感受有无令人满意的高压气体喷出。

（八）胸腔闭式引流

胸腔闭式引流可以帮助患者排出胸膜腔内多余空气或液体，以达到并保持肺复张（参见第 11 章）。

> **要点**
> - 张力性气胸时应先行针刺减压，然后再行闭式引流。

二、直接入路

1. 暴露于体表或术中可见的腔道、管路和间隙可以直接进行插管。

2. 可以通过如内窥镜等特殊仪器经自然腔道将导管插入中空的内脏。例如，可以通过膀胱镜行输尿管插管；可以在逆行性胆管胰管造影（ERCP）中，通过上消化道内窥镜行胆总管或胰管插管。本书不介绍这些需要特殊训练的操作。

3. 塑料、乳胶橡胶、金属，以及过去使用的弹性树脂和其他类型的导管，具有简单的端孔或侧孔，以及或直或弯的末端（图 4.6）。选择一种容易插入而不会被管壁卡住的导管，否则你会失去手对导管的感觉。可以直接插管的部位包括气管、尿道、上及下消化道、唾液腺导管、造口、外窦和瘘管，或术中显露的腔道。

> **要点**
> - 如果你在弯曲管腔中推进导管时遇到阻力，不要使用蛮力。
> - 稍微后撤并旋转导管后再次轻轻推进（图 4.7）。
> - 遇到阻力时，可用拇指和食指来回扭转导管，有助于找到前行的通道。
> - 如有可能，可通过轻轻牵拉组织来拉直管腔。

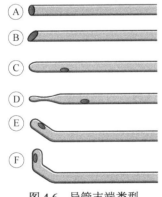

图 4.6 导管末端类型

Ⓐ 开放末端；Ⓑ 长笛形末端；Ⓒ 带侧孔的圆形末端；
Ⓓ 卵形末端；Ⓔ、Ⓕ 单弯头和双弯头末端

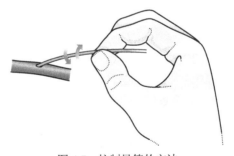

图 4.7 控制导管的方法

用拇指和食指来回扭转导管，使其能探索出一个通道

（一）气管插管

气管插管可以经口或经鼻进行，经鼻插管需要特殊的训练。通常情况下，只会给一个完全昏迷的患者行气管插管（以仰头抬颏法开放气道之前要确保患者没有颈椎损伤）。

1. 选择一根长度和直径合适的气管插管，测试气囊是否漏气。用水溶性润滑剂润滑导管。插管前要确保充分的预氧合。

2. 患者取平卧位，在肩下放一个小垫子。使颈部与身体呈一条直线，轻微弯曲；可在

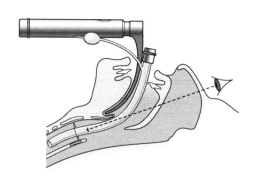

图 4.8 气管插管的插入方法

直接喉镜挑起舌根和会厌，顺右侧口角你可以看到咽喉开口。直视下将塑形好的气管插管插入

颈部垫一个小枕头，使头部能够在寰枕关节处伸展。

3. 气管插管经过的管腔是弯曲的，直视下插管时需要暂时把其拉直。可以通过左手握着直接喉镜来实现这一点（图 4.8）。

4. 口腔和喉咽的开口向前，而舌根和会厌在后面隆起。将镜片前端置于舌根和会厌之间的会厌谷中，轻轻上提喉镜。

5. 此时你可以在患者的头侧通过开放的口腔，在舌头后看到咽喉开口（图 4.8）。

6. 在直视下沿右侧口角将合适尺寸并塑形好的气管插管插入，将舌头推到左边，通过喉部的开口进入气管。可充气的气囊必须超过声带。轻轻地将气囊充气，使其刚好完全填满气管。

7. 通过感觉气管插管上注气端套囊来检查气囊的压力。注气端套囊变瘪提示气囊漏气。

8. 确认导管在气管中。如果胸部回缩，气体就会从气管插管内喷出；如果插管连接到复苏囊上，压缩复苏囊，胸部应该扩张。要确保插管不在食管内，视诊时腹部不应膨胀，叩诊时腹部不应出现鼓音。应常规听诊肺部以确保两肺呼吸音存在并对称。然后固定好气管插管。

9. 如果未能在数秒内完成以上操作，请停止操作并进行充分预氧合；然后尝试再次插管。

（二）口咽通气道操作技术

如果你觉得无法胜任气管插管，或第一次行复苏的操作，可以考虑用口咽通气道和气囊面罩通气来暂时替代。口咽通气道可防止舌后坠阻塞气道。可通过患者的嘴角到下颌角的距离来估计口咽通气管的长度。

1. 使患者的颈部与身体呈一条直线，打开患者的嘴巴，将下巴从下颌骨后面向前抬起。

2. 将口咽通气道倒置（即凹面朝上）放入口中，当通气管前端通过上齿后，旋转 180 度，滑过舌头背面。另一种方法是使用喉镜或者压舌板，甚至没办法时用戴上手套的大拇指，来压下舌头使其不向后滑动，并使口咽通气道以凸面朝向头侧的位置沿舌头滑入。把通气道的翼缘留置于患者口腔外面。

3. 连接口咽通气道和复苏气囊并进行通气，这时患者的舌头不会再阻塞气道。

（三）鼻咽通气道操作技术

如果患者处于半昏迷状态，患者可能会因口咽通气道或经口气管插管引起呕吐而不能耐受。为了维持氧合，此时可考虑使用鼻咽通气道。鼻咽通气道的长度与患者鼻尖到耳垂的距离相同。

1. 检查鼻腔是否有息肉或其他阻塞物。

2. 润滑鼻咽通气道，将其送入鼻孔，并引导其向后。

3. 将鼻咽通气道的翼缘固定在鼻孔上。

4. 将鼻咽通气道与复苏气囊连接，并进行通气。

（四）喂食性空肠造口术处理技术

当腹部开放时，可将导管通过腹壁置入肠道，并通过这一导管进行肠内营养。

1. 用一把大血管钳或组织钳来提起剖腹手术切口的左缘。在左上腹的腹壁上做一个刺式切口，该切口要远离腹部切口、脐和肋缘。注意避免伤及腹腔内结构。

2. 将血管钳经左上腹切口从内到外伸出腹腔抓住导管的尖端，把它拉进腹腔。

3. 提起大网膜及横结肠左半段。找到屈氏（Treitz）韧带以确定空肠，选择空肠近端合适的一段肠管做一个足够长的祥，使之可以到达前腹壁而没有张力。

4. 在肠管系膜缘对侧，围绕拟插入导管的部位行浆膜层荷包缝合，留半结并保持松弛。在松弛的荷包线内做一个小切口，注意避免切断缝线。将导管尖端穿过切口，向远端插入10cm。拉紧缝线并打结，但不要使导管狭窄。可以再做一个荷包缝合，反转第一个荷包缝合创造一个墨水池效果。

5. 不要将荷包缝线的末端剪掉，将缝线盘绕在导管上（稍后叙述），系紧缝线以保持导管位置不变。

6. 将腹壁外翻，缝3~4针，每针都应使导管附近空肠的浆膜层和腹壁切口处的腹膜壁紧贴。将所有缝线放好，然后轻轻收紧，使空肠与腹壁接触形成一个封口。

7. 在关闭腹壁后，将一针穿过导管附近的皮肤，打结；然后将线环绕导管后再将线扎紧打结，以保证任何牵拉都不会使导管移位。用生理盐水冲洗导管，以确保导管通畅。正常情况下生理盐水应可以自由流动。

8. 关闭腹腔。

（五）导尿术

男性导尿术是插管技术的经典例子，因为它需要敏锐的感觉、轻柔的操作和熟练的技巧。

1. 在严格的无菌条件下进行操作。检查是否有合适的导管，通常采用带水囊的福利氏尿管（如16F~18F）。打开无菌塑料包装盒，但不要显露导管。检查其他物品是否齐全，包括含2%利多卡因的麻醉凝胶、无菌喷嘴、镊子、纱布、棉签、非刺激性水基消毒剂、水溶性润滑剂、尿袋接口、尿袋及导管等物品。如果要插入福利氏导管，还要准备注射器和无菌水。

2. 患者仰卧，分开大腿，显露外阴。用非优势手拿着无菌纱布，抓住冠状沟后面松弛的阴茎皮肤。用优势手拿另一块纱布清洁龟头和冠状沟。如果包皮过长，要向后拉包皮以露出龟头。

3. 提起阴茎，铺无菌洞巾。将纱布折叠成吊带状兜住阴茎，可以将阴茎背侧松弛的皮肤一同提起。在冠状沟后用非优势手的食指和拇指提起阴茎（图4.9），其他手指自由放松。再次消毒尿道口和龟头。

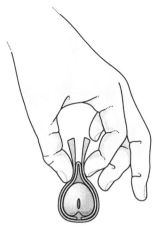

图 4.9 抓持阴茎的方法

在靠近冠状沟的位置,用吊带样纱布抓住阴茎。在冠状沟后用非优势手的食指和拇指提起阴茎,其他手指自由缠绕阴茎,在插管时压住尿道,以防止导管被挤出

4. 将麻醉剂通过喷嘴挤入尿道并保持至少 3～4 分钟,同时用非优势手的手指掌面通过吊带样的纱布挤压阴茎的下表面。

5. 垂直上提阴茎,从而拉直尿道(图 4.10)。打开尿管的无菌塑料包装,使尿管尖端露出 5～7cm。不要触摸导管,要通过其塑料外包装来操控它。润滑导管尖端后慢慢将其插入尿道。

6. 将左手其余三指缠绕在包覆无菌纱布的阴茎腹侧表面,压住尿道,防止导尿管每次向前推进后被挤出。如果你有耐心,导管有时会通过括约肌进入膀胱。

7. 如果导管进入时遇到阻力,将阴茎拉向足侧。在分开的两大腿之间摇摆阴茎,注意不要使阴茎脱手。这一动作可以引导导管尖端沿尿道向上通过前列腺进入膀胱。

8. 确保导管自然进入膀胱。轻轻推送导管使它通过尿道前列腺部进入膀胱。见到尿液流出是插管成功的标志,此时将尿管再向内送入一些以确保水囊位于膀胱内。如果尿管看起来已经完全插入,但没有尿液流出,尝试隔着无菌巾在耻骨联合上方按压膀胱。如果仍然没有尿液流出,可用注射器轻轻抽吸尿管。插管过程中要保持对尿道的压迫,以防止导管脱出,直到你通过水囊完成对导管的固定。

9. 留取标本进行涂片和培养,然后将导管连接到密闭的尿袋上。

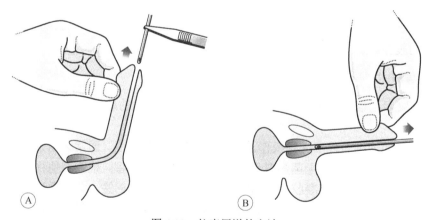

图 4.10 拉直尿道的方法

Ⓐ 在冠状沟后面握住阴茎体背面。垂直提起阴茎从而拉直尿道,同时把导管插至尿道球部;Ⓑ 然后将阴茎向足侧方向下拉,使阴茎和尿道膜部对齐

第二节 导管和管路的固定

各种导管和管路起着重要的有时甚至是救命的作用,一定要把它们固定好。对于医生和患者来说,更换导管永远是一件具有挑战性的事情。

（一）自固定导管

过去，橡胶导管上突出的部分可以被拉伸或压缩以方便插入。但是这种导管在很大程度上被由美国明尼苏达泌尿科医生弗雷德里克·弗利（Frederic Foley，1891—1966）发明的弗利导管所取代。该导管的尖端附近有一个可充气的球囊（图4.11）；球囊放气后，导管很容易拔出。另一种常用的自固定导管是可放置于小管腔内的T形导管（图4.12，简称T管）。T管的短肢位于管腔内，允许液体流过或者顺着长肢流出。拔管时，轻轻牵拉长肢，短肢的可弯曲部分就会交叉折叠在一起，从而可以轻

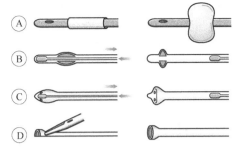

图4.11　自固定导管的类型

Ⓐ 带水囊的导管；Ⓑ 迪·佩泽（De Pezzer）导管；Ⓒ 马莱科（Malecot）导管，都需要在插入内芯拉伸后插入；Ⓓ 温斯伯里·怀特（Winsbury White）导管，需要对末端折叠后插入

易地将导管拔出。除非远端有梗阻，否则轻微的渗漏会迅速消失；通过向T管的长肢注射对比剂后在X线下检查可以预先排除远端是否有梗阻存在，这就是所谓的T管胆管造影。

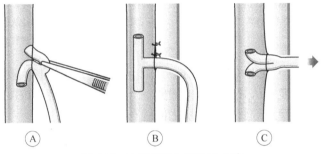

图4.12　T管的置入和拉出方法

采用柔软可弯曲的T管作为自固定导管。Ⓐ 将T管通过侧壁插入腔道；Ⓑ T管的短肢位于腔内，它不会阻塞管腔，允许内容物通过管腔或进入长肢；Ⓒ 牵拉使短肢会聚在一起而容易将T管拉出。任何泄漏都会很快消失

在塑料导管末端预制一个弯曲是一种简单的自固定方法。在猪尾导管内插入直导丝后可拉直弯曲，然后送达所需部位；撤出导丝后，导管的尾端重新恢复成猪尾形状。双侧猪尾导管（或称为双J管，图4.13）可以抵抗任何一个方向的移动；由于其末端足够柔软，因此从任何一端拉出都比较容易。

（二）非自固定导管

非自固定导管需要何种固定，取决于具体情况。

1. 若要将导管无限期地保留在狭窄的腔道内，可采用结扎法或缝扎法来进行固定（图4.14）；结扎线最终会切入腔道的管壁。在宽大腔道的断端内固定细小导管而又保证不发生渗漏是很困难的事情；可以试着从侧壁进入腔道，然后缝合剩余管腔。

2. 经过皮肤的导管可以通过多种方式进行固

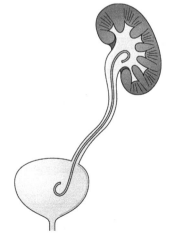

图4.13　置于输尿管内的双猪尾导管

其一端盘曲于肾盂中，另一端盘曲于膀胱中。通过膀胱镜抓住其膀胱端后，可以很容易地将其取出

定以防止脱落（图 4.15）。有时用胶带就足够了。在皮肤和导管上缝合一针是一种安全的方法，但导管上的针孔可能会发生渗漏。或者先在皮肤上缝一针，然后把线绕着管子来回地系上——这就是所谓的英式系带，其仿照的是古代英国人包扎小腿的方法。

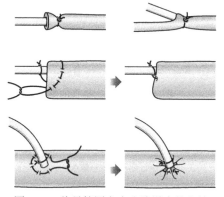

图4.14　将导管固定在小腔道内的方法

左上图显示导管由末端插入管腔；右上图显示，导管通过侧壁插入管腔，从而部分保留了腔道的流计功能；中图及下图显示的是把导管固定到更大腔道的末端或侧面的方法

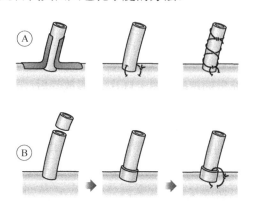

图 4.15　导管的固定方法

Ⓐ 使用胶带或缝线将导管固定在皮肤上的方法；Ⓑ 菲莉丝·乔治小姐建议的方法：从导管末端剪下一小段导管，把剪下的部分套在导管上；再把缝线从导管和导管之间穿过，然后缝在皮肤上

3. 我的同事菲莉丝·乔治（Phyllis George）小姐（1925—2017）教给我的方法可以把有弹性的导管整齐地固定：从导管的开口端剪下一小段导管，将其拉伸套在主导管上形成内外两层；然后将缝线穿过导管的内外层之间缝在皮肤上。

第三节　腔道扩张技术

一、扩张器

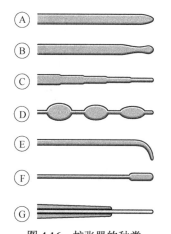

图 4.16　扩张器的种类

Ⓐ 锥形的；Ⓑ 卵圆形的；Ⓒ 阶梯状的；Ⓓ 多个橄榄形的；Ⓔ 弯曲的；Ⓕ 可塑形的；Ⓖ 套在柔软导丝上的中空扩张器

扩张器通常是棒状或管状的，截面为圆形（图 4.16）；随着通过管腔扩张器直径的逐渐扩大，从而扩大了它们通过的管腔。扩张器可由刚性金属或半刚性塑料制成。扩张器可以是直的，也可以是弯的。进入尿道或子宫进行探查或进行扩张的金属器具通常被称为"探子"。

1. 对于不熟练的操作者来说，刚性器具更容易造成损伤；但是如果使用熟练，会让操作者有更好的"手感"，方向也可以更好地控制。如果管腔的形状不规则，半刚性的器具更加好用。

2. 扩张器的尖端多为圆形，直径比柄小，存在着循序渐进的过渡。一旦尖端进入狭窄，推进扩张器可逐渐使其扩张。卵形尖端的扩张器有椭圆状的末端，像橄榄一样；当橄榄形扩张器从狭窄处滑过时多有突破感，可用来估计狭窄的长度；如果有必要的话，可以再次将其收回，并注意阻力何时突然消失。橄榄形扩张器通过狭窄后，操作者对管腔的感觉会重新恢复。随着扩张器的推进，内腔会逐渐得到扩张。

3. 尽量从可能通过的最大型号的扩张器开始，特别是如果你使用的是刚性器械时此点尤为重要；因为过细的刚性器械非常容易穿透脆弱的管壁。

4. 如果可能，尽可能使用无菌润滑剂，如液体石蜡或水溶性凝胶。

5. 如果可能的话，尽量通过施加牵引力使通道变直，这样扩张器与管腔之间的摩擦阻力最小，不会失去对扩张器尖端的"手感"。当扩张男性尿道时，上述技巧常常有所帮助。

6. 试着改变扩张器尖端的方向，直到它通过狭窄部位；如果失败，依次尝试较小型号的扩张器。

7. 多重狭窄需要非常灵敏的手感才能通过。由于每个狭窄都会减弱对下一个狭窄的手感，所以在处理下一个狭窄之前要尽可能处理好之前的狭窄，使扩张器能够自由地通过直至感受到下一个狭窄。

8. 如果将扩张器的尖端强力推过管腔，就可能会在管壁上形成一个上皮化的空间，即憩室。在将来的尝试中，扩张器的尖端很容易进入这一假腔，使得憩室一直存在下去。在尿道中，这样的憩室通常出现于狭窄的远端，探子进入的是憩室而非狭窄。

> **要点**
> - 扩张腔道是非常常见的操作；其最常见的适应证是因炎性肿胀而致的狭窄，或腔道被异常内容物阻塞。
> - 如果在操作中遇到明显的阻力或发生出血，一定要寻找原因。
> - 确定原因的最可能的方法是用指尖捏住扩张器，轻轻地探查，感受阻塞部位表面的质地。

9. 撤回扩张器，再向前推进一次，同时让扩张器的尖端紧贴在憩室的壁上阻塞其入口，这样就会使送入的另一个扩张器可沿着主通道通过而不进入假腔。值得一提的是，我用这种方法从未成功过。

10. 柔软的导丝能够沿着迂曲的路径穿过狭窄。一旦通过，可将扩张器穿在其上，引导扩张器通过狭窄；导丝的灵活性使其能够在狭窄之外的空腔内自我折叠（图 4.17），在那里可以起固定作用并牵引穿于其上的扩张器沿其路径通过狭窄。

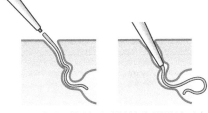

图 4.17　采用柔性导丝引导扩张器通过示意图

11. 塞尔丁格导丝技术（见第 5 章）是一种有用的方法，可以沿着迂曲的通道通过困难的狭窄。当你推进导丝时，可以在轻轻地旋转导丝的同时前后移动，使其通过狭窄。在 X 线下操控带有不透 X 线尖端的导丝非常有用，同时可以注入对比剂来勾勒出管腔的轮廓。当成功地将导丝送过狭窄后，沿导丝送入合适的中空扩张器（其中空管腔既能与导丝保持紧密贴合又允许扩张器可沿导丝自由推送），轻轻地沿着导丝推送扩张器穿过狭窄部位（见图 4.16G）。要不断确认导丝能在扩张器内自由移动；导丝固定表明导丝被卡住并扭结，此时扩张器的尖端不会通过狭窄，并可能造成管腔侧壁穿通。

12. 条件允许时，采用内窥镜引导可以让你看到狭窄的一侧，这样你就可以在直视下通过导丝，比如通过食道的狭窄。你可以把导丝留在原位，取出内窥镜，沿着导丝送入中空的分级扩张器来扩张狭窄。

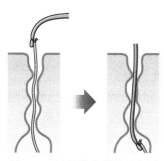

图 4.18　导丝逆向引导示意图

导丝通过狭窄后，引导扩张器通过

13. 偶尔，即使是很细的导丝也不能通过狭窄。在某些情况下，可以将导丝的一端固定在近端，而另一端紧挨狭窄，最终可借助流体流动和蠕动使导丝通过狭窄。在抓住远端后，在近端附加一个细的、灵活的扩张器。轻柔牵拉远端，引导细扩张器的尖端通过狭窄（图 4.18）。我曾使用过这种方法（由理查德·富兰克林发明），以医用棉签上的不透 X 光标记线为引导，成功地通过了似乎无法逾越的食管狭窄。

14. 通常你可以使用一系列的分级扩张器，分级扩张器的每一个都比前一个稍微粗一些。当你通过狭窄后，注意保留扩张器在原位不动。在准备好下一个扩张器之前，不要移除它。平稳地抽出第一个扩张器，并立即轻轻地推送下一个型号的扩张器进入，依此类推。每一个扩张器的尖端都会比其柄稍小。通过手柄的动作来控制刚性扩张器的插入深度和方向（图 4.19）。弯曲的刚性扩张器在狭窄通道内不能进行旋转，但当扩张器到达较宽阔的通道后则可以旋转。当扩张尿道狭窄时，可通过这种方法确认是否到达膀胱。

15. 偶尔你可能需要非常轻柔地拉伸一个正常的通道以便能插入较大的器械，比如经阴茎部尿道送入前列腺切除镜。

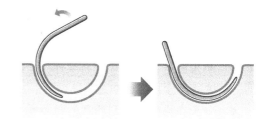

图 4.19　弯曲的刚性扩张器通过弯曲的管腔的方法

扩张器的把手只能在弧线上摇动，引导尖端通过弯曲的管腔

> **要点**
> - 不要急于求成，要循序渐进。在用到最大型号的扩张器之前，每次仅稍微增加一点扩张器的直径。
> - 过度扩张会导致腔道的内层管壁撕裂，此时通常会表现为出血。过度扩张会导致狭窄复发。
> - 一定要记录所用扩张器的型号以及这条通道的特殊细节，以供今后插管时参照。

二、球囊

当扩张器被推送过狭窄时，腔道内壁会被剪切力破坏。在伤口愈合的过程中，瘢痕组织收缩会重新形成狭窄。如果可能，尽量仅在狭窄部位施加离心性扩张以避免其他部位承受剪切力。实现这一点的一个很好的方法是采用球囊扩张技术。由于球囊过度膨胀可能破坏管壁，因此球囊可以预制所能承受的最大直径或压力；如果过度膨胀，球囊就会破裂。

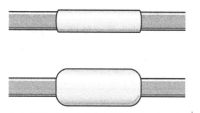

图 4.20　球囊导管示意图

导管上有一个未充盈的球囊。到达狭窄部位后将球囊充盈起来，以此产生径向膨胀效应来撑开狭窄

1. 将一个未充盈的球囊通过狭窄并使其充盈，球囊仅在径向上对狭窄部位施加力量（图 4.20）。可以在直视下送入球囊，亦可将安装在导管上的球囊沿导丝或通过内窥镜送入。球囊的两端常有不透 X 线的标记，因此可以在 X 线透视下将球囊精确地放置于狭窄部位。

2. 球囊扩张有时可用于拉伸张力过高的括约

肌，如贲门失弛缓症时的食管下端括约肌。贲门失弛缓症患者的食管下端括约肌无法放松，造成食物不能通过食管下端入胃。

三、其他方法

1. 狭窄腔道内可膨胀的扩张器已经使用多年了，一个经典的例子是海藻棒。将圆柱形的干燥海藻送入管腔中，当它接触体液后会膨胀，起到扩张腔道的效果。长期以来，这种方法一直用于扩张子宫颈管以诱发流产。

2. 经管腔内进行机械膨胀可以扩张狭窄的心脏瓣膜。

3. 支架是以英国牙医查尔斯·斯滕特（Charles Stent，1807—1885）命名的一种器械，目前越来越多地用于维持扩张后通道的持久开放。支架常常被套在球囊导管上送至狭窄处，然后通过球囊加压扩张释放支架。支架可抵抗弹性回缩，从而预防再狭窄。

4. 在过去的几年里，开发了一些特殊的材料用于制造网状自膨胀支架。支架首先被压缩成细长条送入体内，到达狭窄部位后进行释放。自膨胀支架释放后会逐渐发生短缩、增宽，通过施加径向力逐步扩大狭窄节段的直径。

5. 当病变组织（如癌症）向内生长侵入管腔时，通常可以使用多种治疗方法来恢复管腔的通畅性，这些方法包括透热、放疗、激光和化疗。对某些肿瘤的治疗可采用光动力疗法，即给癌症细胞使用一种敏化剂，然后使用激光选择性地杀死肿瘤细胞。

第四节　内窥镜操作技术

1. 采用各种硬质及软质内窥镜进行手术已有多年的历史。操作者可将内窥镜插入自然的管腔中，并通过"手感"进行操作。由于成像技术和仪器的改进，内窥镜技术有了长足的进展。成像技术的进步减少了物理探查的需要。

2. 多种器械都可以通过具有良好光照和视觉特征的内窥镜送入自然或异常的腔道，这些器械包括导管、扩张器、球囊、透热导丝、镊子、剪刀、细胞学刷子、多米尔（Dormia）网篮和圈套器等（图4.21）。它们可以是刚性或柔性的，并且可控。

3. 有活动部件的器械，如剪刀、钳子和圈套器可以通过两根操作杆相互滑动或一根操作杆在一根坚硬管子内的推拉来操作。柔性仪器通常采用弗兰克·鲍登爵士（1902年左右，罗利自行车公司的创始人）的刹车线缆原理。在外软管内，内线可以回拉但不能前推；如果回撤了内线，则需通过远端的弹簧来恢复。手柄的设计各不相同，但都依赖于手或示指和拇指的开合进行控制（图4.22）。由于组织被剪切时不能很好地固定，因此剪刀刀片被设计成爪形（见图4.21），以防止组织滑动。

4. 当沿着弯曲腔道引入刚性器械时，要对阻力异常敏感。在遇到阻力时要回退器械，调整角度后再次轻轻推送。试着把器械的尖端置于管腔的中央。

5. 如果直器械的末端有个小弯，在软而迂曲的腔道里通过旋转有助于尖端的前送。典型的例子是硬性膀胱镜通过男性尿道。一旦膀胱镜弯曲的尖端进入膀胱腔，就可以进行旋转动作，此时镜柄已使尿道变直（图4.23）。虽然现在膀胱镜检查一般使用柔性的器械，但有时会只有硬性的器具可用或合适。

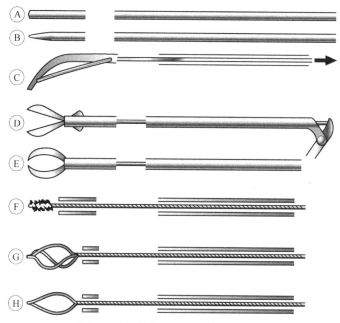

图 4.21　部分内窥镜下可使用的器械

Ⓐ 导管；Ⓑ 扩张器；Ⓒ 拉紧的透热导丝，可产生"切奶酪"效果；Ⓓ 钳子；Ⓔ 剪刀；Ⓕ 细胞学刷子；Ⓖ 多米尔网篮；Ⓗ 圈套器

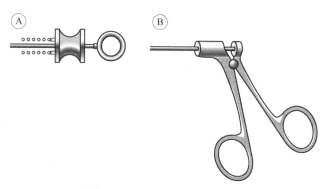

图 4.22　操控器械头端的方法

Ⓐ 线缆穿过螺旋软管；这种鲍登（Bowden）线缆装置可以拉，但不能推；Ⓑ 穿过金属管的单杆刚性系统，这种装置既可以拉也可以推

6. 必须指出的是，直视下操纵刚性器械一定要沿着视线的方向进行。通常，操作者对深度的感知是有限的。可以通过旋转来控制具有弯头器械的运动。

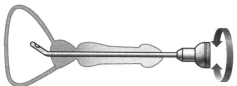

图 4.23　刚性窥镜通过曲折而柔软腔道的方法

曲折而柔软的腔道，如男性尿道，可以变直。通过旋转使器械弯曲的尖端顺着尿道的弯曲行进。一旦它进入膀胱，尖端可以自由旋转、推进或撤回

7. 柔性器械在宽阔或开放通道中一般很难控制，但它们的柔性有利于通过曲折的管腔。但柔性尖端可能会嵌顿变形；如果出现这种情况，轻轻地回撤、旋转，然后再轻轻地推送。记住，柔性的器械比硬性器械更没有"手感"。

8. 可以通过侧孔将器械或导管引出内窥

镜之外，并使其成角（图 4.24）。一些刚性和柔性内窥镜都有一个可控制的杠杆来改变穿出角度。这最初是由古巴裔巴黎泌尿科医生雅克·阿尔巴兰（Jacques Albarran，1860—1912）设计的。器械或导管的尖端可以通过侧视内窥镜看到。

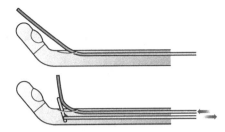

图 4.24　带侧孔内窥镜示意图

可将柔性导管或器具从刚性或柔性内窥镜侧面穿过。穿出的角度可以用一根阿尔巴兰杠杆来控制

一、硬性器械

膀胱镜是第一个达到非常高标准的内窥镜器械。通过它，你可以检查膀胱、做活检、治疗肿瘤和行输尿管插管。纤维膀胱镜可以相对无痛地施行尿道镜、输尿管镜及经皮肾造瘘术。经尿道前列腺切除术可以在切除镜下使用透热环完成。

（一）乙状结肠镜

乙状结肠镜检查现多使用软镜，但由于某些原因，你仍可能需要使用硬镜。可利用这个机会练习轻柔、熟练地操作镜子。

1. 患者取左侧卧位，臀部悬垂于检查床右侧，膝盖向上曲至胸部，双脚置于操作者对侧（图 4.25）。

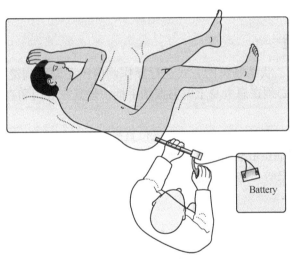

Battery

图 4.25　乙状结肠镜检查时患者的体位（自上向下看）

乙状结肠镜（自上向下看）。乙状结肠镜在插入直肠后进行倾斜以观察位于骶窝中的直肠

> **要点** ● 未行肛周区域检查及细致的指肛检查前不要插入内窥镜，操作前应向患者充分告知并取得患者同意。

2. 将闭孔器的末端轻轻置于已润滑的乙状结肠镜内（图 4.26），对着患者的肛门向脐的方向送入。保持轻微的压力，直到括约肌放松。当乙状结肠镜紧贴直肠前壁时停止插入（此时插入深度多为 6~8cm）。拔出闭孔器，握稳乙状结肠镜，连接观察端与附加的光源和气泵。

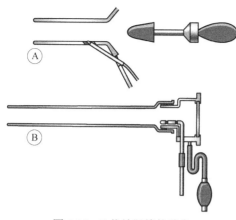

图 4.26　乙状结肠镜的种类

Ⓐ 短直肠镜，为中空管镜；闭孔器已经取出；Ⓑ 刚性乙状结肠镜，是一个可以关闭以允许肠道充气的中空管，其尾端有一个透明的观察窗

3. 在直视下执行所有的后续操作。只需要注入足够的空气来隔离内窥镜与肠壁即可，这样一方面能安全地行内窥镜检查，又不会引起不适。现在镜子紧贴直肠前壁；为了重新看到管腔，你需要将内窥镜的外端向前摆动，将内窥镜在体内的部分转到骶窝的直肠。要集中精力将镜子送入预定的区域，保持镜子尖端在肠腔内。以旋转的方式回撤镜子，边退镜子边检查肠腔的每一个部分，特别注意检查肠黏膜和其他任何异常。

4. 如果希望进行活检或采集拭子标本，必须移除观察端，让空气排出。确保把目标放在中心位置；通常你可以把病变用镜子罩起来，方法是轻轻地把镜子的尖端压在肠壁上。不要过度膨胀直肠，否则可能会因为气体突然泄漏导致目标黏膜移位。插入活检钳或拭子获取标本，然后装上观察端，这样就可以重新充气并完成检查。

5. 当你最终拔出乙状结肠镜时，请排除肠内气体并提前告知患者，因为这种类似排便的感觉很令人尴尬。

（二）直肠镜检查

直肠镜以类似于乙状结肠镜的方式进行操作，但闭孔器要到镜子完全插入后才能去除。再一次提醒，你必须在患者身上向前摆动手柄，使其在肛门和直肠之间形成 90°角时才能取出闭孔器。

1. 当你慢慢拔出直肠镜时，仔细观察低位直肠和肛管的内部。

2. 当直肠镜边缘撤至肛管时，括约肌会试图将其挤出。因此当检查肛管下部时，需要反向施加轻微的推力来防止这种情况发生。

（三）痔疮

痔疮的治疗取决于痔疮的级别和是否有症状。痔疮可划分为四个等级：1 级是痔疮局限在肛管内，没有突出于肛门；2 级痔疮是在排便或用力时向肛门外脱出，但可自行还纳；3 级痔疮在排便时脱出于肛门，需进行人工还纳；4 级是那些不能还纳的痔疮。

1. 1 级痔疮可以采用泻药和含有高纤维和大量液体的饮食来治疗。

2. 2 级痔疮可采用硬化剂注射疗法或套扎治疗。

3. 在第一次插入和拔出直肠镜时，要仔细记录痔疮的情况，因为痔疮会随拔出的内窥镜脱出。传统的记录方法是患者取平卧位，痔疮常常位于 4 点、7 点和 11 点。由于行直肠镜检查时患者取左侧卧位，痔疮通常位于 1、4 和 8 点钟。当回撤直肠镜时，痔疮会脱入肠腔内，让你看不清它们的底部。这样你就必须取出直肠镜，重装闭孔器；再次插入直肠镜，然后再取出闭孔器，将直肠镜对准每个痔疮的基底部。检查过程中要缓慢回撤直肠镜；当把镜子回撤到肛门边缘时，肛门括约肌会向外推挤直肠镜，这时要给直肠镜一个轻微的反向用力。调整直肠镜角度，环绕检查整个肛管 0.5cm 以内的范围。如果有痔疮脱出，说明位置太低了；取出直肠镜，再次插入，重新开始。

4. 套扎是首选的治疗方法，可以通过使用一种特殊的吸引设备或钳扎器械进行。在前者中，痔被吸进一个束带装置，并在痔的基部释放一根橡皮筋。钳扎法使用钳子抓住痔，然后用橡胶结扎器套扎。

5. 采用硬化剂注射治疗时，必须在围绕每个痔上端的血管周围组织中注射硬化剂。每次取一个部位，将带肩注射针与注射器相连，刺入痔疮内。回抽，如果血液进入注射器，表明是在血管内；完全拔出针头，在稍微不同的位置重新插入，直到回抽无血为止。在回抽无血的部位注入大约 5～10mL 5% 的苯酚油剂到黏膜下层。注射时一定要在直视下进行。注射局部应该产生轻微的肿胀；如果肿胀部位变白，说明进针太浅；如果没有肿胀，说明进针太深。如果患者感觉很痛，也表明注射太浅了。

6. 3 和 4 级痔疮：一些 3 级痔可以用橡皮圈套扎治疗，但大多数 3 级痔和 4 级痔需要外科切除治疗。即切开肛门，分离痔的基部并结扎和切除。当切口闭合时，这种方法称为闭合式痔切除术；而当切口保持开放时，称为开放式痔切除术。

7. 较新的治疗痔疮的方法是红外线光凝（适合 1 级和 2 级痔疮）、吻合器痔切除术（适合 3 级和 4 级痔疮）和超声引导下经肛门痔动脉结扎术。

> **要点**
> ● 单次插入直肠镜不能进行痔疮注射。
> ● 注射必须在血管周围，注射到痔的基底上。不能注射到血管中。

（四）其他硬性器械

喉镜、耳镜、阴道镜、宫腔镜和许多其他内窥镜。在某些情况下，这种仪器被称为窥镜，因为确实有一面镜子被插入。鼻镜和阴道镜较为常用。

> **要点**
> ● 安全地将内窥镜送入各种管腔和空腔需要专门的培训，特别是在解释检查所见和进行操作方面，有时需要炉火纯青的技艺。
> ● 一些操作，如喉镜、直肠镜和乙状结肠镜，是手术学员应该掌握的内容。要抓住每一个机会学习如何安全有效地使用这些内窥镜。

二、柔性器械

英国雷丁的哈罗德·霍普金斯（Harold Hopkins，1918—1994）发明了相干玻璃纤维束，这使得光纤内窥镜成为可能（图 4.27）。亚拉巴马州伯明翰的巴兹尔·赫斯科维茨（Basil Hirschowitz）改进了这种光学纤维并将其引入胃肠内窥镜。

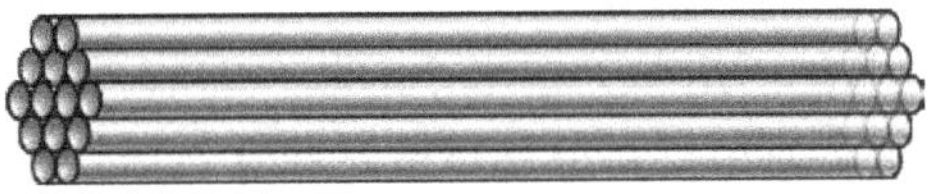

图 4.27　相干玻璃光学纤维束示意图
光可以在整束的纤维中以一种恒定的关系传输

多种可控、柔软的内窥镜可用于送入上、下消化道（图 4.28）、气管、支气管、泌尿道、生殖道等管腔，以及血管、关节腔和组织间隙。此类设备用途非常广泛，可以进行检查、活检、穿刺、扩张操作，以及透热疗法、超声波冲击和激光碎石等特殊手术。

操作时患者通常取左侧卧位。在上消化道内窥镜检查中，内窥镜经口进入，故需要在

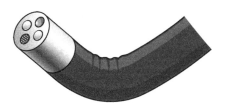

图4.28　柔性可控光纤内窥镜的末端示意图

其有两个输送孔和一个光学孔。右上方通道可通过活检钳、细胞刷、导管和其他器械。吸引、注气和镜头喷射设备也包括在内

口咽后部喷洒局部麻醉剂，还要插入护嘴器。有时也可给予静脉镇静，在这种情况下，必须进行脉搏血氧监测。

用非优势手握住内窥镜的控制端。用优势手润滑并将内镜的头端穿过护口器，确保内窥镜在视线之内。一旦内窥镜通过咽部，嘱咐患者做吞咽动作。

送入柔性内窥镜时，内镜末端一定要对准管腔的中心，并轻轻充气。如果看不清管腔，就不要前送内窥镜。

有许多内窥镜模拟训练器，如果你有机会使用，应该在接触患者前用它们反复练习。

对于下消化道内窥镜检查，患者需要做肠道准备。要用强泻药来清空结肠。

第五节　显露技术

某些管腔如肠管是游离的，而某些管腔如肝内胆管和支气管则埋藏在结缔组织中。要利用每一个机会认识这些管腔，掌握它们的解剖、外观和质感。例如，输尿管具有蠕虫状蠕动的特征。开口于体表的腔道，如尿道和唾液腺导管，可以用导管勾画出它们的走行。瘘管的轨迹可以通过插入探针或注射染色剂来追踪。

X线对比剂可以通过导管注入，也可以通过口服或血管内注射，或通过分泌或排泄的方式进入腔道之中，并在造影中显示出来；例如胆囊造影和尿路造影。其他成像方法也可用于帮助识别和进行定位。

1. 在质地均一的组织中寻找腔道时，一定要顺着导管预期的走行切开而不是与它呈直角，以避免切断它的风险。

2. 如果你想显露一段很长的腔道，要注意不破坏任何分支，并保护它的血液和神经供应。

3. 记住：萎缩和排空的腔道可能是看不见的，但可以通过注射液体、插入导管或穿刺使其显露出来。

4. 小心地分离覆盖其上的组织以保护脆弱的腔道免受伤害。轻轻地将无齿镊子的圆形尖端插入腔道的上方，用镊子前端来分离组织，然后用剪刀在镊子两肢之间剪开（图4.29）。钝头血管钳在分离腔道时非常有用；将关闭的钳子靠近腔道，沿腔道平行轻轻地打开叶片（图4.30）。如果腔道有分支，最好与腔道走行呈直角打开钳子（图4.31）。

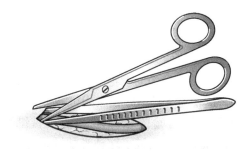

图4.29　显露管腔的方法

将解剖镊子置于导管表面，用镊子分离组织，以剪刀在镊子的两肢之间剪开组织

5. 可以将亚甲基蓝染料注入腔道之中，比如甲状舌瘘。如果不慎进入或穿透，染料会泄漏出来警告你。但在我的操作中，染料通常会泄漏，导致非特异染色。另一种可用的方法是送入探针或导管。例如，当你在复杂情况下分离输尿管附近的结构时，可以通过膀胱

镜将导管置入输尿管以将其标识出来，从而保护输尿管免受误伤。

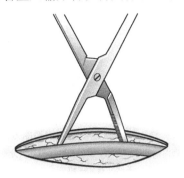

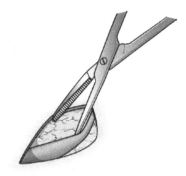

图 4.30　平行于腔道打开血管钳来进行显露　　图 4.31　与腔道成直角打开血管钳来显露腔道

第六节　闭 合 技 术

一、离断的腔道

1. 腔道可能被有意或无意地离断。

2. 挤压条件下的透热疗法会在一个小腔道中产生焊接效果，但要检查它是否有效。超声波焊接是另一种关闭腔道的方法（见第 2 章）。

3. 如果要确保将腔道离断且不能再通，例如在进行输精管结扎或输卵管封堵进行绝育手术时，应进行双部位结扎或钳闭，然后在两结扎部位之间将其离断。将腔道的末端折叠起来，然后将腔道的两层结扎在一起，这样可以更有效地确保结扎的可靠性（因为袢更结实）；还可以将切断的末端彼此移得更远，以防止再通（图 4.32）。这在输精管切除术中特别有用。

4. 通常，结扎是安全有效的，但不要绑得太紧，否则会直接勒断。不要在太靠近末端的部位结扎，否则如果腔道发生蠕动，结扎线可能会逐渐脱落（图 4.33）。为了防止这种情况的发生，可以使用缝合结扎法（图 4.34）。如果内容物的泄漏会造成危害，应在切断导管之前应用双重结扎方法进行结扎（图 4.35）。

5. 结扎关闭柔软的大口径腔道时，可采用简单的结扎并辅以荷包缝合的方法将末端内翻以加强结扎效果（图 4.36）。

6. 对柔软但壁厚的腔道，可压平并采用线性缝合法将其闭合（图 4.37）。可以通过双层内翻缝合来加强闭合效果（图 4.38）。

7. 对于小口径腔道，一个金属夹或可吸收的夹子足以对其进行闭合。对于较大腔道的扁平末端，可采用吻合器进行关闭（图 4.39）。

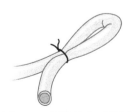

图 4.32　折叠结扎示意图

在输精管结扎术中，将输精管末端折叠回原位，可更有效地保证结扎效果，并将切断的两端尽可能分开

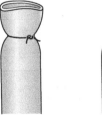

图 4.33　腔道末端结扎位置示意图

不要在太靠近腔道的末端结扎。右边的结扎线可能会由于蠕动而滑落

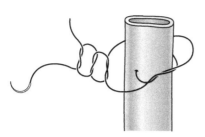

图 4.34 缝扎法示意图

在打结之前，针线已经穿过了腔道

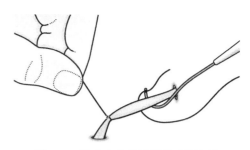

图 4.35 防止内容物泄漏的离断方法

如果内容物泄漏会造成危害，要先在远端和近端分别结扎，然后再于结扎线之间将管腔切断

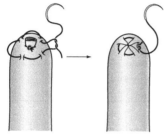

图 4.36 大口径腔道的结扎方法

左侧显示通过打结的方法关闭大口径管腔的末端。右图用荷包缝合使其内翻

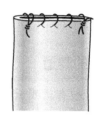

图 4.37 间断缝合关闭大口径腔道的方法

将一端压平后，用一排缝线关闭大口径腔道

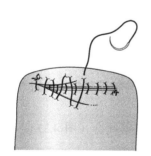

图 4.38 双层内翻缝合关闭腔道的方法

可通过用第二层缝合将第一层缝合（钉合）内翻来加强闭合效果

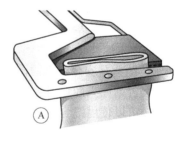

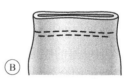

图 4.39 用双排钉闭合器关闭可变形腔道示意图

Ⓐ 将闭合器穿过腔道并按下它；Ⓑ 取下闭合器后，可以看到两行钉

> **要点** ● 当有选择时，选择缝线而不是夹子。缝线有更多的优势：不容易卡到其他组织、器械或材料中，且不易脱落。

二、非离断的腔道

如果你想闭合一个小口径的柔软腔道而不离断它，采用结扎或金属夹的方法即可。较大的柔软腔道不能以这种方式闭合，必须以缝合或吻合器来闭合。

三、渗漏的处理

1. 通过简单的加压、用线或胶带扎紧渗漏部位，或使用多种非损伤性夹具来堵住泄漏部位上游的内容物，多可实现对腔道实际或潜在泄漏的临时控制。弯曲的萨氏（Satinsky）阻断钳不会阻碍内容物的流动，但可以在腔道被修复、连接或关闭前隔离潜在的泄漏源（图 4.40）。

2. 另一种控制渗漏的方法是使用球囊闭孔器（如福利导管）来临时闭塞管腔，可在最终关闭前一分钟释放球囊并拔出。如有必要，可通过导管的主通道注入液体或对腔道进行引流。

3. 当通过气管插管在麻醉期间进行通气或提供呼吸支持时（图 4.41），需要将气管插管的球囊充气，以防止在吸气时气管插管周围漏气。

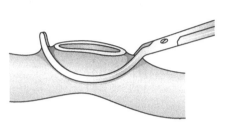

图 4.40 萨氏阻断钳示意图

弯曲的萨氏（Satinsky）阻断钳允许液体沿腔道的下部流动，开口的上部因为被封闭从而避免了渗漏

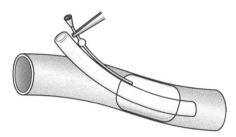

图 4.41 气管插管构造示意图

气管插管具有可通过侧管充气的外囊。它允许所有的液体通过管腔。该技术可通过带气囊的气管插管促进肺部通气（见图 4.8）

第七节　闭塞再通技术

一、闭塞的原因

腔道堵塞可能是由多种因素分别或共同造成的：

1. 腔内因素　腔道被内容物阻塞，如：浓缩的内容物，蠕虫，肠内的吸虫，输尿管、胆管或唾液管结石，息肉，以及各种食物或胃石。

2. 壁内因素　如狭窄，肿瘤，或肠壁无法蠕动导致传输障碍。肠壁的肿瘤可能通过向腔内生长阻塞腔道，或由于其过于僵硬导致蠕动能力丧失等。后者通常有典型排便习惯改变。

3. 壁外因素　为腔道外部因素引起的阻塞，如粘连、束带、疝和外部肿瘤等。

> 要
> 点
> - 处理堵塞的方法取决于造成堵塞的原因：它可能再次发生吗？
> - 如果原因是进展性的，例如恶性肿瘤，需要采取措施防止正常组织被侵蚀。

二、复通

1. 如果堵塞是由狭窄引起的，则可采取扩张的方法进行处理。如果是肿瘤，则可以通过外照射、局部照射（近距离放射治疗）或化疗使之缩小。

2. 可以用冲击波碎石、超声或激光治疗将结石粉碎。对可触及的结石，可以将其碾碎；有些结石可以使用镊子或通过内窥镜方法取出（图 4.42）。在某些情况下，可通过内窥镜来实现闭塞复通，如经尿道前列腺电切术，或用激光束气化组织来治疗食管癌。

3. 可以通过插入空心网管，即支架来恢复管腔通畅（图 4.43）。通常先将狭窄的节段扩张，留置探条，然后沿探条用推杆将塑料支架送过管腔的狭窄段（图 4.44）。送入支架前通常需要即时和充分的预扩张。在许多部位，可以通过送入由弹性金属制成的管状支架来避免这种反复的预扩张。这种金属管状支架可以在压缩状态下穿过狭窄处，释放后可自发回弹恢复原有形状（图 4.45）。

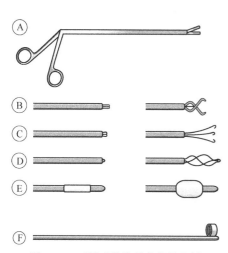

图 4.42　可用于排除堵塞物的器械

Ⓐ 坚硬的鳄鱼钳；Ⓑ和Ⓒ 柔性抓取钳，闭合和打开的状态；Ⓓ 多米尔网篮，闭合和打开的状态；Ⓔ 球囊导管，充盈和未充盈的状态；Ⓕ 环形剥脱器

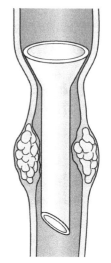

图 4.43　塑料支架示意图

将塑料支架植入管腔内，使其保持打开状态。上端喇叭口形设计可以防止支架滑脱穿过狭窄

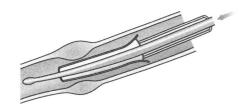

图 4.44　支架的植入方法

植入支架最安全的方法是先扩张狭窄部位，并在管腔内留下一根导丝。沿着导丝使用"推杆"将支架传送到位，然后撤出推杆和导丝

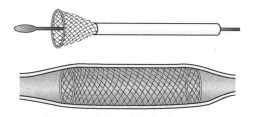

图 4.45　自膨胀支架复弹示意图

弹性金属支架先被压缩成细长条状。当被正确地放置在狭窄部位后释放支架。支架释放后回弹，在长度缩短的同时直径扩大，从而使狭窄的管腔得以扩张

> 要点
> - 在一个通过蠕动传输内容物的管道中植入支架可能使局部蠕动功能消失。
> - 由于传输能力明显受损，黏性或固体内容物可在支架内形成堵塞。

4. 有时非侵入性方法失败或不合适时会需要开腹手术来处理梗阻。例如，正常或病变的肠道中被吞下的异物，稠密的食物，侵蚀入肠道的胆结石，或肠道中的寄生虫团块等。不要仓促打开管腔。对于柔软的物质，可以通过稀释、打碎或者采用手法使其通过狭窄段来恢复管腔的通畅。如果无法采用上述方法，可以在腔道的近端按摩，在病变最有可能的部位打开腔道。去除阻塞的原因后，修复切口。对于输尿管、胆管或唾液管中的疏松结石，目前已很少需要切开取石。在清除唾液腺管结石时，要特别注意防止结石滑回腺体内。可以在打开唾液腺管之前，用线或一把轻轻闭合的组织钳将其限制在腺管的开口侧（图4.46）。

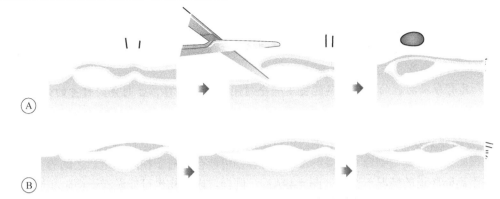

图 4.46　清除浅表腔道中结石的方法

缝一针可以防止结石从近端逃逸。Ⓐ 结石在导管开口附近，可以用剪刀打开腔道开口取出石头；Ⓑ 结石离开口有一段距离；可以直接切开覆盖结石上方的皮层及管腔壁，保留腺管开口完整；移除结石后缝合切口

5. 肠道梗阻最常见的原因是压迫或粘连所致的扭曲。开始时粘连是纤维性的，后期经常变成纤维束。粘连通常是由先前的炎症或手术引起，但也不尽然。肠道梗阻的第二个原因是疝，即肠管从一个受限的孔洞中突出，孔洞所致的肠管折叠导致管腔阻塞。偶尔，肠道会因为自发扭转或套叠而发生阻塞，肠套叠即肠管沿纵向自己套入临近的肠腔内。

6. 柔软腔道的狭窄节段可以通过成形手术来加宽。这种手术最初用于治疗幽门长期溃疡引起的狭窄，并被命名为幽门成形术。目前，这种手术已演化为一种狭窄成形术，用于处理由克罗恩炎症性肠病引起的小肠狭窄。将包含狭窄段在内的肠管做纵向切开，然后将切口横向缝合（图 4.47）。

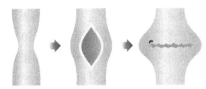

图 4.47　狭窄成形术示意图

通过纵向切开克服纵向狭窄。纵向切开管腔，然后横向缝合切口，形成一个较短但较宽的腔道

7. 有时切除狭窄段并行端端吻合也是一种可取的方法（图 4.48A）。但这种环状缝合可能会使管腔狭窄。为减少缝合所致的狭窄，可以在狭窄的两端行对角形切除，这样端端吻合时就会形成一条更长的斜形缝合径线（图 4.48B）。

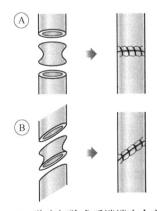

图 4.48　狭窄切除术后端端吻合方法

Ⓐ 切除狭窄并行端端吻合；Ⓑ 环形的端端吻合可能会留下狭窄；通过斜切的端端吻合可以避免吻合口狭窄

8. 不可去除性或复发性梗阻可采用多种方法，其中之一就是接受这种梗阻的存在。一个例子是一侧肾功能良好时，可以不处理肾功能不佳侧的输尿管阻塞。还有一种方法是旁路旷置法，可于自身梗阻的下方与另一通道形成内部造口。例如，将阻塞的胆管或输尿管引流至肠内（分别为胆总管十二指肠吻合术和输尿管造瘘）。仅作为传送器而不向管腔内分泌任何物质的腔道都可以在梗阻上方和下方分开，将不可移动的阻塞段留在原位，将近端和远端切口吻合。但是，在分泌黏液等物质的肠道中，一段无法切除的肠管则不能留在原位而必须做引流处置。此时做一个外瘘非常有用，因为不但可以通过瘘口清除分泌

物，而且还能观察分泌物的量。

> 要点
> ● 要区分管道是只有输送功能还是兼具分泌功能或其内充斥内容物；例如肠道可分泌酶和黏液。
> ● 具有分泌功能的管道，不能留下一个封闭的节段或袢，否则会因自身的分泌物而膨胀。

9. 旁路建立方法如图 4.49 所示。可以不离断腔道建立旁路（图 4.49A1）。将远端袢提起，在梗阻近端行侧侧吻合（图 4.49A2）。内容物可能会淤滞于梗阻和造口之间的节段。也可以在不离断腔道的情况下造瘘（图 4.49A3）；同样，内容物也可能淤滞于梗阻和造口之间的节段。还可以在梗阻下方横断腔道（图 4.49B1），将远侧切开端上提到狭窄上方行端侧吻合（图 4.49B2），并关闭梗阻下方的残端。如果残端有可能膨胀（或爆裂），一定不要关闭残端；此时可以将残端与引流肠管吻合（图 4.49B3）或行体表造口（图 4.49B4）。这种造口通常被称为引流瘘，以区别于引流整个腔道内容物的造口。对于不可切除的狭窄，可以在阻塞段上方切开管腔（图 4.49C1），并移到体表形成瘘口（见图 4.49C2）。有时分泌物残留可能撑破梗阻上方的断端。对于这种情况，一种解决方法是建立一个内瘘（见图 4.49A3）；但如果不想让任何内容物下流入肠道，则可以建立单独的瘘口（见图 4.49C3），从而将近端和远端切口与梗阻之间肠管一起引流。如果不能行内引流或行体表造口，可以考虑在它和体表之间插入导管形成一段人工通道（图 4.50）。如果导管近心端指向上方，它倾向于向下引流，并可以将引流物收集到一个袋子里；如果近心端指向下方，里面的东西可能需要被吸出来。如果导管在体内保留足够长时间，就会形成瘘管轨道，此时即使拔出导管内容物也能引流至体表。

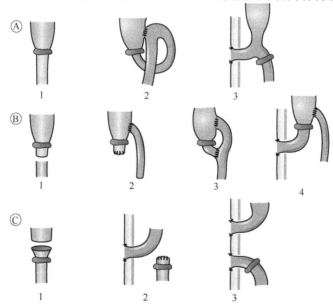

图 4.49 无法切除的梗阻病变的可能处理方法

Ⓐ1. 不横断腔道；Ⓐ2. 将远端袢提起，并在梗阻近端行侧侧吻合，以便于内容物的排出；Ⓐ3. 内容物可能在梗阻和造口之间的节段淤滞；此时也可以在不切断腔道的情况下造瘘；Ⓑ1. 在梗阻下方横断腔道；Ⓑ2. 将远端切端上提行端侧吻合，并关闭梗阻下方的残端；Ⓑ3. 如果残根闭合后有因局部分泌物而扩张的危险，可以将其与远端肠管吻合；Ⓑ4. 将残端带至体表，形成体表引流瘘；Ⓒ1. 在梗阻上方横断肠管；Ⓒ2. 将远端移至体表造瘘，并将狭窄远端的端端封闭；Ⓒ3. 如果闭合的残端有扩张的可能，将残端移至体表形成引流瘘

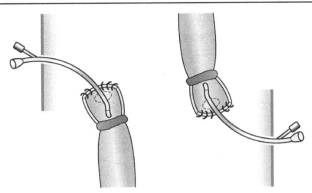

图 4.50 外引流的方式

如果需要留下一个固定、封闭、可能充满的腔室，并且不能形成内引流，可插入一个自固定导管并把导管引到体外。向上插入的引流管可以连接到用于收集的袋子上，但向下插入的引流管可能需要吸引才能排出内容物

10. 绞窄是指由于腔道扭曲或收缩使血液供应中断的情况，如肠疝通过僵硬的孔口所导致的肠绞窄。绞窄时内容物可以流入，但如果流出受限，肠道就会膨胀，变得无法复位。在静脉受压和流出受限的情况下，动脉血的流入引起血管充血、淤滞，毛细血管扩张、破裂和外渗。在此阶段，肠道仍可存活，但呈黑色，如同挫伤一样；浆膜是光亮的，动脉搏动仍然可以触及，当然浆膜下积血需要很多天才能被吸收。如果肠管绞窄不解除，动脉的流入将停止，血液停滞并导致缺氧。这时，作为新陈代谢最活跃的黏膜部分开始坏死；并且随着坏疽范围的增大，细菌在管腔内大量繁殖，并通过管壁扩散。浆膜的光泽消失，颜色变为灰色和绿色。肠绞痛仍然存在，但出现了持续的疼痛和压痛。

> 要
> 点
> - 会识别初始的绞窄。
> - 第一时间解除绞窄；如有必要，可切除绞窄的肠管。

第八节 修复技术

手术切开以到达手术部位或对受累广泛的病变进行扩大性切除时，可能会误伤或必须损伤部分生理性腔道。

> 要
> 点
> - 为了能够完美修复，吻合时要避免张力存在，同时要保证足够的血运供应以促进其愈合。

一、胃肠道修复

1. 如果肠道受到损伤，需仔细检查所有可能的钝性或锐性损伤；同时要仔细检查肠系膜有无损伤，因其可能会对肠道的血运产生很大的影响。

2. 折叠状态的黏膜面积远远大于黏膜下层和浆膜层的面积，这在小肠尤为显著。因此，当肠壁突然破裂时，肠黏膜会外翻到肠道表面，形成肠瘘导致内容物渗漏（图 4.51）。如果黏膜很难替换，可使用连续全层水平褥式内翻缝合方法进行修补。这种缝合方法于 19世纪由一位美国外科医生推广普及，后通常被称为康奈尔（Connell）缝合。

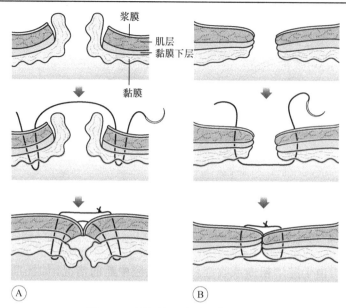

浆膜
肌层
黏膜下层
黏膜

Ⓐ   Ⓑ

图 4.51　创伤性肠破裂的修复方式

Ⓐ 急性创伤所致的肠破裂往往引起肠黏膜外翻，可以使用全层水平褥式内翻缝合（Connell 缝合）进行修复；Ⓑ 慢性病因导致的纤维化会固定黏膜层；此时可以使用简单的缝合方法将其关闭，并使边缘结合到一起

3. 相比之下，由慢性溃疡或炎症引起的肠管破裂，因为黏膜修复过程中发生纤维化的缘故，黏膜的突出翻转并不常见。一般情况下，可以使用单纯全层缝合法将肠管破口边缘缝合在一起，就像在关闭消化性溃疡穿孔时一样。但也有许多外科医生在缝合过程中将大网膜覆盖于破口处一并缝合。

4. 在某些情况下，面积较大、慢性、质硬、粘连严重的溃疡难以直接修补；当你试图强行缝合破口时，常会出现吻合口瘘而导致修补失败。在这两种情况下，更安全的做法是在肠道破口处留置一根造瘘管，然后于体表引出，等待窦道形成。如无远心端梗阻，则拔除造瘘管后，肠道破口将随着窦道一并闭合。有时也可以将病变肠管近心端和远心端进行吻合，从而可以避免肠内容物污染肠管缺损处。或者，可能需要行病变部位肠切除肠吻合术。

二、其他腔道修复

1. 许多体内管状结构由于直径较小，对缺陷或损伤的修复可能会导致管腔狭窄。如果缝合时没能使每针都紧贴创面边缘，术后发生狭窄的概率会增高。小心地清除所有坏死的组织对于修复成功至关重要。在许多情况下，如果能够与较大管腔的结构，如肠管进行吻合会是最好的选择。在这种情况下，最好采用间断缝合而不是连续缝合。有时，如在输尿管，斜形切面会增加吻合端的周径。其方法是在吻合口一端的底面做小的纵向切口，在吻合口的另一端的底面做类似切口。这样当两端被打开时，它看起来就像两把勺子（铲子），勺子的凹面彼此面对，勺子的手柄（两个腔道）位于相反的方向。采取这种方法进行吻合会降低吻合口的狭窄机会。

2. 一旦发现医源性损伤应进行立即修复，特别是胆管和输尿管。但损伤的胰管通常不进行修复，而是选择将其与肠管吻合。

3. 输卵管、输精管、唾液管和泪腺管的修复需要显微手术方法（见第 5 章）以保持或恢复其通畅性。

4. 修补腔壁，如膀胱壁，因为有较多的组织可用所以不是非常困难。泌尿外科医生通常使用浆肌层缝合方法，即缝合时仅缝合浆膜层、肌层和黏膜下层而不缝合黏膜层及黏膜外层。膀胱可以剧烈收缩，所以通常要行耻骨联合上穿刺造瘘置管或经尿道尿管置入以确保其压力不会增加。

第九节　切 除 技 术

一、肠管切除

进行肠切除时需于切除段肠管两侧放置肠钳来封闭肠管盲端，以避免肠切除时肠内容物漏出。必须对切除段的肠管肠系膜血管进行游离和双重结扎，很多情况下需将肠系膜残端缝合在一起，以恢复肠系膜的连续性；实际工作中，常会将肠系膜与后腹膜固定在一起。肠切除后可能需要修补肠系膜。

二、其他腔道切除

在游离小的管状结构时要非常小心，尽可能不要破坏其血液供应。因其滋养血管非常脆弱，因此不要进行过度游离。在某些情况下，滋养血管位于管状结构的外膜及周围疏松结缔组织内，如果这些组织被过度剥离，腔道的血运就会受到影响。即便是血管也有其自己的滋养血管。自主神经可调节平滑肌的蠕动功能并具有重要的营养调控作用，也同样可能因过分游离而被损伤。要确保修复时不造成腔道狭窄或梗阻。

第十节　吻 合 技 术

盖伦（Galen，公元 131—201 年）用"吻合术"这个术语来描述将相同或不同类型的腔道连接在一起。

一、吻合原则

1. 所有类型的管道都需要有充足的动脉血供和良好的静脉回流才能更好愈合。

2. 确保吻合口两端的肠管为正常非病理组织。炎症、感染、肿瘤和异物都会影响吻合口的愈合。

3. 进行吻合之前必须排除远端梗阻的存在。

4. 一些腔道，特别是肠管，具有自主定向蠕动的功能。如果忽视了这一点，肠内容物的排泄就会受到影响。

5. 肠吻合时要确保肠管吻合口处没有张力、没有扭曲或过度挛缩。

6. 避免反向挤压肠道及造成肠内容物淤滞，否则细菌将在淤滞处迅速繁殖。

二、肠吻合

1. 确保肠道拟吻合的两端直径匹配。如果吻合口两端肠道管径不匹配，可以将小口径的肠管剪去一角形成一个斜面以扩大其吻合用管腔直径。要自小口径端肠管的肠系膜附着点向系膜缘对侧进行裁剪肠管以保证吻合口的血运供应（图 4.52）。或者，做切特（Cheatle）

切口（以英国外科医生乔治·切特爵士的名字命名，1865—1951 年），即在小口径端肠管的系膜缘对侧纵行切开以增加其可用于吻合的肠壁面积。

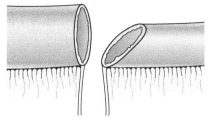

图 4.52　肠管两端管径不匹配时的处理方法

如果吻合口两端肠道管腔不匹配，在系膜缘对侧或血管对侧将小口径端的肠管剪出一个斜面

2. 可以使用无损伤肠钳来固定肠管末端并防止肠内容物逸出。另一种方法是在待吻合肠管两端各吻合一针，分别将缝线向两侧牵拉并固定，但不要打结；这就是所谓的"固定线"或"牵引线"（图 4.53）。当肠管无法扭转而需要先缝合后壁时，可于待吻合肠管前后壁交接处靠近后壁的位置各间断缝合一针，形成牵引线。当向两侧牵拉时，它们会拉紧后壁，同时保持前壁松弛，从而可以轻松地缝合后壁。有的医生喜欢用牵引线或组织镊牵拉两侧前壁，显露肠腔以更方便地缝合后壁。

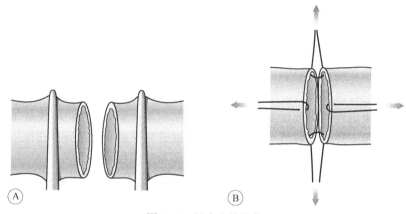

图 4.53　肠吻合前准备

Ⓐ 采用无损伤肠钳固定肠管末端并防止肠内容物逸出。肠钳可以固定在一起；Ⓑ 吻合口两端用牵引线固定在一起。如果肠管不能扭转，则不要将牵引线缝在两端，而是固定在偏后壁的位置。这样，当向两侧牵拉线时，后壁被拉紧而前壁松弛，从而可以轻松地缝合后壁（约翰·科克伦先生曾教过我这种方法）。可以用牵引线或组织镊牵拉两侧前壁，显露肠腔以利于缝合后壁

3. 缝合的类型取决于你的偏好、既往训练时的经验和当前的时尚，因为没有令人满意的对照试验来比较常见的缝合方法。最坚固的，因此也是最重要的一层是黏膜下胶原层（羊肠线即由此层制作）。传统的针法是进行全层缝合（图 4.54），这是杰出的美国外科医生威廉·霍尔斯特德（William Halsted，1852—1922）发明的。另一种方法是黏膜外或浆膜-黏膜下层缝合，即缝合除黏膜外的所有层。巴黎外科医生安托万·伦勃特（Antoine Lembert，1802—1851）曾在 1826 年描述过一种针对浆肌层的缝合方法。这种缝合方法的目的是防止渗漏；由于它不缝合黏膜下层，通常被认为只适合作为第二层缝合。

4. 使用安装在无眼圆角弯针上的 3/0 可吸收合成缝线进行吻合。光滑的单丝材料没有可供微生物生存的空隙，所以在有污染风险的情况下更安全。但这种线打结的时候有点僵硬，而编织的多丝缝线则较为柔软且打结牢靠。

5. 缝合方法取决于个人偏好以及控制吻合口边缘的需要。使用连续间断缝合或褥式缝合，在距边缘 3 至 4mm 处垂直穿过肠管全层，两针之间相距 3 至 4mm。缝线呈螺旋状的连续全层间断缝合的止血效果要优于褥式缝合。不管采用哪种缝合方法，在开始进行吻合

缝合之前，都要小心拾取并结扎血管。

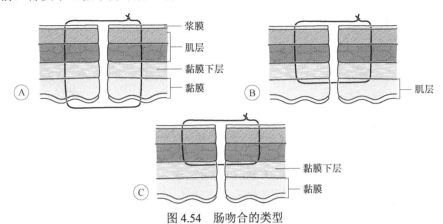

图 4.54 肠吻合的类型

Ⓐ 全层缝合；Ⓑ 黏膜外缝合或浆膜-黏膜下层缝合；Ⓒ 浆肌层缝合或伦勃特（Lembert）缝合；不要在肠管吻合缘的地方打结

6. 吻合口可能处于矢状面或冠状面上。如果在矢状面，从远端向近端吻合通常会比较容易。如果位于冠状面，通常从你的非优势手一侧向优势手一侧吻合更方便。

7. 当针位于横断面时，从远侧向近侧进针会比较容易；而当其位于矢状面时，则从优势手侧向非优势手侧进针更方便。无论哪种情况，你的手开始时都处于完全旋后状态，并通过逐渐旋前来驱动弯针。

8. 你的目的是让吻合边缘完美接合，要保证每层对齐。缝线会引起炎症，并产生水肿。如果缝线拉得过紧，可能会切断血液供应，并导致延迟愈合、黏膜溃疡或更严重的吻合口瘘。

9. 本文描述的方法适用于整个肠道，但你也要学习带教老师教的方法。

10. 吻合完成后，要检查肠腔是否通畅，仔细确认从吻合口任意一面都是内翻的。它给人的感觉像一个小甜甜圈。

11. 要用细小缝线采用间断缝合来仔细修补肠系膜的任何缺损，要避免刺破任何血管或将其纳入缝线中而使血管闭塞。肠系膜缺损若未能闭合，可能会导致肠内疝及后续的肠梗阻。

> 要 ● 查肠管颜色、血供、张力、管腔的连续性及吻合口环的完善程度。
> 点 ● 在闭合肠系膜前，要排除可能会影响愈合的血肿存在。

三、替代方法

替代方法取决于环境和个人选择。

四、可移动肠管的缘对缘单层间断缝合方法

1. 用缝线将肠管前壁连接起来，要小心避免将后壁带起。在肠管外侧打结。

2. 前壁吻合完成后，翻转肠管，将后壁翻到前面来，完成后壁吻合（图 4.55）。

3. 如果使用了牵引线，将其剪掉或打结。

4. 仔细检查肠管的系膜缘和系膜对侧缘。前后壁吻合的连接处最可能不完美，若有必要，可以额外补上几针。

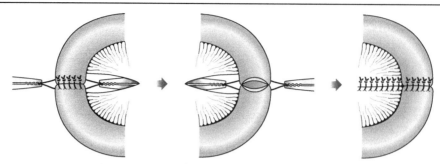

图 4.55 可移动肠管的缘对缘单层间断缝合方法

如果肠管是活动的，先缝合前壁，注意避免带上后壁。然后翻转肠管，将之前的后壁翻到前面来进行缝合。如果肠管有肠系膜，仔细闭合肠系膜上的缺损

五、缘对缘单层连续缝合方法

1. 从后壁开始进行吻合。从一端开始，在一侧肠管由外向内进针，在另一侧由内向外出针，并将缝线打结。夹住缝线短端，再次向管腔内进针，并使缝线呈连续的、未固定的螺旋形；一直连续缝合到另一端，将后壁连接到一起。

2. 如果吻合口位于矢状面上，则从近心端开始。先完成后壁的缝合，然后将远心端进行翻转，并从远心端向近心端缝合前壁，直至起点。螺旋形的缝线进行到前壁时，你会发现每针开始时持针的手就处于旋前状态，继续缝合的动作特别不方便。右利手的外科医生若要避免这种情况，可以在远端将针头翻转使其朝向左侧，并从内向外行针。这样会在黏膜上形成线环，也就是一针"康奈尔"缝合。如此，就可以继续自然地持针沿着前壁从右向左进行缝合，直至起点。将缝针取下并丢弃，然后将活动的缝线与被夹住的短端缝线打结。如果您惯用左手，反过来进行即可。

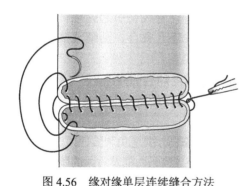

图 4.56 缘对缘单层连续缝合方法

通过连续缝合实现肠吻合。吻合口位于冠状面时，从右侧开始进行全层缝合，第一针打结。在近端从外向内进针，重复进针使缝线呈螺旋形，闭合后壁。在左侧远端缝一针"康奈尔"缝合，然后从左向右缝合前壁，直至到达起点，然后打结。若吻合口位于矢状面，将此图顺时针旋转 90°即可展示该方法

3. 如果吻合口位于冠状面，则从右侧端开始（图 4.56）。第一针从外向内，然后从内向外出针，打结，并将缝线短端固定。重复在近侧由外向内进针。从吻合口右侧向左侧重复这个操作，使缝线呈螺旋形缝合后壁。然后，在左侧，将最后一针从远端向近端进针并翻转缝针，形成一针"康奈尔"缝合（全层水平褥式内翻缝合），使缝针从近端穿出。接着就可以继续由左向右从远端到近端缝合前壁。缝到最右端时，弃去针头，与被夹住的短端缝线打结。

4. 确认吻合口通畅。

六、固定肠管的单层间断缝合方法

1. 固定肠管的单层间断缝合法特别适用于大肠与直肠的吻合，直肠紧靠骶骨，不能进行旋转。另外由于位置受限，不能在体表而只能在深部进行吻合。

> 要点
> ● 不要在有张力的情况下将肠管缝合在一起，否则一定会裂开。
> ● 在手术完成后对难以靠近的位置进行缝合打结时，要格外小心。尤其是结直肠吻合中的后壁吻合。

2. 采用全层缝合法小心地将后壁缝合在一起，将结打在肠腔内。如果肠管是固定的，且后续进入很难时，先将缝线穿过肠管两端分开放置并固定，但不要打结，直到所有缝线全部到位。然后，保持缝线拉紧并按正确的顺序排列，将可移动的肠管末端拉向固定肠管一侧进行打结固定（图 4.57）。此即所谓"降落伞"技术。要在外侧留出较长的结扎末端，但剪除剩余部分，使结留在肠腔内。

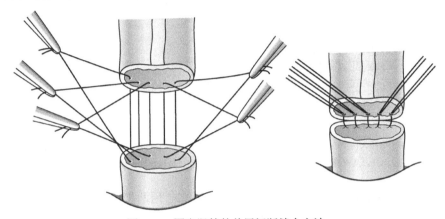

图 4.57　固定肠管的单层间断缝合方法

如果肠管不能翻转，则先行后壁缝合，把结打在肠腔内。如果遇到困难，在进行后壁缝合时先将缝线分开放好，将可移动的肠管顺着缝线滑到指定位置，然后再打结。这是"降落伞"技巧

3. 许多结直肠外科医生在缝合后壁时采用垂直褥式内翻缝合法（见第 3 章）。在距边缘一定距离的位置进针穿透肠壁全层，在另一端距边缘相似的距离穿出，然后在肠腔内打结之前每针都会在边缘处"咬住"一小段。

4. 前壁的吻合可采用间断的内翻缝合来完成。可以是单纯内翻缝合或水平褥式内翻缝合。我的老师教我时要求必须以全层缝合为基础，所以我支持上述方法。但也有许多结直肠外科医生可以成功地采用黏膜外缝合甚至浆肌层缝合来完成肠管吻合。

5. 目前没有明确的方法来评估结直肠吻合术的完成度，但由于它能传送固体粪便，许多外科医生都尝试以吻合后是否会出现吻合口裂开或渗漏来反向评估。得力的助手可以将手指由肛门插入感知吻合口的完整性，然后插入细孔径的硬管式乙状结肠镜对其进行检查。最后，可以用无菌盐水填充盆腔，并通过乙状结肠镜向直肠残端轻轻充气。若没有气泡出现，则表明吻合效果良好。

七、双层吻合技术

过去，胃肠吻合常规缝两层，且效果非常好。肠腔内部的肠壁全层均处于内翻状态。使用可吸收或不可吸收缝线的伦伯特缝合法更强化了这一点。尽管大多数外科医生已转为单层缝合，但许多精通双层缝合技术的资深外科医生仍在继续使用该缝合方法并取得良好的效果。

八、吻合器吻合

现在，机械吻合装置更常用于肠吻合。在使用之前应该熟悉其工作机制。吻合器可通过一排吻合钉同时完成切割和闭合两端肠管。因此，吻合器可在拟被吻合的任意一端来切除一段肠管。

1. 对于侧侧吻合，先将两肠管并排放置，开口朝向相同方向，肠系膜处在远离吻合器的位置，确保肠管没有扭曲。要选用可吸收缝线作为固定用线。将吻合器的两个臂插入相应肠腔中，然后将吻合器咬合在一起（图 4.58）。如果你已经用吻合器切除了需要干预的肠管，那就必须先在肠管靠近吻合器钉仓一侧做一个小切口，以容纳吻合器的臂。通过滑动释放吻合钉，这样就通过两排平行的吻合钉实现了两端肠管的侧侧吻合，同时在两排吻合钉之间进行了切割，从而形成了新的管腔。

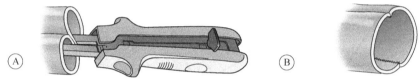

图 4.58　采用吻合器行侧侧吻合

Ⓐ 将线性吻合器的两个臂插入两个肠腔中，远离肠系膜固定好，进行吻合；Ⓑ 吻合器可释放两排吻合钉，并在两排钉子之间将肠壁切开，从而形成一个更宽的管腔。然后通过在切口处释放线性吻合钉横向关闭该切口

2. 现在，你需要闭合先前吻合器插入的横向切口。用两把阿利斯钳固定自由端，将吻合器套在两个肠管的外侧。在将其锁定到位之前，请确保在吻合器的一侧可以看到两端肠管的整个吻合圈；还要确保没有将肠系膜中的大血管夹入其中。吻合器撤出后，会再次释放两排平行的吻合钉，其中一排闭合被吻合的肠管末端，另一排将两个末端连接在一起。肠管会在这两排吻合钉之间被切开，从而横向切除多余的肠管。弃去被切下的肠管。

3. 触诊侧侧吻合的肠腔以确保其通畅。

4. 许多外科医生会再用手工间断缝合一遍以保证内翻并将吻合钉埋入内部，尤其是在拐角处。

5. 吻合钉有不同的尺寸（如 25mm，38 mm，48 mm）和长度（60 mm，80 mm，100 mm）。

九、变化

1. 不仅可以进行端端吻合，还可以进行端侧吻合、侧侧吻合（图 4.59）。在每种情况下都要使吻合口两侧管腔口径大小互相匹配。

2. 环形吻合器可用于实现端端吻合，比如直肠前切除术。它可以翻转肠道并释放两排金属钉。多余的"甜甜圈"组织可在吻合后被移除。不要认为器械吻合总是比手工更快更有效，吻合器需要被谨慎放置到位。

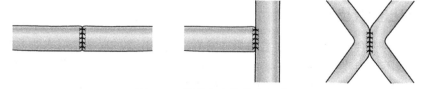

图 4.59　肠管吻合的其他方式

除端端吻合外，肠管还可以进行端侧吻合和侧侧吻合

要点	● 成功的外科医生通常将其成功归于其使用的技术方法，但是应用不同于以上技术的其他成功外科医生也宣称其秘密在于应用了他们所用的技术。 ● 如何解释这种情况呢？ ● 这些外科医生太谦虚了。他们的成功秘诀更多地是因为他们熟练地运用了不同但合理的方法，而不是因为某种方法本身。 ● 良好的吻合取决于对细节的关注，包括无张力吻合、确保组织健康及血供良好。

十、其他腔道的吻合

1. 输尿管通过蠕动来传送内容物。如果肌神经或血管供应受损，可能会对其功能产生影响。通常需要在断端做一个斜切口或铲形切口来扩大吻合面积，以避免吻合口环形狭窄。

2. 胆管壁中的肌肉不足以使其收缩，它们是通过自后向前的推力作用下传送内容物。如果受到损伤，则通常需要将其与另一个腔道连接起来，比如空肠。胆汁的破坏性非常强，如果吻合不够完美，就会发生胆瘘。

3. 如果要吻合因疾病或者既往离断的输卵管和输精管以保持其连续性，通常需要在将其放大后再进行操作。

4. 较小腔道的吻合几乎总是使用单排间断全层缝合，并将结打在管腔外。但这样连续的环形缝合可能会使腔道发生狭窄。

要点	● 要使吻合的每一针都将两端的上皮内层连接在一起，否则就会发生瘘或狭窄。

5. 可以用细针和细线来实现完美无渗漏的吻合。直接的端端吻合会产生潜在的环形缩窄。术后水肿可能会使管腔阻塞，随之而来的压力升高可能会破坏吻合口并发生渗漏。为了避免这种情况，可以在吻合口放置 T 管或直管引流（图 4.60）。若有必要，请在拔出支撑管之前用 X 线造影来检查吻合口是否存在"溢流"。如果没有远端梗阻，发生在腔道一侧的瘘口将会很快愈合。双 J 管（猪尾管）可以很方便地置入修补的输尿管中，其上弯位于输尿管肾盂移行处，下弯位于膀胱内（图 4.13）。可以使用膀胱镜进行双 J 管的置入和取出。

6. 如果难以到达深处，可先将所有缝线分开放置好，然后再逐一拉紧打结将两侧管腔吻合到一起，这就是"降落伞"技术（图 4.61）。

7. 切开小腔道的末端，以便将其与也已切开的类似直径的腔道进行吻合。切开的小腔道也可以连吻合到较粗腔道的末端或侧面（图 4.62）。如果需要，吻合时可以先用牵引线进行固定。

8. 可以缩小粗腔道的末端，使之与小腔道的末端相匹配。或者彻底封闭粗腔道的末端，重新在侧面开口与小腔道吻合（图 4.63）。吻合前，最好在小管道内插入一根塑料导管并结扎固定，以起到牵引作用。如果想要在结扎后保留带针缝线的完整性，可持针穿入管腔内并在附近穿出，这样就可以把这一端缝线与结扎线的另一端打结从而将导管固定到合适位置。为防止瘘的发生，在吻合口周围做一个荷包缝合，将吻合口轻轻推入荷包内并收紧缝线，产生"墨水池"效应。

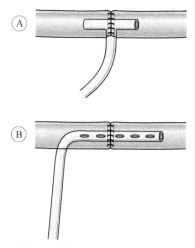

图 4.60　防止吻合口渗漏的方法

Ⓐ 在吻合口处放置一个 T 管加以支撑。这个 T 管可以引导内容物通过吻合口或将其引流排出；Ⓑ 置入带有侧孔的直管也可达到相同的效果

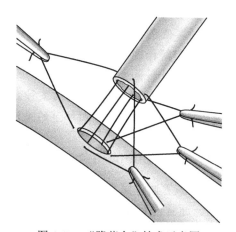

图 4.61　"降落伞"技术示意图

吻合小腔道的上皮层时，可以在腔道尚未连在一起时先置入缝线，然后将其中一个腔道滑到另一腔道上

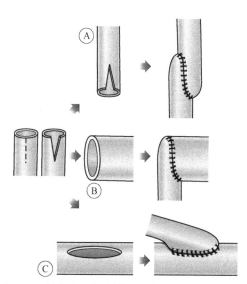

图 4.62　扩大小口径腔道开口使之与较粗口径腔道进行吻合的方法

切开小腔道的末端使其开口变大；Ⓐ 将其吻合到另一个开口类似的小腔道上；Ⓑ 将小腔道吻合到粗腔道的末端；Ⓒ 将小腔道吻合到腔道的侧面

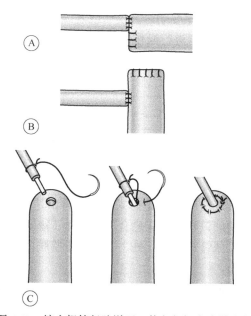

图 4.63　缩小粗管径腔道开口使之与细小腔道吻合的方法

将细小腔道与粗大腔道吻合到一起的方法。Ⓐ 端端吻合；Ⓑ 端侧吻合；Ⓒ 使用塑料管辅助吻合

第十一节　肠转移技术

　　肠道的血液供应丰富。可以将部分肠道移动到其他位置，但必须保留或恢复血液供应才能使之存活。若将一段肠管移动到其他部位，可从一端打开肠系膜血管弓，另一端可以延伸过去，以保持肠腔血液供应（图 4.64）。1908 年，瑞士杰出的外科医生塞萨尔·鲁克

斯（Cesar Roux，1851—1934）首次对这种方法进行了介绍。膀胱切除术后小肠可重建形成回肠通道，食管切除术后结肠可转位至胸腔取代食管。如果需要远距离转移，可将血管离断并重新接入受体附近的血管（图 4.65）。这需要娴熟的微血管操作技术来作为保障（见第 5 章）。

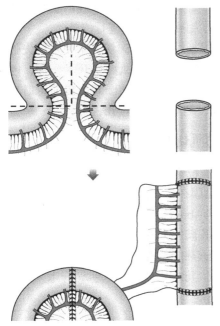

图 4.64　在保持肠道血液供应的同时转移肠管

左上图，虚线表示截断线，保留动脉；右图是需要填补的肠管间隙。底部图显示弯曲的肠管已被拉直并填入右侧两肠管之间。左侧肠管的两个断端已经重新吻合到一起以恢复左侧肠管的连续性，并封闭肠系膜的缺损

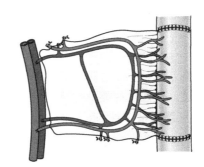

图 4.65　远距离转移肠管的方法

从某处移走的肠管的血管已与所到之处的血管吻合。通常，动脉及与之伴行的静脉都要吻合

第十二节　括约肌处理技术

括约肌是机体专门调节流体速度和方向的环形受控肌肉。在解剖学上括约肌可能明显也可能不明显。

括约肌或其支配神经的意外损伤可能是不可逆的。扩张或过度拉伸常常会使括约肌失去作用。通过不同粗细的探条或球囊扩张来纠正狭窄的括约肌所应用的就是这个原理。这种方法可用于治疗胃食管连接处的贲门失弛缓症以及暂时克服肛裂引起的肛门括约肌痉挛。如果括约肌过度拉伸，肌肉可能会断裂，并且可能永远无法恢复。如果肌肉被撕裂，随之发生的纤维化还可能会导致狭窄。

一、肌肉切开术

1. 纵向切开界限清晰的环形括约肌，同时保持内层完整（图 4.66）。这项操作适合于括约肌过度发达或无法放松致使内容物无法通过时的情况。

2. 1912 年，芒斯特（爱尔兰南部一省）的卡尔·拉姆斯泰特（Karl Ramstedt）提出，小儿肥厚性幽门狭窄可以通过幽门括约肌肌肉切开术来治疗。用手指或组织镊将幽门轻轻

提出并保持稳定，同时小心切开肥厚的肌肉，保持黏膜完整，使之从切口膨出。使用弯钩或细的无齿镊轻轻提起剩余的肌纤维，并将其切断。持组织镊将切口的两个边缘向两侧牵拉。有时，可以向该部分充入少量空气以使黏膜隆起，以除外或确认是否存在漏口。如果发生了黏膜破裂，要小心地进行缝合，也可以用大网膜等组织进行修补。

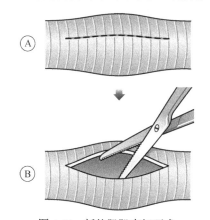

图 4.66　括约肌肌肉切开术
Ⓐ沿虚线切开括约肌；Ⓑ将边缘分开以确保环形肌肉完全分开，但保持内层黏膜完整

3. 食管下段括约肌的肌肉切开术使贲门失弛缓症得以战胜。与幽门括约肌的肌肉切开术一样，内层黏膜仍保持完整。这种手术是德国莱比锡的恩斯特·海勒（Ernst Heller）于 1913 年提出的。

二、括约肌切开术

1. 当括约肌位于控制有液体排出的腔道末端时，可将包括内层黏膜在内的全层都切开（图 4.67）。以亚伯拉罕·瓦特（Abraham Vater，1684—1751 年，德国维滕贝格）的名字命名的瓦特壶腹通常接受胆总管和胰管来的液体，切开后可允许小的胆结石通过。现在这种类型的括约肌切开术通常通过透热导线在纤维内镜下进行。

2. 肛瘘通常在直肠或肛门与会阴皮肤之间形成，可能需要行括约肌切开术来治疗（见下文）。

3. 肛裂通常可以通过局部麻醉剂联合粪便软化剂或硝酸甘油或硝苯地平进行治疗，也可以将 20U 的 A 型肉毒毒素（肉毒杆菌素，Botox）稀释至 50U/mL 做环形注射。如果这些方法都无效，切开下端的肛门内括约肌通常可以见效。肛裂几乎总是位于后正中线，但括约肌切开术通常在侧壁进行。插入一个带有开口槽的直肠镜，显露肛门外侧壁。沿肛门边缘做一个小的环形切口，在此处将闭合的钝头剪刀插入黏膜下方，轻轻张开以分离黏膜和下方的肛内括约肌。将剪刀撤出，闭合后再次插入至下端的内括约肌，然后张开剪刀以使其与外括约肌分离。移开剪刀，插入一把直头血管钳。血管钳的一肢位于内括约肌表层，另一肢位于内部括约肌深处。收紧血管钳，打开然后取出。用剪刀沿着钳夹过的痕迹对括约肌进行垂直切开，直至肛裂的上部。

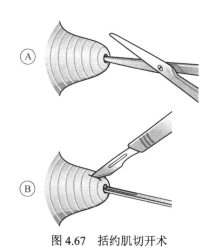

图 4.67　括约肌切开术
Ⓐ把剪刀的一个刃插入腔道内部，剪开环形的括约肌；Ⓑ将有槽探针插入腔道中，用手术刀沿槽切开括约肌

4. 会阴侧切术。阴道下端没有起闭合作用的括约肌；但是在分娩时，阴道下端的皮肤和环形肌肉可能会发生不可控的撕裂。为避免这种情况，产科医生可能会故意切开组织以降低肛门撕裂的风险。胎儿娩出后再仔细进行修补。

三、括约肌成形术

如果进行括约肌切开，切缘可能会重新长在一起。但是如果用缝线将切缘的内层和外层缝合在一起，切口会持久存在（图 4.68）。对于环绕腔道的括约肌，如幽门括约肌，可将其沿纵向切开，然后将切缘向两侧做较远距离的分开，再横向缝合关闭切口。在幽门处进行的这种操作叫作幽门成形术，可用于治疗由十二指肠近端的由慢性消化性溃疡引起的瘢痕挛缩性幽门狭窄。

四、括约肌修补术

有时可能需要有意地切除括约肌。修补旧的括约肌缺损或撕裂通常不会太成功；有时，切除旧的受损括约肌边缘，然后进行新的修复可能更为有效（图4.69）。

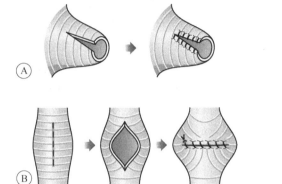

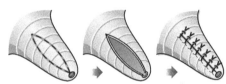

图 4.68　括约肌成形术

Ⓐ将括约肌末端切开，将切缘的内层和外层缝合在一起；Ⓑ将括约肌纵向切开，再横向缝合关闭切口

图 4.69　括约肌修补术

去除破损边缘以显露括约肌的新鲜原始切缘，然后再将其缝合到一起

五、括约肌反转术

一些括约肌就像阀门一样起单向作用。实际上，虽然并非总是如此，但通常肠管的蠕动都是单向的，因此它的作用就像单向阀。为了减慢内容物通过的速度，以便能在大肠切除术后拥有更多的时间来吸收，可以取一段带有自身血管和神经的括约肌，反向与肠管进行吻合并保持肠管连续性（图 4.70）。

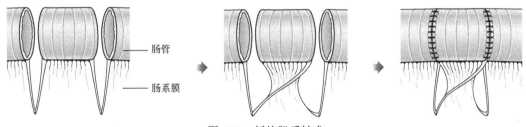

图 4.70　括约肌反转术

在连续的括约肌上取下一部分，将其反方向重新连接在肠管上，并恢复肠道连续性

第十三节　获得性腔道的处理技术

获得性空腔和腔道的成因各不相同，包括生长发育、创伤、感染、体外异物及肿瘤。

一、窦道

窦道是一个由上皮组成的盲管，它通常是从皮肤到其他组织的一个腔道。

1. 窦道壁可能是肉芽组织，但也可能会发生上皮化。在某些情况下，消除病因可能就够了；但在其他情况下，需要将整个窦道切除。

2. 最常见的窦道是切口窦。浅表的缝线通常会作为异物存在，尤其是最终埋在皮肤下的线头又长又硬时，线头最终会穿破皮肤。有时窦道可能是由一块坏死组织或遗漏的异物引起的。可以先尝试将镊子或细小的"蚊式"钳插入窦道内，并轻轻地张开，将缝线或其他病因移除。如果失败，那就在局部麻醉下探查窦道，扩大开口直至可以看到原因，然后将其移除。

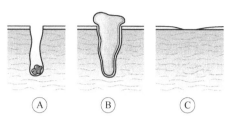

图 4.71　窦道的愈合过程
Ⓐ 窦道内有异物、病变组织；藏毛窦内有毛发；Ⓑ 消除了慢性刺激性病因后，扩大开口，这样空腔的基底部就可以被肉芽组织填满；Ⓒ 当上皮愈合在一起后，填满基底部的肉芽组织会收缩

3. 经典的窦道是藏毛窦，它是由藏于尾骨表面皮下的毛发造成的慢性刺激，并经常继发感染而形成的一个外口。过去，对藏毛窦经常被像恶性肿瘤那样广泛切除。现在则是让其向表面开口形成一个窦道，在仔细地去除所有的毛发和窦道内膜并保持较大开口后，肉芽组织通常会从深处开始渐渐充满整个空腔（图 4.71），然后自己愈合。

二、瘘管

1. 在医学上，"瘘管"是指两个上皮组织之间形成的异常通道。某些情况下，去除病因即可能有效。但如果瘘管已经完全上皮化，它将永远不会自己闭合。打了耳洞并戴上耳环后，上皮细胞会在这个通道上自行生长，这样耳洞就可以终身存在。如果存在感染、异物、肿瘤或者一直有液体高速通过，特别是如果排出物具有刺激性时，那这个通道就很难愈合。这个原理适用于胆管系统或肠道的瘘管形成。如果远端有梗阻并且把瘘管作为安全通道，那瘘管将永远不会愈合。

2. 如果存在不可通过或无法切除的梗阻时，瘘管反而有一定益处，它的存在可以缓解梗阻。如果存在比较严重的向腹腔内渗漏的可能时，瘘管的形成将使患者免于弥漫性腹膜炎。

3. 肛瘘由炎症引起，通常位于直肠下段或附近，也可能来源于更近端的肠道。感染可能会导致脓肿形成，有些脓肿会开口于肛周皮肤，从而在肠道和皮肤之间形成一个瘘管。通常探针可以从外口沿此瘘管进入肠道。保持瘘管一直处于开放状态（图 4.72），直到有新的组织填满，便可以愈合。如果内口位置很高则难以愈合，因为它很大的部分需要通过肛门括约肌。

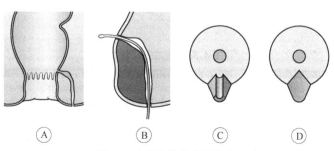

图 4.72　瘘管的形成及愈合
Ⓐ 肛管和肛周皮肤之间形成肛瘘的示意图；Ⓑ 用可塑形的探针穿过瘘管，使瘘管壁分开，沿着探针创造的缝隙将瘘管充分显露；Ⓒ 从会阴角度看；Ⓓ 由于填充物以及其他防止边缘再次连接的措施，裂缝既浅又小，很快就可以愈合

标准的方法是用探针穿过瘘管，通常从肛周皮肤进入肛门，然后在探针上方完整地切开显露瘘管全长。这种治疗通常需要横向切断中间的括约肌。这个手术需要技巧和经验，否则可能会过度损伤括约肌而造成肛门功能障碍。在某些情况下，可采用挂线疗法。即先用缝线对要离断的组织进行机械压迫以避免过多的肌肉离断，这个过程导致的纤维化可以使肌肉被横断时，肌纤维会被瘢痕组织固定而不回缩。

4. 尽管之前已经介绍了瘘管的定义，但动静脉瘘是两个血管内皮之间的异常通道。这可能是故意为之，例如在终末期肾脏病患者会为进行血液透析而进行的动静脉造瘘术；也可能是创伤后无意间形成。后一种情况需要血管外科医生来修复血管损伤并将两个异常连接的血管分开。

三、口

1. 口（stoma）是指一个内部腔道与另一个腔道之间的自然开口或人为开口，其还可以存在于同一腔道的两部分之间，或与体外相通。例如，嘴是自然存在的造口，将胃和肠道吻合在一起的手术是胃肠吻合术，把结肠开口到皮肤表面则是结肠造口术。

2. 如果两个表面融合在一起，则造口稳定。如果不发生融合，或者如果上皮细胞被破坏，那就会发生纤维化，从而使口收缩。因此，若要在肠管之间、腔道之间或腔道与肠管之间形成一个永久的口，就要确保缝合上皮和黏膜，实现完美对接。行结肠造口术时（图 4.73），必须小心地将黏膜和皮肤连接在一起。过去，外科医生常常将肠管带到体表，却不将肠黏膜与皮肤连到一起；其结果就是常常需要行"结肠造口再修复术"。

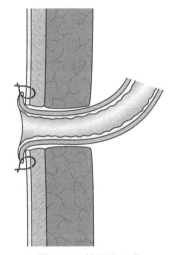

图 4.73　外部造口术
肠管的末端已通过腹壁上的一个开口被带到了皮肤表面。将肠壁的末端外翻，使黏膜可以直接缝到皮肤上

肠造口可以是小肠或结肠造口。结肠造口时要使开口与皮肤平齐。在开腹手术中，首先用小手术刀或电刀切开皮肤以形成所需要的口。继续切开脂肪至筋膜，在筋膜上做一个十字形切口，然后用组织剪（梅奥剪刀，Mayo scissors）的尖端分开下面的肌肉。如果有助手，可以使用两个兰根贝克（Langenbeck）拉钩来加宽口径。把非优势手放在造口所在的前腹壁腹膜表面上，将其抬高使之与下面的肠管分开，然后用电刀在腹膜上做十字形切口。用巴布科克（Babcock）钳轻轻地将要形成造口的肠管末端从内向外拉出。

要确保肠管没有扭曲，没有太大张力。要考虑到患者术后可能会出现肠胀气并导致肠梗阻，这可能会使造口承受的张力更大。选可吸收缝线用间断缝合法将肠管与皮肤在造口处环形缝合一周。确保造口是粉红色、有光泽的。

如果要使用造口袋，则需要将开口修剪成一定尺寸。造口袋的翼缘温度稍高的话，通常有助于粘住造瘘袋。另外，可将修士香脂（安息香酊）涂抹在皮肤上，然后进行再粘贴。

小肠造口要注意防止富含消化酶的肠液流出损伤皮肤，常可将口做成突嘴样。将小肠端拉到外面后，用巴布科克钳在距游离缘约 3cm 处轻轻咬住黏膜层和部分肌层。用优势手抓稳巴布科克钳，轻轻松开肠管的游离缘使其自然回位。然后把巴布科克钳抓住的那部分肠管外翻。将其缝合到皮肤上时，缝针先穿过肠管游离缘，然后穿过紧邻肠管外壁的浆肌层，再穿过要与之连接的皮肤。沿造口周围做一圈间断缝合，使肠管末端与皮肤切口正确对合。

尿道造口术（皮肤输尿管造口术）或回肠膀胱术的做法与小肠造口术基本相同，但在开口处要防止尿液损伤皮肤。

四、囊肿

1. 有些囊肿是随发育形成的，比如支气管囊肿。如果上皮细胞被离断或者被掩埋，那么它会一直生长直到与相同组织的其他细胞相接，从而导致植入性囊肿。包括肿瘤在内的许多疾病都会导致囊肿形成。

2. 处理囊肿的一种方法是在不破坏囊肿的前提下将其取出，以避免内容物流出。这种方法适用于卵巢、支气管和附睾囊肿。皮脂腺囊肿等潴留性囊肿通常可在局部麻醉下切除。准备足够量的麻醉剂，在囊肿周围进行麻醉而不是将麻醉药注入囊肿内部。这样会将囊肿与周围组织分开，并能为后续的锐性分离提供方便，还能减少出血。如果没有将囊腺的所有分泌层都切除干净，囊肿可能会重新形成。

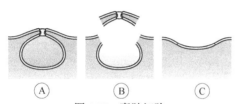

图 4.74　囊肿切除

Ⓐ 潴留性囊肿：由于腺性囊肿的口很狭窄，分泌物无法排出；Ⓑ 囊肿上面的上皮细胞和囊肿的顶部已被切除；Ⓒ 囊肿壁和表面的上皮边缘融合，表面逐渐变得均匀光滑

3. 最常见需要处理的囊肿是皮脂腺囊肿（见第 6 章）。

4. 靠近表面的潴留性囊肿通常可以通过去除上面的组织来除掉囊肿顶层，随后表面的上皮会迅速与囊肿壁融合（图 4.74）。这种方法适用于口腔内的唾液腺囊肿。

5. 有时可以通过置入一根连在吸引器上的管来治疗囊肿，用负压将囊壁吸在一起使囊腔塌陷和萎缩。

五、脓肿

见第 12 章。

参 考 文 献

1. Hasson H M. A modified instrument and method for laparoscopy[J]. Am J Obstet Gynecol, 1971, 110(6): 886-887.

第5章　血管处理技术

1. 人体主要血管的解剖走行特征能够防止血管损伤和过度的牵拉。位于躯干后方的大血管紧贴于骨骼，并且血管前方还有内脏起到缓冲保护的作用。在四肢，这些血管位于关节的屈面。因此，当身体处于蜷缩状或类似于胎儿在母体中的姿势时，体内的血管能够得到充分的保护。

2. 心脏通过收缩将血液传递到全身。血管本身既不是僵硬不动的，也不会自行蠕动。血液流动主要受自主神经系统调控。此外，血流速度在中心血管要快于外周血管。血管内的物质可与血管内壁发生相互作用，如动脉粥样硬化或动脉内膜夹层导致血管内膜不规则时，血管内血液平稳的流动会受到极大影响。

3. 血管内皮细胞在血管内腔形成连续的表面。如果血管内皮细胞因过度牵张而受损、破坏或分离，从而暴露出内膜下胶原纤维，血液中的血小板就会黏附其上并激活凝血因子。在局部炎症因素存在的情况下，血管内皮细胞释放多种细胞因子[1]和趋化因子，同时表达细胞黏附蛋白（如 ICAM-1 和 VCAM-1）；单核细胞和 T 细胞会募集其上，在随后的炎症过程中发挥重要作用。在手术操作中，创伤会导致血管内血栓的形成，因此，应该尽量减少对血管的有创操作。

4. 动脉血管壁有平滑肌细胞层。在有吸烟病史、血浆低密度脂蛋白（LDL）增高、糖尿病或高血压的患者中，血管的易损区域容易形成动脉粥样斑块。在这种情况下，一些细胞因子导致单核细胞分化为巨噬细胞，巨噬细胞产生促炎性细胞因子，如白介素-6（IL-6）、白介素-12（IL-12）和肿瘤坏死因子-α（TNF-α）。巨噬细胞吞噬脂肪颗粒变成泡沫状巨噬细胞。其相应的病理生理学改变是血管内膜增厚，以及血管平滑肌细胞增生。动脉粥样硬化形成的粥样斑块使血管管腔狭窄（图 5.1）。血管管壁可能会形成钙化，从而导致血管弹性下降，使得难以在手术过程中使用血管钳控制血管。静脉血管仅在被用作动脉血管移植物、血管旁路和动静脉瘘时，才会受到影响。如果血管内膜受损，血小板就会黏附在破损的血管内皮细胞上，从而导致血栓形成、血管管腔狭窄或阻塞。如果血流破坏了血管内膜，就会形成逐渐进展的内膜片，从而导致血流在血管的真、假性腔内流动，此即血管夹层。血管壁变得不规则及质地变脆，从而难以可靠地缝合。此外，在动脉瘤形成的过程中，由于动脉壁平滑肌细胞减少，弹性蛋白缺失及胶原纤维分布的改变，导致血管壁弹性下降，增加了血管发生破裂的可能性。

5. 由于静脉内压力一般较低，静脉壁通常仅有一层很薄的平滑肌中膜。多数静脉都有静

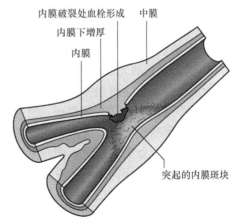

图 5.1　动脉粥样硬化斑块所致的血管管腔狭窄
动脉分叉部位的动脉粥样硬化产生湍流。含低密度脂蛋白的巨噬细胞聚集于血管内膜下。中膜平滑肌层增厚、扩张。在内膜斑块的断裂处，血小板和血栓黏附在内膜下层

脉瓣，其作用是使静脉只向一个特定方向输送血液。静脉中血液流动通常比在动脉中慢；如果存在血管内皮受损、血液瘀滞或凝血功能亢进，则发生血栓的机率明显增加。通常情况下，静脉回流受阻会导致肢体的肿胀。在妊娠期间，增大的子宫压迫盆腔静脉，使下肢静脉回流受阻，静脉扩张及瓣环增宽；瓣膜失去了正常的功能，从而形成静脉曲张。静脉充血同样也可使痔静脉扩张。肝门静脉梗阻导致门体静脉系统交通支扩张，尤其是胃食管交界处的静脉丛会更明显。

6. 在血管外科围手术期，由于手术创伤、血管内膜破坏、血液瘀滞、缝线的使用和自身凝血因素等原因，血栓形成的风险明显增高。

7. 为避免血栓的发生，在血管外科围手术期，局部使用抗凝药物可以有效降低发生血栓的概率，一般使用 500mL 含有 5000 国际单位（IU）肝素的等渗肝素盐水进行冲洗和局部灌注。

第一节　经皮穿刺技术

一、静脉穿刺

> **要点**
> - 经皮静脉穿刺技术需要熟练掌握。通常在紧急情况下，对于塌陷静脉或者异位静脉，需要有熟练的操作技巧。这需要不断地练习，练习，再练习。
> - 确保你了解血管局部解剖结构，以避免损伤邻近的动脉和神经。
> - 不断的穿刺失败，不仅会使你失去信心，同时会失去患者对你的信任。需要及时向他人寻求帮助。

1. 静脉扩张时最容易穿刺。低血容量或在寒冷环境、局部创伤时，静脉收缩；而温暖环境、肢体处于下垂位置或静脉轻度充血等状态下，静脉则会扩张；静脉扩张也可通过简单的指压以限制静脉回流来实现。对于四肢的浅表静脉，在确定静脉位置后，放置止血带（最好是一次性使用止血带）阻止静脉回流又不影响动脉血流，从而使静脉管腔扩大。轻拍静脉，并让患者活动远端肌肉（如反复握拳），也会使静脉明显扩张。在温暖环境和全身麻醉状态下，静脉也能够很好地扩张。

2. 不要使静脉过度充血，特别是老年人，否则静脉会自发破裂或于穿刺时发生破裂。

3. 确保适当的光线，切线位的光线会沿着膨起的静脉产生阴影，从而更容易找到血管。在进行静脉穿刺前，可预先剃除表面的毛发，调整好视野。将手指放置于静脉凸显的体表部位，可以感触到深静脉的存在。也可以轻轻拍打血管近端或周边，嘱患者咳嗽可以使某些部位的静脉更明显。有时，你的手指可能会感触到血管震颤。一些静脉可通过体表解剖标志进行定位，如颈内静脉、锁骨下静脉和股静脉等，可根据推荐的穿刺点、进针方向和深度进行操作。对于肉眼不能看到或不能用手触摸到的静脉血管，需要在便携式超声引导下进行穿刺。

4. 如果需要使用型号较粗的穿刺针，或在静脉穿刺后还要进行其他操作时，特别是如果患者对疼痛非常敏感，要毫不犹豫地在穿刺处进行局部麻醉。可采用细针于皮下注射少量麻醉药物，推荐使用 29 号针连接一个胰岛素注射器。首先在穿刺部位用麻醉药物打一个浅表的皮丘；待数分钟麻醉药物吸收起效后，再进行穿刺。如果使用较大型号的穿刺针或有外套管的穿刺针时，应先在穿刺部位用尖刀片做一个小切口。这样，穿刺针容易进入浅表组织并容易体会到"落空感"；如果针被皮肤紧箍时则会失去这种手感（图 5.2）。用拇指或食指将穿刺静脉向远端牵拉，使穿刺针的方向和静脉走行保持在同一条直线上。也可在距预定穿刺点远端几毫米处进行穿刺。由于已经穿过了皮肤，当推进穿刺针或穿刺套管时不受皮肤紧箍的影响，会更容易感受到穿刺针穿透血管壁的"落空感"。

5. 对老年患者进行静脉穿刺时常遇到 2 个困难。首先，老年患者静脉常常处于扩张状态，进行穿刺后，血管容易破裂出血并渗透到周围组织中，从而影响操作视野。对于此类患者要尽量避免静脉过度充盈。其次，由于老年患者静脉管壁增厚且光滑，因此穿刺时很难固定血管。对于这样的患者，可以在静脉的汇合处进行穿刺（图 5.3）或在静脉穿刺部位远端施加牵引力固定静脉以便于穿刺。

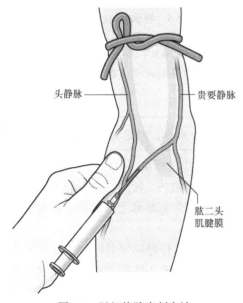

图 5.2　肘部静脉穿刺方法

贵要正中静脉是静脉穿刺的常用部位，肱二头肌腱膜将其与肱动脉分开。在血管近端施加止血带使静脉充盈；左手拇指压住静脉的一侧使其稳定，但不要压迫静脉。图中省略了握住注射器和针头的右手。进针时使针与皮肤几乎平行，针头斜面朝上

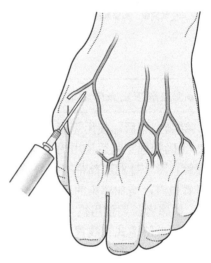

图 5.3　静脉汇合处穿刺示意图

穿刺针即将进入浅静脉分支的汇合处，此处引流血管相对固定。图中省略了握住注射器的右手

6. 穿刺静脉时，如过于靠近穿刺静脉或施加的牵引压力过大，静脉就会塌陷，手指也会妨碍进针。当穿刺部位靠近关节时，可通过弯曲关节部位来施加牵引力以便于操作（图 5.4）。

7. 穿刺时，要使针头斜面朝上，几乎垂直穿过皮肤。穿刺针在皮肤内走行越长，患者的不适感越明显。进入皮肤后，调整穿刺针方向使之与静脉平行；倾斜针尖，将其轻轻压入静脉管腔（图 5.5）。轻轻回抽注射器以检查针头是否进入静脉内。如回抽有血液进入注射器内，则将针进一步推入静脉，但应避免置入整针；如血液在针头与注射器连接处中断，则不能盲目进针而应撤出穿刺针。

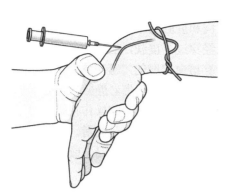

图5.4 关节部静脉穿刺示意图

如果静脉位于关节附近，可以弯曲穿刺部位，这样会拉伸静脉并使其固定，为穿刺提供良好的操作视野

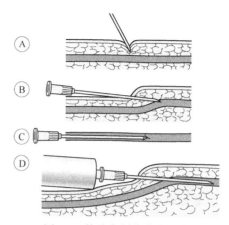

图5.5 静脉穿刺的进针方法

Ⓐ 几乎垂直刺穿皮肤；Ⓑ 将针几乎与静脉平行对齐，准备将针"挤压"到静脉中。注意斜面朝上；Ⓒ 俯视下，显示穿刺针恰好在静脉走行的上方；Ⓓ 穿刺针进入静脉，与之准确对齐

> **要点** ● 在取下止血带之前不要拔针，否则会有更多的出血，对患者来说会增加痛苦。

8. 穿刺完毕后，使用无菌棉签轻轻按压穿刺部位，拔出针头，计时按压3分钟。

9. 正确处理穿刺后使用的锐器，最好将其放置于锐器盒内。使用过的锐器不要重新套上外套管，除非针的底部带有折叠盖。如果将使用过的针头重新套上外套管，则有可能接触到患者血液，增加感染的风险。

10. 如患者长期使用抗生素或者化疗药物，需要反复进行静脉穿刺时，这时应采用中心静脉导管或隧道式管线置管。在英国的许多医疗中心，这些工作都是由专门的静脉治疗小组负责完成的。对于慢性肾衰竭患者，需要行血液透析时应建立动静脉瘘，即桡动脉或肱动脉与头静脉吻合；静脉内压力增高后使得血管扩张，便于反复插管。

二、动脉穿刺

1. 动脉本身的特点是具有活动性，而老年人或高血压患者会发生动脉壁增厚。这种情况下进行动脉穿刺时，针头很有可能滑脱或难以穿刺成功。

2. 先在穿刺部位注射局麻药物形成一个皮丘，浸润动脉周围组织，用尖刀片划开皮肤，这个步骤有利于穿刺针顺利穿刺进入血管。

3. 如果情况允许的话，可以将动脉固定于肢体上便于穿刺（图5.6）。

4. 将针头斜面朝上刺入皮肤及皮下组织，至针尖位于动脉上方。然后以一定角度刺入动脉，此时会有少量血液进入注射器内。穿刺厚壁动脉所需的压力可能会使血管塌陷，所以应该采用短而快的动作进行穿刺。

5. 在困难的病例，可先将针头完全穿过动脉血管，然后缓慢回撤穿刺针，直至血液流入注射器内。为减少穿刺带来的损伤，不能反复穿刺动脉血管（图5.7）。

6. 由于针会损伤血管内皮，并可能因穿透血管壁导致血管发生渗漏。因此，穿刺针不适合在动脉内长时间留置。

7. 拔出穿刺针,使用无菌敷料按压穿刺部位。根据患者自身凝血状态,至少按压 5 分钟进行止血。

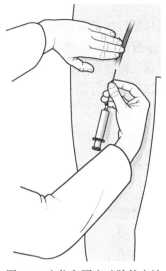

图 5.6 定位和固定动脉的方法

用非优势手定位和固定血管

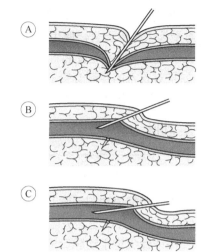

图 5.7 经皮动脉穿刺方法

不要反复穿刺动脉。Ⓐ 穿通动脉,逐渐回撤穿刺针;Ⓑ 直到血液进入注射器;Ⓒ 将穿刺针置入动脉腔内

第二节 经皮插管技术

"套管"指较硬的管路。目前,大多数商用血管穿刺套管是一个与穿刺针精密匹配的塑料鞘管,其远端逐渐平滑变细包裹在穿刺针杆上(图 5.8)。套管的不足是其长度必须短于穿刺针,但其优势在于套管不会损伤血管内腔或穿透血管壁。此外,如果套管内径足够大,可以满足各种导管、导丝和其他器械通过套管。

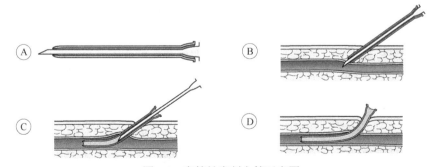

图 5.8 套管针穿刺血管示意图

Ⓐ 穿刺针及套管;Ⓑ 针头进入血管,然后保持稳定;Ⓒ 沿穿刺针推进套管;Ⓓ 拔出针头,留置套管

> 要点 ● 请勿将部分或完全撤回的穿刺针重新插入套管,针头可能会穿透塑料套管的管壁,导致其进入血管后断裂并形成异物。

一、静脉

1. 使用经皮穿刺套装。首先局麻打一个皮丘,5 分钟后用尖刀片做一小切口以利于穿刺针和套管通过。当进入静脉后，如果没有阻力，稍向前推进针头和套管。保持针尖在血管管腔的中央，避免损伤或穿透血管壁。如果是对较大的静脉进行穿刺置管，如颈内静脉或股总静脉，则应在超声引导下完成操作。

2. 当穿刺套管已经进入静脉时，保持针头不动，同时轻轻向前推进套管，然后拔出穿刺针。对于浅表静脉而言，使用非优势手在拔出针头时压迫套管外的静脉，以防止血液外溢。放置锁帽或三通或连接套管，并防止脱落。用胶带或无菌敷料固定穿刺套管。

3. 如果对置入的穿刺套管的位置存疑，可尝试连接注射器进行回抽是否有血液；这种方法可证实套管位置是否正确。

二、动脉

> **要点** ● 没有确信找到动脉之前，不要进行穿刺。

1. 如果同时需要穿刺动脉和静脉，要先穿刺动脉。当套管进入动脉时会稍有阻力；突破阻力后，轻推套管，使其头端沿着穿针刺顺利进入动脉管腔。

2. 要保证针尖位于动脉管腔中央，以避免损伤管壁或穿孔。

3. 在置入穿刺针和套管时，应仔细检查周围是否出现血液渗漏。如出现血肿，应拔出套管及针头，压迫出血部位 5 分钟，然后重新选择穿刺点。

4. 当确认穿刺针及套管已经进入动脉时，固定穿刺针的同时轻轻推进套管。做好连接管路的准备后拔出穿刺针。

5. 连接注射器并回抽，可见血液进入注射器。

6. 固定套管，用 5mL 肝素盐水冲洗管路。

第三节　经皮导管置入术

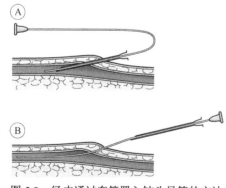

图 5.9　经皮通过套管置入钝头导管的方法
Ⓐ 导管通过套管的内腔送入；Ⓑ 撤出穿刺套管

希波克拉底使用"导尿管"来描述一种排空膀胱的器械。在 1860 年，法国外科医生奥古斯特·奈拉顿（Auguste Nélaton）发明橡胶导管之前，导尿管与套管一样都是硬质的管路。静脉留置用导管由塑料制成，可以用于插入静脉或动脉。如果导管的外径小于穿刺针或套管的内径，就可以将它们通过针或套管送入（图 5.9）。如果导管末端有鲁尔接头，就不能将套管从导管上取下，除非套管是可以纵向撕开的特殊类型。

尽管穿刺针上的套管长度有限，但是通过内径较大的针或套管置入导管的长度却没有限制。因此，可以在适合穿刺的部位置入导管，并根据需要将导管送至所需要的操作部位。

塞尔丁格技术

1. 瑞典放射学家斯文·伊瓦尔·塞尔丁格（Sven-Ivar Seldinger，1921—1998）于 1953

年设计了一种经皮置入导管的技术。此技术最初是为动脉而研发的，后来他将使用范围扩展至所有血管、导管、空腔脏器或有病变的脏器。

2. 在穿刺部位进行局部麻醉，做皮肤切口，置入针、导丝和导管。

3. 将一根空心针经皮置入血管，如果针的内径不够大，可选择有外套管的穿刺针套装。撤出穿刺针，将套管留在血管内（图5.10）。

4. 将一根柔软、末端弯曲的圆头导丝通过穿刺针或套管送入血管。撤出穿刺针或套管，留置导丝。

5. 沿导丝将一条尖端变细、内腔光滑且与导丝匹配良好的导管送入血管腔内。在推送导管之前，务必确保抓牢导丝在患者体外的部分。

6. 如果需要使用口径相对较大的导管，可在导丝进入皮肤处做个小切口；或者采用一系列逐渐增粗的塑料扩张器扩张皮肤入口，最大型号的扩张器应与所选导管外径相适应（图5.11）。

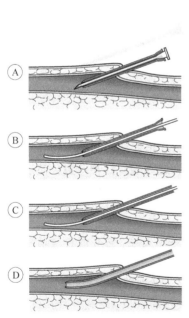

图 5.10　塞尔丁格穿刺技术示意图

Ⓐ 套管针进入血管；Ⓑ 拔出穿刺针并用导丝替换；Ⓒ 取出套管，换入塑料导管；Ⓓ 取出导丝

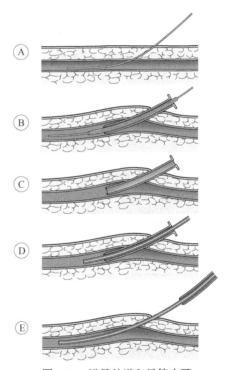

图 5.11　沿导丝送入导管步骤

Ⓐ 塞尔丁格导丝已进入血管；Ⓑ 沿导丝将带有鞘管的扩张器送入血管；Ⓒ 撤出导丝和扩张器，将鞘管留在原位；Ⓓ 将导管通过鞘管送入血管；Ⓔ 撤出鞘管

7. 在影像学下将导丝和导管推进至目标部位。如需要注射对比剂进行血管造影，确保医护人员穿戴铅衣等防护装备，患者是在射线可穿透的手术床上。在行造影检查之前，务必检查患者的肾功能；如患者肾功能已经受损，则需要选择含碘量比较低的对比剂。另外，一定要遵守医院的防辐射法规。

8. 技术上的发展极大地提高了导管的多样性和导向性。如果是头端带弯的导管，可以通过插入直型导丝降低弯曲程度。当导丝到达导管弯曲部分时，导丝可以将导管

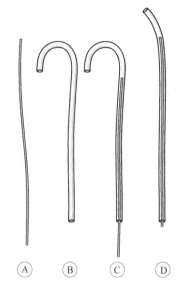

图 5.12　通过导丝拉直预制形状导管示意图
Ⓐ 直导丝；Ⓑ 预制形状的导管；Ⓒ 导丝插入至导管的平直部分；Ⓓ 将直导丝推入导管的预弯部分，从而使其弯曲部分伸直

变直（图 5.12）。拉直后的导管可以推进、旋转，也可重新弯曲进入侧支血管。现有各种预制形状的导管和导丝用于到达和通过角度特殊血管的狭窄或闭塞部位，如肠系膜上动脉、肾动脉和脑动脉。

9. 导管可以走行较长的距离，最终到达特定的位置。可以通过抽吸和识别管腔内容物来定位导管的头端。如果导管头端不透射线，可以在普通 X 线下看到；也可以通过注射对比剂，在 X 线下识别其具体位置。

10. 这项技术在循环系统和其他系统得到了广泛应用，可用于很多微创检查和治疗。介入放射学专家可以通过此种方法进行标本采集、输送药物、获得压力测量值，并可借助注射对比剂来进行放射学或影像学诊断。此外，也可以对血管进行选择性的栓塞、消融等治疗（见后文）。

第四节　血管内手术

1. 许多血管手术可以通过腔内方法进行。

2. 托马斯·福格蒂（Thomas Fogarty）在 20 世纪 60 年代初设计的一种尖端有球囊的导管，导管从近端进入血管，然后穿过血凝块或血栓到达远端。打开球囊，然后轻轻回撤导管，血凝块会随着球囊一同被拉出。如有必要，可沿导丝置入球囊导管。对于附壁血栓，特别是人工血管中的附壁血栓，福格蒂还发明了螺旋形开瓶器状的血栓清除导丝。

> 要点
> - 在操作过程中，不能失去对导丝的控制。如果导丝失控，它可能会滑动到血管中，变得难以处理。
> - 导丝是保证手术操作的通道。在手术完成之前，请勿将其取出。
> - 充分认识到使用塞尔丁格导丝和导管时手术技巧的价值。这是一种广泛应用的经典技术，而且这种技巧是相互贯通的。

3. 选择性血管造影术可通过将导管尖端送至特定位置并注入对比剂进行显像。如蛛网膜下腔出血或消化性溃疡出血，出血的血管可以通过血管造影和放置铂金微弹簧圈进行诊断和治疗。

4. 将安装在导管上的成形球囊放置在血管狭窄处，充盈球囊后可以扩张血管。球囊可以被充盈至预定的直径，但过度充盈球囊则可能导致血管破裂出血。球囊可以有多种型号，小至用于扩张下肢远端血管的 1 到 2mm 直径，大致与主动脉管径相同。使用球囊扩张狭窄的颈动脉和冠状动脉，可以治疗颈动脉狭窄和心肌缺血。

5. 在球囊扩张术成功后，可以置入血管内支架以维持血管腔的通畅。支架可分为自膨式和球囊扩张式支架。反应性内膜增生可导致半数患者发生血管再狭窄，而药物洗脱支架和药物洗脱球囊可用于减少这种情况的发生。

6. 血管内动脉瘤修复使用的是覆膜支架。支架的覆膜由聚酯纤维或聚四氟乙烯制成，并附着在由不锈钢或镍钛合金制成的金属支架上。通常，覆膜支架经由股动脉送入，然后释放在动脉瘤处。金属支架能够提供径向和纵向的支撑。覆膜支架将动脉瘤与循环隔离。

7. 肝硬化门静脉高压导致的胃食管静脉曲张破裂出血可以通过经颈静脉-肝内门静脉分流术（TIPSS）进行治疗。在影像系统的监控下，导管沿导丝穿过右颈内静脉和上、下腔静脉至肝右静脉；送入穿刺针，经肝组织穿刺门静脉，再经穿刺针送入导丝到达门静脉。沿导丝在肝静脉和门静脉之间放置自膨胀式金属支架，形成门-体静脉分流。手术通常在局部麻醉下进行。

8. 静脉曲张可使用血管内射频消融治疗。先采用塞尔丁格技术于大隐静脉内送入导管，撤出导丝，然后采用激光或热能治疗曲张的静脉（见后文）。

第五节　血　管　缝　合

1. 聚乙烯单丝线或聚酯涂层编织线是不可吸收的缝线，聚四氟乙烯缝线也是如此，后者常用于缝合相同材料制成的人工血管。缝线安装在弯曲、圆体、锥形的无孔针上。缝合主动脉时，常使用 2/0 或 3/0 的缝线；而缝合小动脉或小静脉，则可使用小至 8/0 的缝线。一般的经验是，腹主动脉选用 2/0 缝线，髂部血管选用 3/0 缝线，股部血管选用 4/0 缝线，腘窝处血管选用 5/0 缝线，小腿中部血管选用 6/0 缝线，小腿远端血管选用 7/0 缝线。血管缝线两端都有针（通常称为"双头"），保证用一根缝线完成血管的吻合。

2. 如果缝线受到外力挤压，表面的光滑涂层会被破坏，缝线就会因此变得不结实。单股纤维缝线的风险最大，因为缝线的一处断裂就会破坏整个缝线的连续性。切勿使用金属器械钳夹缝线（但可以钳夹准备丢弃的部分），不要将缝线放置于坚硬、表面粗糙的器械上，也不要快速地抖拖缝线；这些操作会使得缝线的张力及强度降低 50%。受外力压迫的单股纤维缝线有记忆功能，即使是"死结"也会出现缝线滑动。

3. 在缝合血管时，要尽一切可能从血管腔内入针、腔外出针。特别是处理病变动脉时，如果缝针从外向内置入（图 5.13），可能会引发内膜与中膜分离的风险。然后，血液会由真腔进入血管内皮下的假腔，造成血管内膜进行性剥离，即形成所谓的"血管夹层"。破口朝向血流运动的方向时风险最大，可能导致整个血管内皮掀起。因此，在缝合动脉的横向缺损时，先于血管上游端由外向内进针，再从血管下游端由内而外出针。

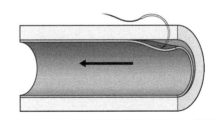

图 5.13　缝合造成的血管内膜夹层示意图
箭头表示血流方向

4. 在缝合病变动脉时，切记粥样斑块会使得动脉血管壁变得脆弱。需要根据情况随时随处改变缝合方式，以保证缝合的完整性和充分止血。

5. 小心地沿着缝针的曲度旋转持针器行针；如果不这样做，可能会引起缝针、缝线折断或导致针孔增大，后者会产生点状泄漏，形成所谓的缝针点出血。

6. 使用非优势手握住无齿分离钳协助置入缝针。德贝基钳是理想的选择（Michael DeBakey，1908—2008，著名的心血管外科医生，他自己也曾是主动脉夹层的患者）。为避免血管钳夹持到血管内皮，在插入缝针时使用钳子进行反压；即把钳子的两片轻微分开，

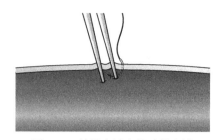

图 5.14 缝针穿过血管壁的方法

将针头穿过血管壁时，使用略微张开的分离钳进行
反向施压，而不要以抓出的方式操作

让缝针在钳子的两片之间穿过血管壁（图 5.14）。这种手法会使缝合变得很方便。

7. 每一针都必须穿过血管内皮和血管全层。打结务必正确且松紧适度。缝线距切口边缘的距离和针间距取决于血管的大小。

8. 缝合方式如下：

a. 连续缝合：连续锁边缝合是标准缝合方法。由于它们在动脉切口周围形成一个螺旋状的缝线，血管的每次搏动都会使螺旋缝线收紧。术后血压的恢复与血管扩张能够增加缝线的收紧程度，同时降低针眼渗漏的可能性（图 5.15A）。

b. 间断缝合：单纯间断缝合适用于小血管和儿科手术，这种缝合方式不会限制血管周径的增长（图 5.15B）。但是，当血管扩张时缝合处的缝线间距增加，此时如果缝线位置或打结方式不正确，就会增加出血的风险。

c. 如果能够使血管内膜完整对合，就不要使用褥式缝合技术，因为这会使得缝合处血管壁外翻（图 5.15 C），从而导致管腔变窄（图 5.16）。特殊情况下单纯褥式缝合也有一定的应用价值，如在缝合病变动脉时发生单针脱落，或要从动脉后壁的内侧进行血管吻合而动脉又因固定不能旋转时，可以考虑使用褥式缝合方法。

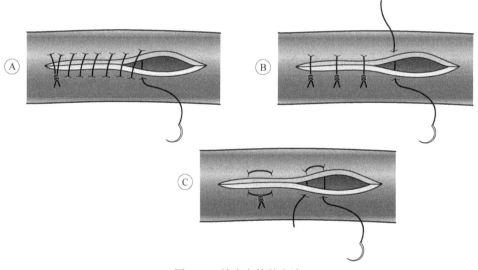

图 5.15 缝合血管的方法

Ⓐ 单纯连续缝合；Ⓑ 单纯间断缝合，适合缝合直径小的血管；Ⓒ 外翻褥式缝合将每侧的血管内皮进行缝合；然后使用单纯间断缝合加固

9. 通常情况下，由远及近或从术者的优势侧到非优势侧进针缝合会比较容易。将持针器向内旋转入针，逐渐向外沿着缝针的弧度缝合更便于缝针穿过。建议沿着缝针的弧度用"抖推"的动作穿过血管组织。如果只是简单地穿过血管壁，会使得针眼过大，导致出血。除非你的缝合技术非常娴熟，否则应当习惯在手术台的两侧变换位置，以舒适、熟练的方式进行缝合。

10. 缝合血管时，使运针及保持缝线张力恰到好处的技巧不可能通过间接的方式学到，必须勤勉仔细地观察上级医生的缝合技巧和手法，并学习如何保持良好的缝线张力。切勿让缝线松弛；将穿出的缝线交给你的助手握持，其间不能改变缝线的张力。反复松开及拉紧缝线会对血管壁产生切割作用；如果用力不当，甚至会有切断血管壁的风险。同时，这也会损坏缝线表面，使缝线变得不结实。如果发现缝线松弛，可以轻轻拉动缝线；在打结之前，用细神经拉钩将缝线环环拉紧（请勿使用皮肤拉钩，因为可能会切断缝线）。

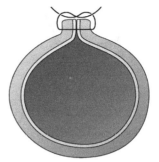

图 5.16　缝合血管的对合方法
缝合时，血管内皮对合是非常必要的，但血管壁不应外翻，否则会使血管管腔缩小

> **要点**
> ● 你不可能从任何一本书（包括本书）上学会血管缝合技巧。
> ● 必须在上级医师的监督下勤勉地观摩和练习。

11. 一定要将缝线的线结放置在血管外面。如果线结不正确，会成为缝合失败的潜在原因。线结不合格的原因包括线结没有打好或线结不够紧，或线结的数量不够，或者是操作粗暴导致缝合材料损坏等。线结越多，不合格缝合点的概率越大。一般需要 7 个或 8 个收紧的半结即可，每个半结与前一个形成一个方结，同时需要保持足够长的回头线。

第六节　显露和控制

另可见第 10 章。

1. 手术前要提前复习血管解剖结构，但同时要牢记血管的走行并不总是遵循常规的路径。疾病的发生发展可能会使血管的走行发生变化，同时也会侵袭血管及其周围组织。血管和神经通常走行于神经血管鞘内。在显露某条血管时，避免损伤周围其他结构。

2. 大多数情况下，静脉由于外观原因而容易显露。一定要事先标记好切口的预期部位。切口位置的选择应以安全显露和术后美观为前提，最好与皮肤张力线相平行。

3. 当显露的静脉拟作为动脉旁路血管时，尽可能减少对静脉的操作。保持血管外鞘与静脉的完整性，操作过程中应钳夹血管外鞘而不是静脉血管，以减少静脉血管发生痉挛的概率。

4. 轻轻打开无创钳，先显露血管的一侧，然后再显露血管的另一侧，要尽量显露所有可能深埋血管的分支或属支（图 5.17）。

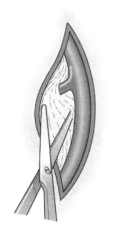

图 5.17　血管的显露方法
轻轻张开与动脉成直角的圆头钳，缓慢移动动脉，确保无深支血管受损伤

5. 根据血管的大小，在拟分离血管段的近端和远端分别以胶带、未系紧的结扎线或硅胶管等进行环绕（图 5.18），拉起它们时会使血管成角以阻断血流或使血流减少。也可以通过无创钳阻断血管来控制血流。对于非常小的血管，还可以使用"牛头犬"夹来控制血管（图 5.19）。通过这种方式，可以阻断并分离一个血管节段。

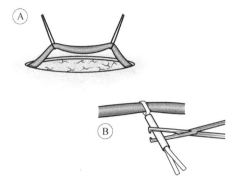
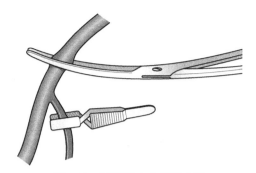

图 5.18　阻断血管的方法

Ⓐ 在拟处理血管的近端和远端缠绕血管，以便施加牵引力来阻断和结扎血管；Ⓑ 用牵引带环套血管，将牵引带末端穿过一橡胶管。拉紧牵引带并在橡胶管外面以钳子夹紧固定，就可以阻断血管

图 5.19　阻断细小血管的方法

较大血管用血管阻断钳控制，较小血管用有弹性的"斗牛犬"夹来控制

第七节　血管切开

1. 切开静脉和动脉时要避免损伤血管内膜。这种损伤可能发生在粗暴地切开血管、穿至或穿透血管后壁时。

2. 病变动脉上可能有松动的粥样斑块，在操作时可能会导致斑块脱落；应尽可能选择在健康的血管节段上做手术切口。手术刀片可导致血管内膜与中膜分离，从而引起动脉夹层。首选 11 号手术刀片进行操作。

3. 进入血管后，使用波茨（Potts）剪刀来扩大切口，确保剪刀不会损伤血管后壁（图 5.20）。在剪开血管过程中，不要反复进出剪刀，以免血管切口不平整。

4. 由于静脉血管壁很薄，故采用纵向或横向切口都可以。大、中型动脉可横向或纵向切开，但较小的动脉最好纵向切开。当缝合血管时，沿着缝线会形成血凝块。纵向缝合线上形成的血栓对局部管腔的影响小于环形缝合（图 5.21）。但是，请注意纵向缝合更容易造成管腔狭窄。

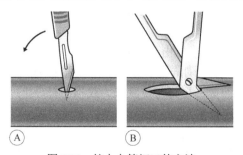
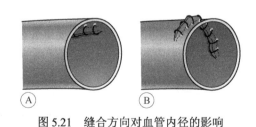

图 5.20　扩大血管切口的方法

Ⓐ 手术刀尖端做血管切口；Ⓑ 用波茨剪刀延长血管切口

图 5.21　缝合方向对血管内径的影响

Ⓐ 图中纵向缝线上形成的血凝块引起严重狭窄的可能性较小，但Ⓑ 图中环形缝线上形成的血凝块可引起管腔的明显狭窄

第八节　静脉——直视手术

1. 进入静脉获取血标本进行疾病诊断是一项非常有用的技术。特别是当动脉狭窄或者阻塞时，以静脉血管来替代动脉血管更是意义非凡。常见的静脉血管疾病是静脉曲张，表

现为静脉延长、管腔扩张及瓣膜功能不全。

2. 在送入导管之前，要将导管充水并保持充盈。先对静脉远端进行结扎，近端留置长线以便稳定和操控血管。通过在血管近端轻轻提起、牵拉、改变牵引线的角度来阻断血管。在大静脉上作纵向或横向切口，先送入导管尖端（图 5.22）；然后松开近端结扎线，使导管顺利通过。用另一条结扎线绕过静脉，将静脉和导管绑紧以固定静脉和导管的位置。

3. 为了在不阻断血流的情况下将小导管插入大静脉内，可先在血管插入部位用缝线做一个荷包，打一个未收紧的半结。在血管的近端和远端使用橡胶带、牵引环、无创夹等控制静脉，小心地在荷包缝合点刺一个小切口并置入导管（图 5.23）。部分松开阻断装置，同时将导管推入；收紧荷包缝线并打结，谨慎地完全解除血管阻断，并确保血管无渗漏。

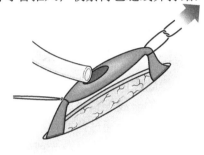

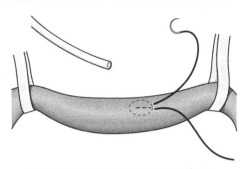

图 5.22　经静脉切口送入导管

导管后方静脉已结扎。用牵引线从两端牵拉静脉。近端牵引线暂不打结，待将导管送过近端牵引线所在位置后再将静脉和导管结扎在一起

图 5.23　将导管插入粗大静脉的方法

静脉穿刺部位留置荷包缝线，其中的直虚线表示导管进入的切口部位

4. 也可以提起静脉血管管壁的一小部分，用剪刀斜行剪开一个"V"形的切口。提起剪开的静脉壁部分，然后将细导管沿切口进入血管管腔（图 5.24）。

5. 若打算将穿刺针置入已分离出的细小静脉，可在拟插入部位的两端使用两根缝线提起血管以保持血管的稳定性。有时，为了更好地控制针的稳定性，可使用持针器或血管钳轻轻抓牢穿刺针（图 5.25）。

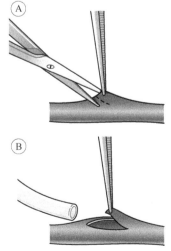

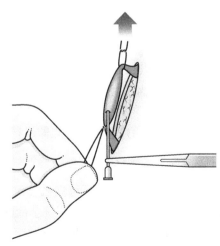

图 5.24　切开静脉送入导管的方法

Ⓐ 斜行切开静脉并形成一个 V 形静脉片；Ⓑ 提起静脉片，在其下将导管送入血管腔内

图 5.25　将穿刺针送入静脉的方法

用持针器或血管钳抓持穿刺针，将其置入非常细小的血管

> **要点**
> - 千万不能让空气进入中心静脉，否则会发生空气栓塞而导致心脏和循环骤停。
> - 在结扎主静脉的属支时，结扎线不能靠主支太近，否则会导致管腔狭窄；同样也不能距离主支过远，否则会留下死腔，从而导致血液湍流、血流停滞和血栓形成（图 5.26）。

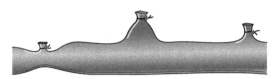

图 5.26　静脉属支结扎的正确位置

结扎大静脉的属支，使其依旧作为通道血管或用作动脉阻塞时的旁路血管。图中左侧显示结扎属支时缝线结扎部位过于靠近主支，从而导致主支静脉管腔变窄。图中中部显示缝线结扎部位过于远离主支血管，留下一个血管无效腔。图中右侧显示缝线结扎部位合适，保持了正常的管腔通道

一、静脉曲张

静脉曲张有多种治疗方案。一线治疗方案是保守治疗（包括抬高患侧肢体、穿弹力袜和改变生活方式）；但如果保守治疗失败，可考虑其他干预措施。

（一）静脉腔内消融术

静脉腔内消融是静脉曲张保守治疗无效后的一线干预措施。可以使用激光或射频消融术通过热能使静脉发生不可逆的闭塞和纤维化。激光或射频消融术需要在特殊的激光防护装备和专门的手术环境下进行。该手术可作为日间手术项目在局部麻醉下完成。

1. 在超声引导下，采用塞尔丁格技术将激光或射频探针送入大腿部位的大隐静脉。操作过程中，注意不要损伤股静脉。将探头尖端定位在距大隐静脉与股静脉交界处 1.5～2.0cm 处最为合适。此点可以在股窝横断面上寻找，在这里股静脉、股动脉和大隐静脉看起来像米老鼠的头，股静脉是它的右腿和头部，大隐静脉是它的右耳，股动脉是它的左耳。将超声探头旋转 90°，导管向尾端移动约 1.5 到 2.0cm。

2. 在超声引导下，用腰穿针对局部进行肿胀麻醉。在静脉周围注射稀释的局部麻醉剂（例如，在 1000mL 生理盐水中加入 40mL 1% 利多卡因和适量的肾上腺素）。这不仅能提供麻醉作用，还有助于静脉表面的覆盖组织（特别是皮肤）免受热灼伤，并可使将静脉压向探头。

3. 在施加热能前，摆放患者呈头低脚高位（见后文）。

4. 先在顶部进行两个循环的消融，然后再进行单循环消融，直至探头退出。切记在最后一个循环的消融前拔出套管，并确保探头的加热部分不灼伤周围皮肤。用无菌敷料覆盖穿刺部位。

5. 静脉剥脱治疗可于此后立即进行（见后文）。

（二）血管内硬化治疗

较小的静脉进行标记后可向血管内注射硬化剂。将下肢抬高并绑扎，向血管内注射 1～2mL 1%（0.5%～2.0%）的十四烷基硫酸钠。对于较大的静脉，可在超声引导下注射泡沫硬化剂。不要在隐股静脉或隐腘静脉交界处进行注射，否则会有血栓栓塞的风险。

（三）局部静脉剥脱术

局部剥脱适用于较小的、具有美容意义的静脉曲张治疗，可作为注射治疗的替代方法，

也可在静脉剥离时进行。

1. 如果需要剥脱的静脉很少，可以在局麻下进行。用细针注射麻醉剂打起皮丘，留出足够的时间使其发挥作用；然后继续注射麻醉药，将针头置于静脉和其覆盖的皮肤之间以帮助分离。

2. 在静脉的上方做一个平行于皮肤张力线的小切口。轻轻打开切口，注意不要撕裂静脉。然后一手用静脉钩拉起静脉，并在拉钩正下方钳夹一个小血管钳，注意不要钳夹到皮肤组织。沿静脉方向轻轻牵拉静脉，或旋转血管钳使静脉缠绕在血管钳末端，就像叉上的一串意大利面一样，然后拉出静脉。当无法再通过切口牵拉出更长的静脉时，静脉就被剥脱了。用干棉签压迫局部 2～3 分钟进行止血，然后用无菌敷料覆盖皮肤。

3. 作为剥脱的一种替代方法，可在游离静脉后将其结扎。这种方法可于静脉穿通时采用。如前所述切开静脉，将其与组织分离，并缠绕静脉。用弯形血管钳将细的可吸收结扎线缠绕静脉，然后结扎。

> **要点** ● 在进行静脉曲张手术前，确保已进行充分的术前检查，对解剖结构非常熟悉，并已仔细地标记了静脉。如果使用永久性记号笔标记静脉，请确保不在标记线上做切口，否则会给患者留下永久性印记。最好沿着静脉两侧画线，类似电车轨道；或者沿着静脉画圈；或者在静脉上做标记，在静脉的侧边切开。

（四）大隐静脉结扎术

1890 年，德国莱比锡外科知名医生弗雷德里克·特伦德伦伯（Friedrich Trendelenburg，1844—1924）报告了大隐静脉结扎术，该手术将大隐静脉与股静脉分离。为了排空腿部静脉血流以便于手术，他将患者摆成头低脚高位——现在称为"特伦德伦伯"体位。目前，开放性大隐静脉结扎术是三线干预措施，在临床上并不常用。

1. 在腹股沟皱褶正下方做切口，分离、双重结扎并离断进入近端大隐静脉的属支。

2. 清晰解剖股静脉与大隐静脉的交汇处，在平齐股静脉的位置，双重结扎大隐静脉；为确保安全，建议使用缝扎方法。确保不要造成股静脉狭窄（见图 5.26），应在交汇处以远 1cm 处进行结扎。在近端双重结扎大隐静脉，远端单线结扎大隐静脉；然后在其间将大隐静脉离断。

（五）大隐静脉剥脱术

大隐静脉高位结扎后再实施大隐静脉剥脱术。

1. 在大隐静脉高位结扎处的下端，切断大隐静脉主干，通过此切口置入金属导丝或塑料导丝，并丝线结扎控制出血。

2. 向远心端推进导丝，通过膝部，直到能够在膝部下方内侧的皮下摸到它。

3. 在膝部下方 6～8cm 处游离出大隐静脉，并在表面做一个小切口。在静脉下预置 2 条结扎线。

4. 在远端结扎线的近端拉出剥离导丝的末端，然后将其固定。在导丝的头端近心端使用预制丝线结扎固定。然后在两个结扎线之间横断静脉，使导丝末端从切断端向远心端牵出。轻轻牵拉导丝，直至剥离导丝头端靠近大隐静脉的近心端离断端。

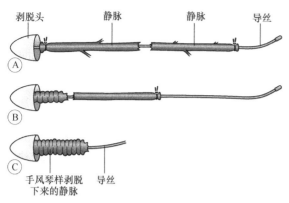

图 5.27　静脉剥脱术示意图

Ⓐ 图左侧示离断静脉后，导丝头端拉过静脉；图右侧示，再次离断静脉，以显露剥离器头端并从切口中拉出；Ⓑ 在确保剥离器头端安全地位于皮下组织后，稳定地牵拉剥离器，将其拉向右侧；Ⓒ 离断的静脉段在剥离器上像手风琴一样迂曲折叠在剥脱器上

5. 稳定地回撤导丝，剥离并挤压静脉，直至膝下切口处（图 5.27）。如果允许的话，抬高肢体，使用加压绷带包扎。此即大隐静脉逆行剥脱术。

6. 为了获得更好的美容效果，可使用血管钳将静脉从远端切口拉出，但不要将剥离器拉出。可将剥离器推回至近端切口（已经没有静脉），从而无需扩张下部的手术切口。在剥离器沿静脉向下传递至剥离静脉之前，在剥离器周围使用结扎线结扎，以便于取出剥离器；在剥离器上保留牵拉线并向头侧牵拉，可以从近端切口取出。

7. 沿着剥离静脉的轨迹进行推挤，挤出血液。逐渐向近心端手术切口的方向包扎无菌弹力绷带。

8. 最后，用无菌胶带覆盖手术切口。

9. 另一种方法是，剥离器自下而上穿过，能够避免静脉瓣膜妨碍剥离器通过。

二、用静脉替代动脉

静脉常常被用作病变的外周动脉和冠状动脉[2]的替代血管。因为正常的静脉具有单向功能的瓣膜，因此应将静脉倒置；如果在原位使用，则应先破坏这些瓣膜。

1. 采集一段静脉，将属支结扎，注意避免造成管腔狭窄。反向移植静脉血管，这样瓣膜不会阻碍血流，从而起到代替动脉桥的作用。

2. 一定要轻柔地处理静脉血管，避免静脉过度扩张并保留周围的外膜组织；尽可能将血管发生痉挛的可能性降至最低。

3. 另一种方法是，在腿部取一段大隐静脉，使用特殊器械（瓣膜刀）剔除瓣膜后，将静脉与闭塞段动脉的上下端进行吻合，对闭塞的动脉进行旷置。在这种情况下，必须将静脉属支全部分离并结扎，以防止动静脉瘘的发生。

> **要点**
> - 无意的过度扩张是手术失败的主要原因。
> - 剥离内皮细胞会暴露内皮下组织，从而促进血小板黏附。
> - 这是保证手术成功也是导致失败的原因之一，尽管成功和失败的手术医生似乎实施了相同的手术操作。
> - 一定要牢记，操作不精细就会导致手术失败。

第九节　动脉——直视手术

进行动脉手术时，可能需要注射或局部应用肝素。在这种情况下，通常以 500mL 中含 5000 国际单位（IU）肝素的等渗肝素盐水进行局部灌洗。

一、切开和缝合

1. 首先分离动脉，使用环绕的橡胶带、结扎线、硅胶管或血管钳来控制血管。

2. 纵向切开和缝合适用于中等大小的动脉，但这种方式会使较小的动脉发生管腔狭窄，这是因为外翻缝合增加了血管内膜的接触面积，从而会引起管腔狭窄。大血管无论进行纵向还是横向切开，都不会导致管腔狭窄。

二、直接插管

显露充分的动脉无论从近端还是远端都可以直接进行穿刺或放置导管。首先要确保对血管近端和远端都进行了完全控制。管腔较大的动脉可以横向切开，但对于管腔较小的动脉则应纵向切开。插入导管，同时松开结扎带或血管钳，进一步推送导管。

三、动脉取栓术

动脉取栓术通常是通过直接置入球囊导管完成的。该手术由美国外科医生托马斯·福格蒂（当他还是一名医学生）发明，目的是取出外周动脉中的血栓或血凝块。

1. 以 70IU/公斤的剂量给予肝素进行全身抗凝。

2. 对血管的近端和远端进行控制。将导管由近端插入，向远端推送；当导管穿过血栓后轻柔地充盈球囊以填充管腔，然后回撤导管将血栓拉出。由于是在远端血管进行操作，所以应选较近端血管直径稍细一些的导管。

3. 用肝素盐水冲洗已清除血栓的动脉后，缝合和开放动脉。

四、静脉补片

静脉补片是一种非常有价值的方法，可以避免纵向缝合动脉切口时所致的严重管腔狭窄。静脉补片必须平滑，稍大于血管内径。补片如果太小，就达不到治疗的目的；但如果补片太大，则会因管腔过大引起血液湍流，进一步导致局部血栓形成和内膜增生。如果使用大隐静脉，应该选择大隐静脉的近段，因为其能够承受较高的压力。也可使用处理过的牛心包制成的生物补片或由标准移植材料制成的合成补片。

1. 切取一段长度刚好比血管缺损长一点的外周静脉，将其纵向切开做成一扁片。将一端修剪成椭圆状，以适合血管切口的一端。使用合适规格的双针缝线，将两针从外侧穿过移植片的椭圆形切口端并排缝入管腔（图 5.28）。缝合方向从内至外，刚好穿出切口一端的两侧，使缝线对半。缝线打结后，吻合口会呈外翻的效果。

2. 从这里继续缝合，一针沿后壁缝合，一针在前壁进行连续缝合。每针缝合时均需穿过静脉补片和动脉壁。缝合后壁时，需要从近到远缝合；作为初学者，要换位到对侧进行由远及近的缝合。静脉补片的柔韧性使内膜相接触，从而保证外翻缝合的方式。当缝合完一半时，将缝线留在任意一侧，确保缝线上的张力没有松弛，把关注点集中在尚未缝合的部分。

3. 将静脉补片的另一端修剪成椭圆形，使其与剩余的动脉缺损匹配。继续在后壁进行缝合，直至绕过末端，然后继续缝合前壁。当缝合完成时，两根缝线均应位于动脉外表面，将相邻缝线打结，形成外翻褥式缝合。缝合最后几针时，如果无法确定缝针是否穿过血管内皮，切勿贸然插入缝线。如有必要，可在缝合结束前，维持适当张力使补片与血管之间的开口保持在 1cm 左右，然后在直视下，松松地穿入最后三到四针。暂时松开血管近端和远端的血管钳，以使血流清除碎屑和小的血凝块。用肝素生理盐水充分冲洗后，重新钳夹血管。顺次收紧剩余的缝线，维持良好的张力，并仔细与另一根缝线进行打结。

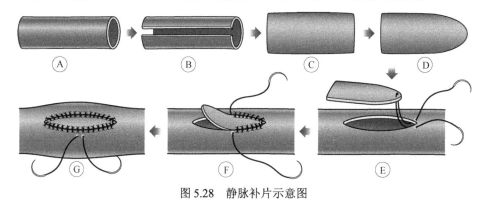

图 5.28　静脉补片示意图

Ⓐ 切除一段外周静脉；Ⓑ 纵向切开；Ⓒ 打开形成血管补片；Ⓓ 将一端修剪成椭圆形；Ⓔ 在补片和动脉切口末端插入缝线；Ⓕ 连续缝合，从后壁开始；修剪末端，使其与剩余缺损匹配；Ⓖ 将后壁缝线环绕末端后继续缝合前壁，并与前壁另一缝线打结

4. 另一种方法是从靠近一端的前壁开始，使用单纯连续缝合方式，然后在拐角处延续到后壁。修剪补片并将缝线环绕第二个拐角，返回前壁。沿着血管前壁缝合，直到缝合起始点进行打结。

> 要点 ● 一定不要在椭圆切口的末端收紧缝线和打结。

第十节　动脉吻合术

一、端端吻合

采用环形缝合方式会导致一定程度的血管管腔狭窄。这可以通过血管末端做斜形切除来克服（见图 5.33）。由于全周径缝合的缘故，横向缝线上形成的任何血凝块都会影响血流通过（见图 5.21）。

1. 缝合两根直径相当的动脉时，可以旋转血管，这样可以使你由外向内每次完成 1/3 周径的缝合（图 5.29）。这种方法是由法国血管外科创始人亚历克西斯·卡雷尔（Alexis Carrel，1873—1944）设计的，他于 1912 年获得了诺贝尔奖。在血管两端沿血管周径的每 1/3 处插入 3 根牵引线，牵拉三根牵引线中的 2 根，使拟吻合的两端对在一起并拉直，以便于接下来的吻合。

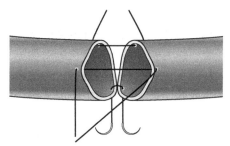

图 5.29　血管吻合的三角剖分法（三定点缝合法）——卡雷尔法

2. 从最难缝合的部位开始缝合，旋转血管将后壁缝合第一针。通过牵引线旋转血管，使得两侧均朝向前表面。

3. 使用连续锁边缝合，使得缝线环血管一周形成螺旋形状。由于缝线是光滑和有弹性的，它可以适应动脉搏动。随着动脉扩张，缝线进一步收紧，降低了吻合口渗漏的风险。

4. 对于小血管和儿童血管，使用单纯间断缝合。在儿童，连续的螺旋状缝合会限制动脉的生长。

5. 每一针都要位置准确并完美打结。每次缝合时需要实现血管内膜对合。在血管近心端由外向内插入缝线，在远心端则由内向外插入缝线（图 5.30）。这样缝合即使血管内膜在近心端发生分离，那也只会局限于吻合口处。但如果在远心端边缘分离，形成的动脉夹层则可能会向远处扩散。

6. 缝针的间距取决于血管直径的大小，中型动脉的针距为 2～3mm，针距血管切缘 2～3mm。

7. 一定要在血管外表面完成缝合，打结前先穿好最后几针，必须保证两端血管内膜对合良好。直到此时才可以顺次小心收紧缝线，必要时可使用神经拉钩。当确定每根缝线位置都准确后，方能小心地完成打结。

8. 如果无法移动和旋转动脉末端，就需在直视下首先缝合血管后壁（图 5.31）。

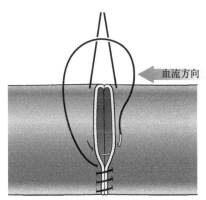

图 5.30　缝合血管时缝针的进出方法

用连续缝合或间断缝合法进行端端吻合术，在上游侧由外向内进针，在下游侧由内向外出针

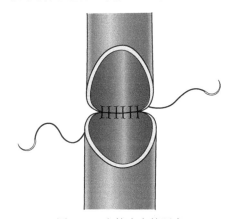

图 5.31　血管吻合的顺序

从后壁开始对固定的血管进行端-端缝合。在缝合每一针时，都要确认穿过了包括血管内膜在内的血管全层。最后缝合血管前壁

9. 如有必要，可以先把血管分开。使用连续、光滑的、双针缝线，从血管后壁中央处开始穿针，在每侧交替向外缝合，朝向最近插入的缝线，最终绕到血管壁的前面。然后顺次收紧缝线，确保每根缝线完全穿过血管内膜。这就是"降落伞"技术（图 5.32）。然后可以继续向两侧缝合，直到缝线在前端会合。

10. 在某些情况下，斜形切开血管断端非常有用（图 5.33），这样血管吻合缘部分平行于血管长径，凸向血管腔内的缝合缘残留就不会太局限。

二、端侧吻合

进行动脉吻合时，应注意避免造成管腔狭窄，同时尽量减少血流发生湍流。达成这一目标的一种方法是插入用静脉制成的泰勒（Taylor）补片或 沃尔夫（Wolfe）血管靴。另一种方法是在进行端侧吻合时，血管呈斜角而非直角进行吻合，吻合口的长度约为动脉直径的两倍。

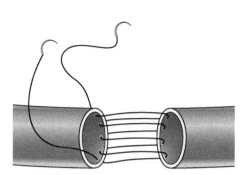

图 5.32　血管吻合的"降落伞"技术

采用"降落伞"技术进行连续缝合。可先让吻合两端离开一定距离，穿好后壁的缝线，然后收紧缝线将两端血管收拢

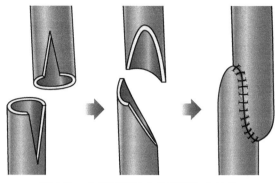

图 5.33　血管端端吻合的斜形吻合技术

斜行剪开两根血管末端，保持较宽的吻合口吻合，然后缝合

1. 在受支动脉上做一纵行切口，长度约为动脉直径的两倍。切开属支动脉末端，切开长度与拟吻合主支动脉上的切口相匹配（图 5.34）。

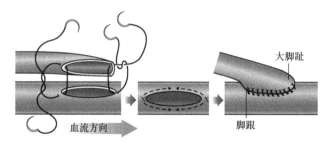

图 5.34　血管端侧吻合的"血管靴"技术

将小血管连接到另一根血管的侧面之前，小血管断面已被切开。第一针是用双针缝线将移植物与受体血管的近端开口相连接。用第二根双针线将移植"脚趾部"连接到吻合口的远端。首先缝合后壁，从两端开始缝合，直至中间处会合。以同样方式缝合血管前壁

2. 双针缝线在属支动脉的"脚跟部"由外向内穿针，在受支动脉由内向外进行穿针。以"脚跟部"为起点，沿两侧由"脚跟"向"大脚趾"方向缝合。首先缝合血管后壁，这样可以看到血管内腔的缝线，以确保每次缝合都能穿过血管内膜。当双针到达后壁和前壁的汇合部时，停止缝合。

3. 修剪属支血管的"脚趾"侧切缘，以保证与受支血管切口的完美对合。

4. 在"脚趾"处插入双针缝线，属支血管由外向内穿针，受支血管由内向外穿针；属支血管的穿针点位于"脚趾"末端的后方，受支血管的穿针点位于纵行切口的远端。直视下小心将缝线插入"脚趾"部末端周围。向"脚跟"方向缝合后壁至中间处，然后缝线打结。最后以类似方式沿血管前壁完成吻合。

> **要点**
> ● 要点在于切口的"脚跟部"和"脚趾部"。目标是在"脚跟部"和"脚趾部"的弧形汇合处缝合 5 到 7 针，以增加其延展性。

第十一节　显微血管外科

要抓住一切机会学习显微外科技术。近年来，血管外科手术的器械、材料和手术成功率均有明显改善。手术器械变得更加精致，缝合材料和缝针变得更加平滑、细小，手术技术也得到很大的改进。因此，血管外科医生可以有信心对越来越小的血管进行手术，这一趋势无疑将持续下去。

并不一定非要进行显微外科手术才能从这些技术中受益。显微外科技术证实了轻柔的组织处理和完美的对合对于手术成功具有普遍意义。

如果可能，一定抓住用放大镜检查血管吻合口的机会。你会发现，肉眼看起来很整齐的吻合口，在显微镜下检查可能却非常粗糙。

基本技术

1. 放大观察视野的最简单方法是使用放大镜，可将其安装在眼镜的框架上（图 5.35）。对比一下用肉眼与佩戴放大镜进行手术的效果，你会对应用放大镜所获得的高准确度留下深刻印象。如果刚刚开始接触显微技术或平时不戴眼镜进行手术操作，可以先试试普通放大倍数为×2.5 或×3.5 的阅读用放大镜，看一看不同的视觉效果。

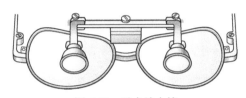

图 5.35　手术放大镜

安装在眼镜框上的放大镜可提供放大的中心视野和宽阔的正常周边视野

2. 使用手术显微镜可实现更高的放大倍率（图 5.36）。一般的手术器械对于高精度手术来讲依然会显得很粗糙，因此设计了显微手术专用器械（图 5.37）。

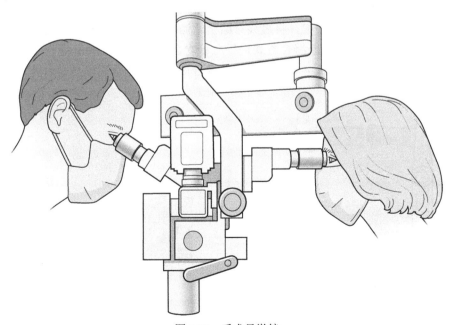

图 5.36　手术显微镜

双目手术显微镜提供无影照明。术者和助手可以同时观看

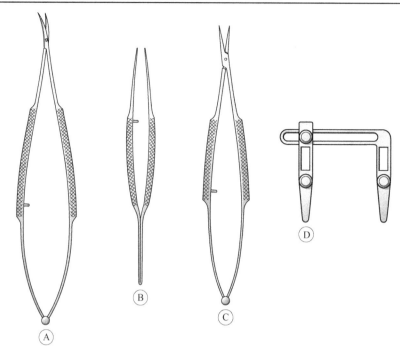

图 5.37　显微手术器械
Ⓐ 剪刀；Ⓑ 解剖镊子；Ⓒ 持针器；Ⓓ 血管夹

3. 采用显微外科技术可吻合直径 1mm 或更细的血管，且成功率接近 100%。使用无创的微血管夹可以方便地对合血管（图 5.38）。将靠近切口的一小段血管外膜剥离，因为任何进入到血管管腔内的异物都会导致血小板聚集并诱发血栓形成（图 5.39）。血管内膜损伤不可避免地会产生凝血反应。切勿用镊子夹持血管内膜，而是通过夹持中膜来操控血管。血管吻合时不能做外翻缝合，所以要将血管端端吻合。缝合前壁时，确保不会缝合到血管后壁。提起另一侧血管前壁，将缝线打结至适当位置，但不要过分收紧或影响血管连续性（图 5.40）。应该采用间断缝合方式进行血管吻合。动脉每 0.3mm 缝合 1 针，静脉每 0.6mm 缝合 1 针，每侧 3 针或 4 针。完成前壁缝合后，旋转血管钳以显露后壁，重复上述步骤。

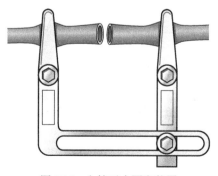

图 5.38　血管对合固定装置
用两个无创血管夹将血管两端固定到一起

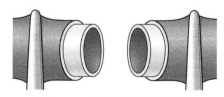

图 5.39　动脉吻合前剥离外膜

用肝素盐水或肝素林格氏液（Sidney Ringer，1835—1910，英国生理学家）彻底冲洗血管（肝素浓度为 1000IU/100mL）。当吻合完成后，可用 0.5%布比卡因冲洗血管表面。先取下远端血管夹，然后取下近端血管夹。轻柔提起血管，轻微施加压力，观察血液流经收缩处时的"搏动"，以确认血流通畅。如果血管存在渗漏，可在局部稍微按压几分钟。偶尔需要重新夹闭血管，冲洗掉黏附在血管吻合口上的血凝块，并额外补加一针。

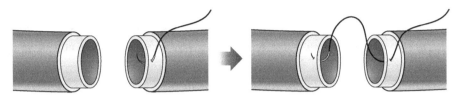

图 5.40　血管吻合的进针和出针方法

一侧血管壁由外向内进针，另一侧由内向外进针，然后打结使两侧血管壁对合在一起

> **要点**
> ● 如果没有血液流动，应将缝线拆除几针，小心冲洗出血凝块并重新缝合。如果仍无血流，就应切除断端，重新吻合血管。

4. 如果想做端侧吻合，需在接受方血管一侧切出一个椭圆形切口，长度需要比供方血管末端长三分之一。

5. 使用类似的显微外科技术还可以准确地连接神经；同样地，使用类似方法可以重建输卵管和输精管。

参 考 文 献

1. Ramji D P, Davies T S. Cytokines in atherosclerosis: key players in all stages of disease and promising therapeutic targets[J]. Cytokine Growth Factor Rev, 2015, 26(6): 673-685.

2. De Souza D S R, Pinheiro B B. Advantages of harvesting the saphenous vein for coronary artery bypass surgery using the "no touch" technique[M]. In: Abraham D, Handler C, Dashwood M, Coghlan G, editors. Vascular complication in human disease. London: Springer-Verlag, 2008: 150-157.

第6章 皮肤处理技术

皮肤是身体中最大的器官。通过它人体与外部世界相接触。皮肤有许多功能，包括保护、抵御病原体、调节温度和感觉，而触觉尤其集中在手指的掌面。皮肤在不同部位的厚度也是不同的。

第一节 结 构

1. 表皮 厚度可达 1mm。包含有基底层，该层产生出角化细胞的子代细胞，这些子代细胞逐渐失去其 DNA 而被角化并呈鳞状排列。在脱落前，表皮细胞的寿命平均约 27 天。表皮细胞更新速度很快，在某些情况下（例如炎症和银屑病）每分钟更新可达 400 万个细胞。表皮中没有血管。

2. 真皮 该层中含有血管、神经感受器、汗腺、皮脂腺和毛发。乳头状层位于隆起的表皮基底层之下，在一些地方如手指指腹形成突起，这些突起形成与"指纹"相对应的脊。真皮的深部为网状层，由交织的结缔组织形成。

3. 人体大部分部位皮肤的血液供应来自底部肌肉。血管穿过皮下的脂肪层，在与真皮的网状交界处形成环，为毛细血管网络供血。复合组织块由同一动脉供血，每个块都被称为一个"血供区段（Angiosome）"，类似于皮节。血管灌注区段小动脉间通过小口径"穿支"动脉相连，这些"穿支"动脉可以开放以均衡皮肤的血液供应（图 6.1）。相对应的静脉没有瓣膜，血液可以双向流动。可移动的皮肤由一些大动脉供血，并由小而密集的血管束连接于皮肤上。这些血管由自主神经系统控制，血液可以绕过真皮而发生分流，特别是在耳朵、鼻子和指尖。

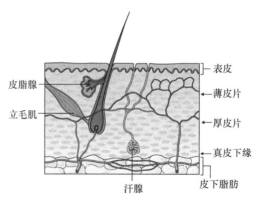

图 6.1 皮肤结构示意图

显示的是由表皮和真皮组成的皮肤结构。请注意右侧的标注，可用于切割薄或厚的皮片。动脉供应直接来自深部血管或深层的结构（例如肌肉）。它们通过小口径的"穿支"血管连接，形成血管区段

4. 如果皮肤被过度拉伸、挤压、缺乏血液供应或受到辐照后，皮肤将无法复原。在老年和疾病状态中弹性会逐渐消失。维也纳解剖学家卡尔·兰格（Karl Langer，1819—1887）

发现真皮纤维组织在皮下产生了皮肤张力线。张力线通常围绕关节线螺旋延伸（图 6.2）。在面部，它们与皮下肌肉垂直，可以通过让患者做鬼脸来识别。尤其是在面部，松弛皮肤的张力线与皱纹平行，它们经常沿着皮下骨突之间的线生长。当用拇指和食指垂直于皱纹方向轻轻捏起皮肤时，则皱纹线会与兰格线完全重合。与跨越张力线的切口相比，沿着这些线切开或闭合的切口愈合将变形少、瘢痕少。

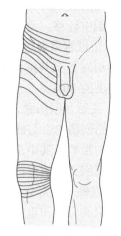

图 6.2　张力线与关节处的褶皱平行

5. 皮肤活力通常很难通过肉眼观察来判断。皮瓣的活力可通过静脉内注射荧光素钠后用表面荧光计测量灌注速率来评估。在了解所有涉及的因素以及它们之间如何相互作用之前，不能够准确地预测创伤、手术或疾病过程后的结果。整形外科医生已经积累了丰富的实践经验，这些经验对于需要切开皮肤来处理自己相关专业问题的其他外科医生来说是有价值的。应抓住一切机会向他们了解和学习。

第二节　愈　　合

开放性创伤

1. 愈合是一系列复杂的、互相重合的过程，包括止血、炎症反应、增殖和重塑。

2. 止血的初期，血小板黏附于暴露的血管内皮下层，形成血小板纤维蛋白栓。巨噬细胞和嗜中性粒细胞被血小板趋化因子吸引，形成炎症过程的核心。细胞因子、生长因子和蛋白酶产生炎症。例如，缓激肽会导致血管舒张和内皮细胞接触丧失，并增加血管的通透性。中性粒细胞在组织损伤的几分钟内出现并吞噬组织碎片；单核细胞也是如此，其中一些单核细胞会转化为巨噬细胞。这些细胞还分泌生长因子来趋化内皮细胞、成纤维细胞和上皮角质细胞。巨噬细胞在 3~5 天达到最高水平，此外吞噬作用还刺激了肉芽组织和血管生成。细胞增殖始于暂时聚集的细胞外基质。在慢性创伤中，炎症过程会延长。成纤维细胞在第 2~3 天迁移到位，分泌结构性蛋白如胶原蛋白、弹性蛋白和基质金属蛋白酶。细胞外基质分子组成很复杂，包括纤连蛋白和透明质酸酶。这种复杂的细胞外基质不仅仅作为惰性的骨架，还包括整合素（控制细胞彼此之间附着的黏附分子）及其配体（能与受体结合调节功能）。临时性的细胞外基质促进细胞迁移，并逐渐被胶原蛋白替代。

3. 包括血管内皮生长因子在内的许多因素刺激内皮细胞迁移并形成毛细血管袢，从而形成肉芽组织。健康的肉芽组织为角质形成细胞的迁移打下了良好的基础，移植的皮肤也可以置于其上。伴随新毛细血管形成的成纤维细胞中，部分转化为含有肌动蛋白和细胞质微管结构的肌成纤维细胞，正是这些肌成纤维细胞将创面边缘向中心牵拉。这就是伤口收缩过程；可以通过植皮来预防。

> **要点**
> ● 伤口收缩是伤口闭合的自然方法。
> ● 伤口挛缩，由于胶原蛋白的成熟和缩短而形成的瘢痕，通常会导致功能丧失。

4. 基底细胞的子细胞在细胞黏附蛋白及成纤维细胞形成的基底膜作用下变扁变平,并在肉芽组织中迁移。此过程称为上皮化。

5. 重塑过程需要数周到数年的时间。Ⅲ型胶原蛋白逐渐被更强的Ⅰ型胶原蛋白替代;在大约 3 周时达到其抗张强度的 20%,在 12 个月时达到 80%。愈合良好的瘢痕仅具有原始皮肤强度的 80%。

6. 有关胎儿创伤愈合的研究正在广泛而深入地进行,其表皮和真皮的再生不伴瘢痕形成。胎儿的创伤愈合与成人存在很多差异,包括受到许多细胞因子及充当细胞间介质的小分子蛋白的影响。其中重要的一个因子是由血小板释放的转化生长因子 β,它能促进细胞外基质的沉积并影响成纤维细胞的增殖。

7. 细胞外基质对愈合的影响也处于广泛的研究中。据报道一些用于伤口的敷料和粉剂可影响组织的再生和重建,但不形成瘢痕。

第三节 伤 口 处 理

1. 伤口是开放性损伤。在开始修复之前需要评估其损伤程度,这需要采集受伤的病史、仔细的体格检查,以及必要时进行的影像学检查。评估时要确定神经、血管、骨骼、肌腱和软组织是否同时受到损害;在穿透伤中,要注意寻找出口。但是,对于计划在手术时再打开的伤口,请勿盲目探查,以免造成进一步的伤害。

2. 请记住,许多创伤涉及法律、赔偿和保险方面的问题,因此请尽可能仔细地做笔记、画图和拍照。

3. 小心地在无菌条件下进行清创,必要时进行广泛清创并备皮。

4. 用手指和探针探查伤口,并在适当时候延长伤口。

5. 彻底止血。

6. 污染的伤口和生机存疑的伤口应当清创。要认真清洁伤口,采用大量无菌盐水冲洗。对污染的创口只能使用温和的水基消毒剂,乙醇为基础的刺激性溶液会进一步损伤组织。要认真清除所有坏死组织和异物,残留的污垢将严重影响愈合。

7. 查找并清除所有异物和死组织。不要留下坏死的肌肉,坏死肌肉的辨认要点是湿软、均质,在切割时不会流血,用镊子轻捏或电刺激时不会收缩。

8. 寻找有关血管、神经、骨骼和关节等更深层的损伤。在这种情况下,请不要犹豫是否要扩大切口。如果确实需要在涉及美观的重要区域扩大切口,请遵循沿着张力线的方向进行。在关节的屈肌表面进行 lazy-S 切口(平行于关节皮肤皱褶,并在两端垂直延伸,以柔和的曲线连接垂直和平行的线)。先对深层组织进行适当的修复,然后再决定是否关闭皮肤。

9. 最后要再次检查止血情况,反复冲洗组织,并再次检查是否有异物、坏死或缺血的组织。

10. 如果肿胀伤口张力大,请不要闭合伤口;可以通过抬高患肢 24 小时来减轻肿胀。

11. 除非伤口清洁、整齐,组织活力好,伤后时间短,否则请勿闭合伤口。保持伤口开放的状态,待组织活力恢复后再进行延迟一期闭合。通过外观难以评估组织灌注和活力;闭合后伤口下面的氧气浓度会迅速下降,但如果伤口开放则氧气浓度处于大气水平[1]。如果出现皮肤脱落,则应将组织松散地固定在正确的位置,并推迟进行重建。如果经验丰富,则可以用皮瓣移植物覆盖清洁的伤口（请参阅下文）。

12. 如果可以安全闭合伤口，但伤口不规则且涉及重要的美容位置（例如脸部），请仔细正确对齐皮肤，以免产生扭曲的瘢痕。

13. 活力情况不确定或怀疑有持续感染的伤口需要在 24 小时内进行第 2 次检查。

> **要点**
> - 请勿一期闭合存疑的伤口。
> - 在就诊较晚、外伤、污染、异物或局部缺血和组织缺损的情况下，要持续监测伤口 24 至 48 小时，以排除感染或延迟坏死。待水肿消除后，再进行延迟一期闭合。
> - 不要试图闭合有张力的伤口。

伤口闭合

1. 闭合的目的是在没有张力或挤压的情况下将组织逐层贴合。以下的重建形式复杂程度逐渐增加：

　　a. 一期闭合——缝合。

　　b. 二期闭合/延迟一期闭合（二期愈合）。

　　c. 局部皮瓣。

　　d. 远处转移皮瓣。

　　e. 游离皮瓣。

2. 术中应将损伤降到最小，并进行彻底止血，这样可以减少血肿、炎症和感染的风险。

3. 如果伤口是通过成纤维细胞快速连接而愈合的，则瘢痕最少且愈合迅速。

4. 二期闭合是通过伤口收缩和再上皮化的自发性伤口闭合。在皮肤大量缺损的情况下，瘢痕组织会逐渐成熟，不再突出反而发生收缩，在该区域替代正常皮肤，但通常会丧失正常皮肤的功能。若仍存在缺损，则瘢痕在愈合后仍会发生持续的重塑。

5. 有时将皮瓣移植或皮瓣关闭称为三期闭合。

6. 负压敷料可通过真空辅助闭合装置帮助某些开放性伤口的愈合。在伤口中填充可吸收性泡沫层，将引流管插入泡沫中或放在泡沫上，然后用不透水薄膜封盖整个区域。在两次换药期间，应采用大约 125mm Hg 的负压持续吸引（参见第 11 章）。该方法广泛应用于各种急性、慢性、创伤性、糖尿病、缺血及感染性伤口的处理，但因为切口情况复杂，难以评估其疗效。

第四节　麻　　醉

1. 如果单纯的局部麻醉不能满足要求时，可以考虑使用全身镇痛作为全身麻醉的替代方法，但仅在具有完备的复苏和术后恢复设施时才适用。

2. 备好 1∶1000 的肾上腺素和 100mg 氢化可的松，以防患者出现过敏或其他反应。

3. 4% 的利多卡因（利诺卡因）和丙胺卡因局部敷在黏膜上时有效，但对皮肤基本无效。但是可将其应用到开放性伤口局部，或浆膜腔、关节腔和骨折部位。利多卡因和丙胺卡因霜剂（25mg/1g 乳霜，EMLA），$1.5 \sim 3.0 g/cm^2$（最大 10g，儿童减量），在闭合敷料下外敷 2 小时以上一般可有效地产生皮肤镇痛作用。

4. 局部浸润麻醉是一种简单安全的局部镇痛方法。多采用 0.5% 至 2.0% 的利多卡因，其最大剂量可达 3mg/kg 体重，作用可持续 90 至 120 分钟。与 1∶200 000 肾上腺素联合使用时，最大剂量可达 7mg/kg 体重；其中的肾上腺素可使血管收缩，减少出血并延缓麻药吸收。肾上腺素不能用于手指和脚趾等肢体末端。丁哌卡因注射浓度最高为 0.5%，最大剂量为 2mg / kg 体重，可产生长达 12 小时的镇痛作用；但其麻醉作用可能需要几分钟才能生效。可以将等量的 1%利多卡因和 0.5%丁哌卡因混合来克服这一问题。0.75%的罗哌卡因可能比丁哌卡因更安全。

5. 首先用细针在皮内打一皮丘。应避开敏感或发炎的地方，并应在皮丘处进行标记，因为皮丘会被吸收并消失。每次注射之前，请务必回抽注射器，以确保没有刺中血管。意外地在静脉或动脉内注射局麻药可能会导致心律不齐。局麻生效后，通过皮丘沿着预定的切口线进行麻醉。这个过程中可能会产生橘皮样的皮肤凸起。之后，使用更长和更大的针进行更深部位的浸润麻醉；每次注药时都要回抽，以能最大限度地减少注入静脉的危险。

6. 请勿高压注射，尤其是在有炎症的情况下更要注意。高压注射会使麻药注射时的疼痛加剧，注射产生的压力会限制血液供应，特别是在使用了肾上腺素时会更明显。当在手指根部环绕手指注射麻醉剂时，会产生围绕手指的环形压力圈，这可能会导致手指坏死。要始终在指间蹼的水平处注射。通过添加 1500 单位的透明质酸酶可以进一步降低以上风险，尽管这种做法并不普遍，但有助于麻醉剂在组织内的快速扩散。

> 要点
> ● 一定要在麻醉起效后再开始操作，请至少等待 4 至 5 分钟。
> ● 如果您的初始操作引起疼痛，则会打击患者的信心和信任。

第五节　切　　口

1. 确定切口的走行和深度时，首先要考虑到手术的主要目的，其次要考虑手术的美容效果，包括张力线的方向。如果切口很复杂，请先用皮肤记号笔或"邦尼蓝（Bonney's blue）"染料[维克多·邦尼（Victor Bonney），伦敦妇科医生，1872—1953]对切口进行标记，以便在闭合切口时可以准确对齐它们。不要在永久性标记线上直接做切口，否则会给患者"文身"。

2. 术者用非优势手在起始点拉伸并固定皮肤（图 6.3）。

3. 除了需要刺入的部位之外，请使用刀腹沿切口线划开皮肤，而不是将解剖刀用力切入。切入深度要均匀，以便整个切口的长度都可以使用。请勿在切口末端遗留未切透的部分，否则会增加瘢痕的长度但并没有增加手术入口的范围。尽量使用切口的全部长度。

4. 尽可能大胆地一次性切开皮肤。试探性地刮划只会产生破碎的组织，并延缓愈合（图 6.4）。有时候剪刀比手术刀更适合切割松动的皮肤，前提是操作时剪刀片是刚性的，并且两个叶片始终紧密接触。如果它们是分开的，皮肤将被挤压并"挫裂"。要垂直于表面进行切割，以避免切成薄片。如果不垂直，切口边缘将呈斜角；当闭合伤口时，该边缘将无法正确地对齐。

5. 用指尖按压一侧边缘，助手按压另一侧，来控制切开时切口边缘的渗血（图 6.5）。必要时使用折叠的纱布。还可以在皮缘内侧（而非表皮）每隔 1cm 钳夹一把血管钳来减少渗血，将钳柄置于外面以使边缘翻开（图 6.6）。切勿将血管钳夹在表皮上，否则会损伤皮肤并产生难看的瘢痕。细皮钩对皮肤损伤最小。可以用细动脉钳对可辨认的血管逐个钳夹、扭转，然后放开。不要在靠近皮肤表面处进行结扎。由于皮肤灼伤后缓慢愈合，因此尽可能不用电凝方法对皮肤进行止血。如果必须使用电凝方法，要用细镊子夹起血管，以最短时间、最低强度来电凝血管。双极电凝比单极电凝更安全，因为电流仅在两极尖端之间通过，并且不会灼伤周围的组织。

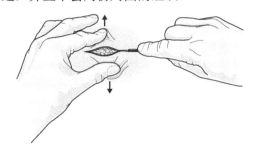

图 6.3 切开时皮肤的固定方法

用非优势手的食指和拇指固定皮肤

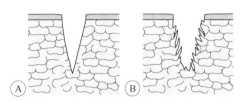

图 6.4 多次切割对切口的影响

Ⓐ 平滑地切开；Ⓑ 多次切割会产生破碎的参差不齐的切口，这些破碎组织会坏死并延迟愈合

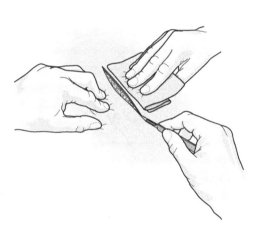

图 6.5 通过按压减少切口出血的方法

用非优势手的手指压住一侧切缘来减少渗血，助手压住另一侧；可以用整块纱布来扩大压迫面积

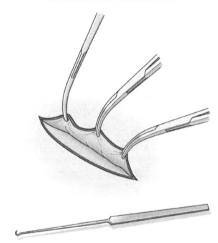

图 6.6 通过钳夹减少切口边缘出血的方法

通过用血管钳钳夹真皮并使皮肤外翻来控制切口边缘（尤其是头皮）的出血。相比来说，细皮钩的损伤较小

第六节 切 除

一、皮肤表面病变

1. 许多皮表病变可在局部麻醉下切除。在没有感染的情况下，推荐使用加入肾上腺素的稀释麻醉制剂，肾上腺素可以广泛渗透，能减少病变的渗血。

2. 必须完全切除涉及的病灶、瘢痕、损伤，以及缺乏血运或与病灶粘连的皮肤。请仔细计划，必要时用记号笔或邦尼蓝标记切口。要充分考虑手术的部位。如面部皮肤的血液供应极佳，并且愈合良好；手掌皮肤和脚掌皮肤比较特殊，缺乏同等神经数量支配的皮肤能代替；老年患者经常有多余的游离皮肤。

3. 切除圆形病变时，切口应规划成椭圆形，与张力线对齐，末端尖锐（图 6.7）。椭圆越宽，则切口应该越长；否则，两端会各产生一个"狗耳朵"，形成很难看的瘢痕。如果发现确实形成了"狗耳朵"，可以通过从"狗耳朵"的顶端到主切口之间切一个 90°的小切口来补救（图6.8）。这样会形成一个小的三角形皮瓣。然后可以切除需要除去的部分皮瓣，以容纳"狗耳朵"的另一半皮肤（另请参见图6.5）[2]。

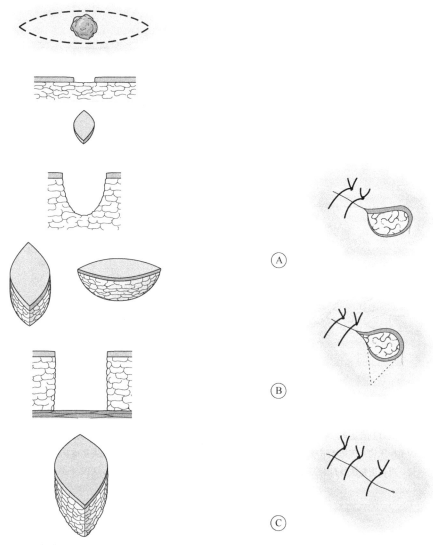

图 6.7 用于切除皮肤及皮肤上病变的椭圆形切口

顶端显示椭圆形切口线包围着的病变。切口最好平行于皮肤张力线。其下显示了去除浅表皮肤病变后所产生的皮肤缺陷，标本位于其下方。再下显示了由于切除皮下组织的病变而导致的缺损，其下是船形的样本。最下端显示了切除恶性黑色素瘤或怀疑为恶性肿瘤后的缺损，并且标本的边缘垂直向下延伸至深筋膜

图 6.8 切除"狗耳朵"的方法

Ⓐ"狗耳朵"；Ⓑ 在伤口末端与切口呈90°的位置切出个三角形的皮肤切口；Ⓒ 皮肤边缘贴合在一起不会突出

4. 切除皮肤内的良性病变时，要尽量减少切除正常组织；且无需切除深层组织。

5. 切除附着于皮肤的皮下良性病变时可能需要椭圆形切除邻近的皮肤。切除标本呈"船"形。

6. 切除恶性病变时应完全，并留有正常皮肤的边缘。特别是恶性黑色素瘤必须进行专业治疗。可通过克拉克氏液位来衡量其浸润深度。最可靠的预后指标是布雷斯洛（Breslow）厚度，即从皮肤颗粒层到瘤体生长最深处的距离。如果厚度小于 1mm，切除瘤体周围 1cm 的正常皮肤可能是安全的；但是如果深度大于 2mm，则至少应切除周围 2cm 的正常皮肤。切口应垂直向下延伸至深筋膜。目前多主张对恶性黑色素瘤的前哨淋巴结进行活检（参见第 7 章）。

7. 切开时，应使手术刀片垂直于皮肤表面，以免切成薄片。在某些区域，例如年轻人的眼睑附近可能会导致形变，局部皮瓣可能会提供更好的美容效果。

二、皮内或皮下囊肿

1. 可以在局部麻醉下切除，不需要备皮。

2. 小心地沿囊肿的边缘进行麻醉。通过这种方式在囊肿的顶部和周围注射稀释的利多卡因（0.5%），但不要向囊内注射。麻醉剂的用量应可以使囊肿与周围组织分离。

3. 不要急于做切口，等待约 5 分钟以使局麻药生效。

4. 切口设计在囊肿顶部的旁边，否则有切入囊肿的风险。

5. 辨认小的皮内血管并妥善止血。血管位于皮下而不在表皮，因此要避免钳夹表皮。通常，在准备关闭切口之前，释放血管钳就足够产生止血效果了；但是可能会有一两个血管需要细的可吸收线来结扎止血。如果打算使用电凝止血，请将其设置为最低有效能量，并用最短时间。如果烧伤表皮，会产生明显的瘢痕。最好使用双极电凝止血。

6. 看清囊肿的壁，在囊肿周围操作并逐渐游离囊肿，不要使其破裂。避免用镊子夹它。最后游离囊肿附着于皮肤表面的部分；为防止将囊肿剥破，必要时可连同皮肤做一个小椭圆形的切除。

7. 如果分离过程中囊肿破裂，请仔细清除囊壁，以防止复发。

8. 止血后，缝合皮肤。

9. 可以应用皮肤保护喷雾剂或组织胶来代替敷料。

第七节　闭　　合

一、单纯线性缝合

1. 通过准确地将活体皮肤边缘重新对合来关闭一个简单的切口。为避免切口边缘发生位移，应在切口两端插入皮钩，由助手帮助拉开。

2. 如果切口边缘皮肤内翻，就会造成皮肤表面死亡的角化细胞对合，切口就不能愈合。因此宁可产生轻微的外翻也要避免切缘内翻（图 6.9）。

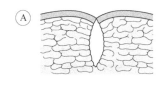
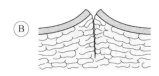

图 6.9　闭合皮肤切口的方法

Ⓐ 皮肤边缘内翻，仅使无活力皮肤表面接触；Ⓑ 皮肤边缘略微外翻，使有活性的边缘相互接触才可以愈合

3. 对于大部分小伤口，在距切口边缘 2～3mm 处进针，深度 2～3mm，针距间隔 2～3mm。根据伤口的部位和大小，您可能需要调整缝合的深度及针距。

4. 以持针器夹持弯针沿进针点刺入。要使用锋利的带线皮针及单丝聚酰胺和聚丙烯缝线。对于大多数皮肤伤口，请使用 3-0 缝线。面部、头部、颈部和手指上的切口要使用更细的缝线。

5. 持针器应夹在缝针中间有凹陷的一侧。握持的手要完全俯下来，使针尖能垂直于皮肤表面刺入；针应该从优势手侧进入非优势手侧穿出，或从远侧进入近侧穿出。仰手，沿着针的弧度进针，针尖会出现在切口中。抓住针并将其重新穿入切口的另一侧。逐渐移动缝针，使缝针沿针的弧度穿过组织。

6. 如果切口处于术者的矢状平面上，将针从优势侧插入非优势侧穿出；从切口远离术者侧向术者侧进行缝合。如果切口横行于术者之前，则从远离术者侧向近术者侧进针，从非优势手一侧向优势手一侧进行缝合。并非一定都要按照这样的顺序操作，重要的是要让术者感到舒适和可控。

7. 在某些情况下，可以使针头从一侧穿过切口，直接从另一侧出针。另一些情况下，可能需要使针头先穿过切口的一侧，在切口中间重新钳住针，然后将其重新插入切口另一侧的同一位置。当针尖出现在皮肤上时，再次钳住它，进一步反转手腕使其穿过切口（图 6.10）。为了帮助针头通过，可使用闭合的解剖镊子向相反的方向轻轻施压，或使用皮钩翻转皮肤边缘。

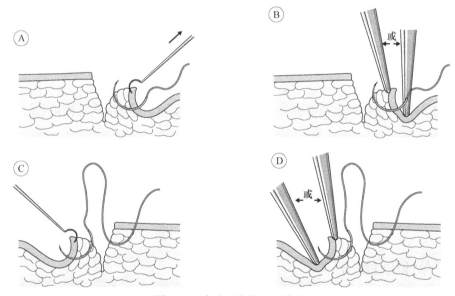

图 6.10　皮肤对合的外翻技术

Ⓐ 用皮钩翻转皮缘；Ⓑ 用闭合的解剖钳翻转皮缘；将闭合的镊子按在距切缘一小段距离的位置上，或用它们将边缘压回以产生外翻的效果；Ⓒ 确保针在两侧的深度相同；Ⓓ 如果用镊子夹持表皮，会压伤皮肤并造成瘢痕，因此请用解剖镊子夹持真皮或使用闭合的镊子操作

8. 如果皮肤有内翻的趋势，请使用垂直褥式外翻缝合（图 6.11）。

9. 打结及打结的位置与缝合一样重要。要将结绑得足够紧，以使切口边缘紧密贴合。但如果绑得太紧，皮肤会轻微肿胀，并会产生阶梯状瘢痕。应将结点放在切口的一侧，这样结就不会压到愈合的伤口。

10. 面部的缝线可在 3 至 4 天后拆除，腹部和其他部位的伤口则需要 7 至 10 天。在血运差的区域，例如因肢体缺血而截肢之后，可能需要 2 至 3 周再拆线。在写手术记录时，应该注明何时拆除缝线。

二、皮下缝合

1. 皮下缝合是传统缝合的绝佳替代方法，能避免在皮肤上留下缝合痕迹。与常规缝合相比，完美的皮下缝合更加困难。皮下缝合仅在没有张力的情况下使用，或通过深部组织缝合减轻张力后才能使用。缝合时如果使用了可吸收缝线，将来就不需要拆线。也可以使用光滑不可吸收的单丝聚酰胺、聚丙烯或聚乙烯等材料的缝线；但使用这些不可吸收缝线时，需要使用诸如珠子、打结或胶带之类的外部机制，以使缝线不会完全埋在愈合的皮肤中，便于将来拆线。

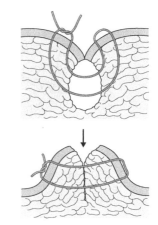

图 6.11　垂直褥式外翻缝合

使用垂直褥式外翻缝合以防止切口处皮肤内翻

2. 合成的可吸收缝线无需拆线。在切口一端的皮下缝一针，将线两端提起打结，将结埋在皮下。以此开始沿着切口前行，两侧轮流皮内缝合，直到切口末端。最后从两边进行缝合打结，阿伯丁结最适合于此。另一种方法是将针从伤口末端一侧穿出，留下约 1 cm 的缝线，后将针头从同一孔中缝回，同样的方法再从另一侧穿出，留下约 1cm的缝线，然后再次返回。最后，将针穿出表面并与皮肤齐平切掉（图 6.12），将缝线固定。

3. 对于不可吸收的缝线，将缝线从距离伤口的一端约 1cm 处缝入。将针以相同的深度交替穿入皮内层，每针均应垂直穿过切口，以免使皮肤变形（图 6.13）。

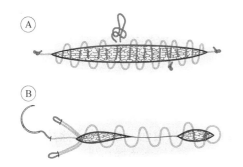

图 6.12　皮下缝合时的两个技巧

Ⓐ 开罗的 H.S.坦塔维（H.S.Tantawy）用不可吸收缝线缝合较长切口时，建议每 5～6cm 穿出到表面一次，打一个滑结，然后将针重新从相同的孔穿入，将结在皮肤上收紧。类似的方法足以固定末端。分段拉紧每段的缝线。Ⓑ 有几种固定可吸收皮下缝线末端的方法可供选择。图Ⓑ右端显示环状打结固定在切口内；图Ⓑ左侧显示针已以一定角度穿出皮肤表面，并通过同一孔缝回；以另一角度重复此操作，最后剪去皮肤外的线

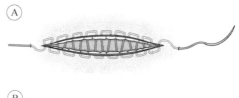

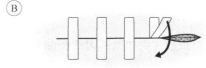

图 6.13　闭合皮肤的方法

Ⓐ 皮下缝合：当缝线末端拉紧时，切口的边缘将拉在一起。由于缝线是可吸收的，可以不用拆线；也可以使用不可吸收缝线，但需要拆线；Ⓑ 如果伤口非常干燥，可以使用胶带来拉住边缘

4. 沿切口线将针从距切口末端 1cm 处的皮肤上穿出。

5. 皮内的缝线应平行于皮肤表面。必须使持针器完全垂直于无牵拉的皮肤表面，使弯曲的缝针沿着与皮肤表面平行的路径缝合。交替缝合时需要不停地转换针的方向。但如果使用皮钩将皮缘翻转，或用闭合的解剖镊子施加一定压力，则可以使皮肤边缘发生位移，从而可以轻松地将针插入（图 6.14）。不要直接用手指拿针，否则可能会被针刺伤。

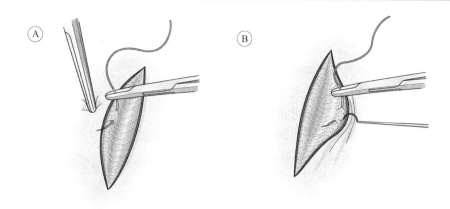

图 6.14 皮下缝合技术

通过外翻皮肤边缘，可以轻松地沿皮肤表面平行进针。Ⓐ 用闭合镊子的尖端按压切口；Ⓑ 用皮钩牵引来外翻切口

6. 在置入所有缝线后，牵扯缝线两端使其拉直，从而将皮肤边缘对合在一起。可以用胶带将缝合的切口两侧拉在一起。伤口愈合后，松开线结，依次拉动两端使缝线松动。将一端多余的缝线平齐皮肤切断，以免将其拖过伤口；然后从另一端拉出剩余的完整缝线。如果伤口很长，整根抽出缝线存在使切口裂开的风险。为避免这种情况，可以在缝合时每隔 5～6cm 将针穿出，并在皮肤表面打结（见图 6.12Ⓐ）。

7. 可以用胶带替代传统缝合来对合皮肤切口（见图 6.13Ⓑ）。确保胶带全程与皮肤贴合且一直延伸到切口边缘，否则就会产生切口皮肤内翻的效果；因此应确保切口没有渗血并且皮肤完全干燥。如果可能的话，可以先使用粘合剂（如塑料喷剂或安息香酊剂），待皮肤干燥后再覆以胶带。

8. 有时也会使用订皮器作为缝合的替代方法（请参阅第 2 章）。作为学员，请抓住一切机会练习缝合。这是连接软组织的最通用的方法。仅在特殊情况下并确认会对患者有利时才应用订皮器。

9. 组织胶（例如氰基丙烯酸酯）可用于小的伤口。其黏性很强，必须小心涂抹；注意勿将其涂抹在伤口内。首先，应确保切口清洁干燥；然后用手对齐皮肤边缘，在切口线上涂抹一道胶水。伤口边缘应保持对合状态 30～60 秒以使胶水凝固。然后，在切口的两侧再涂抹较薄一层的胶水以增加涂胶的宽度，从而使更多的皮肤可以黏附。因为组织胶不应渗入伤口，所以它不能用于皮肤不能紧密贴合的伤口。

三、缺损闭合

1. 不要在有张力的情况下将皮肤边缘拉在一起，并企望它们能在这种情况下愈合。

2. 在某些情况下，皮肤边缘不能聚在一起，这不是因为皮肤不足，而是由于皮肤所附着的深层组织不足。这时首先要将深层组织拉在一起，然后在没有张力的情况下闭合皮肤。

3. 闭合椭圆形切口（图 6.15）。如果有必要，需要在两侧切除部分的皮肤。为了准确地对合切缘，从中间开始向两侧进行缝合会很方便。两侧有时会凸起呈"狗耳朵"状，这会使得最后形成的瘢痕很难看。标记出"狗耳朵"的根部并切除它们，以便获得平直的瘢痕。

4. 只有当皮肤所附着的深部组织阻止切缘对合时，游离皮肤才有意义（图 6.16）。如果皮肤已经处于紧绷状态，游离皮肤不但没有任何作用，反而会使皮肤切缘分开更远。相对无血管的皮肤必须保证其血液供应，并保留皮下脂肪内的神经丛。方法是首先用解剖钳或皮钩将皮肤拉开，然后再用手指翻起皮肤（图6.17）。

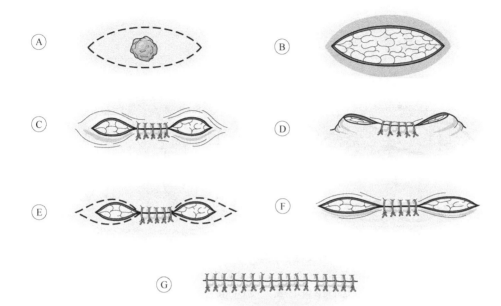

图 6.15　椭圆形切口的闭合技巧

Ⓐ 使用如图 6.7 所示的两端尖形的椭圆形切口来切除圆形病变；Ⓑ 产生的缺损；阴影表示如果可能有利于闭合切口而可以切除的皮缘；Ⓒ 首先闭合中央部分；Ⓓ 这通常在两端产生凸起的"狗耳朵"；Ⓔ 仔细勾勒出狗耳朵的根部，并像 Ⓕ 中那样将它们切除；Ⓖ 最后，闭合稍长但平坦的伤口

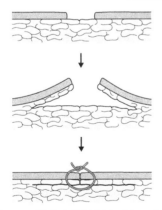

图 6.16　游离皮肤以便完成切口闭合

如果皮肤固定但有弹性，那么就可将其游离，以便可以将边缘拉近对合

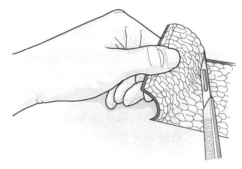

图 6.17　游离皮肤的技巧

游离皮肤基底时，要将其外翻，以便保持在正确的平面上

5. 当切口两侧的边缘长度不一致时，可以先在切口中间缝一条引导线，在缝合最终完成后将其去除。第一针缝于切口的中间，从而将切口分成两部分；之后于每部分的中间进行缝合（图 6.18），依此类推。在最后的一针缝完之后，取下牵引线。这样就可以均匀地分散切缘的差异。

6. 如果闭合缺损时需要借助皮肤进行覆盖，例如在骨折部位之上，可能需要在缺损旁边做一个平行于缺损的松弛切口，其底部拥有良好血液供应，以便可以滑动相邻的皮肤去闭合缺损（图 6.19）。有时，可能需要植皮来修复为闭合原始缺损而形成的新缺损。但除非经过特殊培训，否则不要轻易做这样的操作。不专业的处理会造成皮肤的存活率降低。

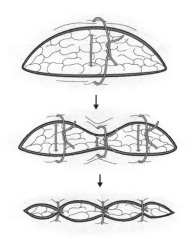

图 6.18　闭合边缘长度不一致切口的技巧

如果切口边缘的长度不一致，先在切口的中心缝合一针，平分切口；依此类推。缝合后拆除引导线，这样可以均匀分配两侧切缘的差异

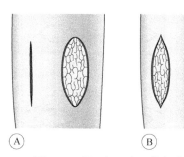

图 6.19　保证切口血运的闭合技术

Ⓐ 必须用优质皮肤覆盖的缺陷；在缺损的左侧做了一个松弛切口；Ⓑ 松弛切口和缺损之间的皮肤桥已被游离，并右移覆盖缺损。产生的新缺损可以用皮片移植来闭合

7. 最普遍有效的临时措施是使用皮片移植。

8. 取皮的方法有多种，使用前应确保已接受过充分培训。

第八节　移　　植

1. 移植在外科中的意思是组织被完全游离，转移至其他地方并从新位置的组织床获得营养。

2. 获取移植物可以在全身或局部麻醉下进行。若选择局部麻醉，首先考虑使用含有 25mg/g 利多卡因和 25mg/g 丙胺卡因的乳膏。涂抹供体区域 $1.5\sim3g/cm^2$，用密闭敷料覆盖至少 2 个小时。或者使用以 1500 单位透明质酸酶（Hyalase）稀释（例如 0.25%）的利多卡因浸润整个区域。

3. 移植物的存活取决于受体部位是否有合适的条件，包括：

a. 供体移植物和受体部位之间有充分和稳固的接触。不能因其间的坏死物或异物、脱屑、渗血、血肿、血清肿而使移植物移动。

b. 有充足的血液供应以提供营养来源。这意味着受体部位没有严重缺血或接受过照射。

c. 不能存在某些特殊的微生物，特别是 A 组 β 溶血性链球菌；因其会产生纤维蛋白溶解素，从而影响移植物的黏附。

一、皮片移植

1. 皮片是一种普遍适用的移植物，由埃朗根（Erlangen）和莱比锡（Leipzig）的卡尔·蒂尔施（Karl Thiersch）在 1874 年首先描述。皮片包含了生发层但不包括毛囊、皮脂腺和汗腺，皮片通常能在 1~2 周内为接受区域提供新鲜的上皮细胞以覆盖其表面。

2. 皮片可以很薄，所需要的营养很少，因此可以在血液供应相对不足的地方存活。它们非常脆弱，耐磨性差，难以承受牵拉。移植薄皮片的部位愈合迅速，可以接受进一步的移植；此点在需要广泛皮肤置换时非常有用。厚皮片则需要合适的基底，但是一旦建立起来就相当坚固。移植厚皮片的部位愈合较缓慢。

3. 接受移植的部位应该是新鲜的，如将包括皮肤在内的组织切除后，或者由于烧伤、溃疡、压疮或其他原因导致的皮肤脱落患者在完成了皮肤准备后。

4. 对于手术切除或创伤后的皮肤脱落，只要基部有足够的血液供应，就可以立即植皮。脂肪和发生骨膜剥离的骨骼因血供不足，就不适宜接受皮片移植。在应用皮片移植之前，要彻底止血，因为移植物下方的出血会影响其黏附及营养的获得。

5. 健康的肉芽组织由毛细血管和成纤维细胞组成，是合适的移植基质。其应该是粉红色的、紧实、没有水肿、少渗出、不脱落。要用拭子对肉芽组织表面进行标本采集及培养。多种微生物感染都并不妨碍移植，但 A 组溶血性链球菌因为会释放透明质酸，会使移植失败。如果存在腐肉，应手术切除。某些情况下建议用超声波去除腐肉。如果移植区域尚未形成肉芽组织，皮片移植后不太可能存活。

6. 可以使用沃森（Watson）改良的哈姆比（Humby）刀来切取皮片。该刀具有可调节的滚轮，可通过调节刀片和滚筒之间的间隙来控制皮片的厚度。大致上 15 号斯旺-莫顿（Swann-Morton）手术刀片能恰好穿过刀片和滚筒之间。希尔弗（Silver）刀是较小的器械，对于切割小型皮片非常有用。

7. 可以使用电动或压缩空气驱动的电动切皮器取皮，切取效果更为可靠（图 6.20）。

8. 可以根据接受移植的部位和皮损的范围选择供体部位。通常采用的供体区域是大腿上部外侧。运刀时要形成一个平整的皮肤表面。要达成这样的效果，建议术者以非优势手拿一个润滑的板子置于运刀方向，助手则持一干燥的平板置于运刀的反方向施加稳定的反向牵拉，从而使取皮部位略微拉伸变平（图 6.21）；同时助手的另一只手支撑于肢体的下面，使取皮区域尽可能大而平坦。

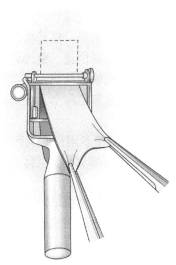

图 6.20　电动取皮刀

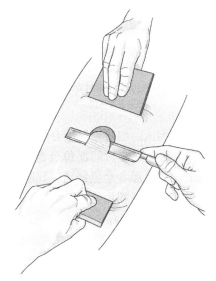

图 6.21　取皮方法

用左手握住润滑的平板，拉平皮肤；右手握刀前后移动进行切割。助手持一干燥的固定板在反方向拉伸、固定皮肤，助手的另一只手可从下面抬起软组织，以获得最大的显露区域

9. 调节滚轮及润滑刀片的下表面，将切皮刀平放紧贴皮肤；集中精力以锯切的形式平稳地前后拉动取皮刀，同时在取皮刀前方缓慢拉动板子以压平并拉紧皮肤，这样就不会出现刀片切不到皮肤而前后拖曳皮肤的现象。

10. 皮片会像折叠的薄纸一样在刀片上折叠堆积。如果皮片较薄，供体部位最初看起来是白色的，但不久就会渗出细小的血滴。切得深则血滴较大、出血较多。切得太厚会显露皮下脂肪。完成切割后，提起取皮刀使皮片呈窗帘状悬起，然后剪下皮片。

> **要点**
> - 仔细观察专家切割的皮片，在您能胜任此操作前不要独立实施。
> - 请勿用力按压或切割过快。
> - 请勿倾斜刀片否则将切歪。
> - 要一气呵成，中间不要停顿。

> **要点**
> - 取皮过程中如果显露出脂肪，请勿继续进行；否则供体区域不会愈合。
> - 将皮片放回供体部位，将其原位缝合固定；然后换个地方取皮。

11. 将大块的皮片置于绢网或石蜡纱布上，外表面（暗淡、角质化）朝下，内表面（有光泽，粉红色）朝上。用闭合的解剖钳轻轻铺展皮片。

12. 夹起贴有皮片的绢网或石蜡纱布，将其有组织的一面朝下放置在受体部位，并使其与缺损边缘对合。可在皮片中间做一些小切口用以引流。

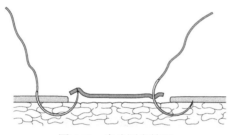

图 6.22　皮片固定技巧

图左为缝针首先穿过皮肤，然后自下而上穿过皮片时会抬起皮片，并使皮片移位。图右为缝针先穿过皮片，这样不会使皮片移位

13. 固定皮片的一种常用方法是沿其周围缝合，并用这些缝线固定其上的加压敷料。缝合时先将缝针穿过皮片，然后再穿过皮肤；如果顺序相反，则可能会顶起移植物（图 6.22）。缝线打结后线尾要留长。如果皮片下方有出血，则需小心挤出积血，并压迫至完全止血。当围绕皮片周围一圈的缝合完成后，在皮片上放置一个仔细修剪过的棉絮垫，然后将缝线的尾线系结于其上，以固定其位置。整形外科医生通常使用浸有黄素乳液的棉絮垫，或者使用成型的聚氨酯海绵。根据部位和个人能力进行皮片固定和均匀加压，也可以仅缝合或仅加压。

14. 以前，取皮后的部位会覆盖薄纱布或石蜡纱布，但现在多用藻酸盐敷料（例如Kaltostat），这样患者会更舒适。硅胶敷料价格昂贵，但取下时疼痛更小。供体部位的疼痛往往比受体部位更剧烈些。

15. 网状皮片有几个优点。将皮片从辊子之间碾过，可将其切割成可以延伸的特定形状的网格皮片（图 6.23）。如果没有器械，也可以使用手术刀将皮片切割成网状。网状皮片一方面增加了皮片的面积，对于较大的缺损很有价值；另一方面，血液或脓液等渗出物可以穿过网孔而排出，防止它们聚集在皮片下方使皮片离开基底。

16. 剩余的皮片用无菌盐水润湿的纱布包裹后可在 4℃冰箱中存放 3 周。确保遵守当地机构的存储标准。

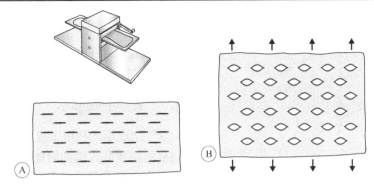

图 6.23　网状皮片的制作

可以用打孔机在皮片上打出小孔，也可以使用手术刀对其做些切口。Ⓐ 对皮片进行一系列的切割；Ⓑ 可以拉伸皮片以增加其面积

二、全厚皮片

1. 1873 年，居住在格拉斯哥的奥地利眼科医生约翰·沃尔夫（John Wolfe）描述了全厚皮片，其包含了皮下组织之上的所有皮肤层。因为使用了整个皮肤的厚度，所以供体部位不会自发愈合，但可将缺损边缘轻柔处理后将其关闭。

2. 全厚皮片通常用于面部。如果仔细选择供体部位皮片的厚度和颜色，美容效果会非常好。耳后、锁骨上、前肘和腹股沟是面部皮肤移植最适合的供体部位。

3. 由于皮片较厚，受体部位必须清洁，且底部和边缘的血供必须足够好。

4. 绘制缺损的图案，用皮肤墨水或邦尼蓝将其标记在供体部位的皮肤上。

5. 垂直切割皮片，避免切成薄片。掀起皮片并小心地切掉所有脂肪，否则这些脂肪形成间隙，使移植物与基部分离，从而失去营养供应。

6. 仔细缝合皮片。皮片切下后会发生收缩，必须稍微牵拉才能准确地缝合到新的部位。

7. 供体部位通常可以做线性闭合。

第九节　皮　　瓣

与皮片不同，皮瓣通过其自身血管供血，而不是像游离皮片那样在受体区域吸收养分。皮瓣主要应用于整形外科的领域。

一、随机皮瓣

随机模式的皮瓣血液供应并不确定。因此，基部的长度与皮瓣的长度相匹配至关重要。如果将皮瓣游离后放回原来的基底部孵养 2 周后再移植，皮瓣可以更好地存活。

二、轴型皮瓣

人们发现一些皮瓣相对于基底部可以游离得更长，并且仍然可以存活。这就是轴型皮瓣。原因是其完整地保留了进入皮瓣底部的血管。这些皮瓣可能包含皮下脂肪、筋膜、肌肉或骨骼。

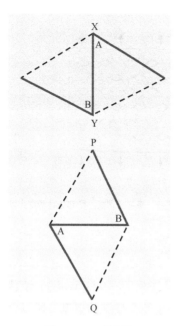

图 6.24　Z 形皮瓣

为了延长图中上部菱形的 XY 线长度，将标有 A 和 B 的三角形皮瓣游离至虚线位置。然后如图中下部所示，将它们移置并缝合在适当的位置，使 PQ 长于 XY，但这样会牺牲宽度

三、游离皮瓣

游离皮瓣是离断了供血血管的轴型皮瓣，需要在移植的部位与相应的血管做吻合（见下文）。

四、"Z"字成形术

1. "Z"字成形术利用了皮肤柔韧、有弹性的特点，用以解决皮肤短缩的问题。它可以通过换边的方式，增加挛缩皮肤的长度。

2. 在图 6.24 中，上方的菱形宽长于高。该菱形中的直线 XY 表示挛缩的方向。沿着 XY 做一个切口，在 X 处以 60°角向下向右做一个与 XY 相同长度的切口；在 Y 处同样以 60°角向上向左做一个相同长度的切口。

3. 将皮瓣从标有 A 和 B 的尖端游离到虚线的位置。

4. 逆时针旋转 A 皮瓣和 B 皮瓣，使它们如图所示进行交叉。最后形成的菱形，其 PQ 的长度大于原来的 XY 的长度。

5. 增大切口的角度可增加"Z"字成形术的延长效果；反之会减少延长效果。

6. 连续的"Z"字成形术可用于通过减少宽度、增加长度来减少挛缩。

五、旋转皮瓣

1. 当皮肤缺失或切除时，可能无法将边缘对合在一起。如果强行缝合则可能会导致局部变形。修复这样的缺损有多种皮瓣可供使用。

2. 旋转皮瓣是闭合这种缺损的简单方法（图 6.25）。可以游离适当形状的皮瓣并将其缝合到合适的部位，这样就可以将缺损闭合。

3. 线性缝合旋转皮瓣留下的缺损。

六、肌皮瓣与复合皮瓣

1. 随着对皮肤血供的深入了解，取到带有血供的皮瓣用于修补皮肤缺损更具优势。

2. 如果皮肤由其下部的肌肉组织滋养，则可以连同其下方的肌肉一起移植。像背阔肌那样，许多肌肉在一端都有神经血管束进入其中。而另一端，连同覆盖其上的皮肤可移动很长的距离，因此得以填补缺损（图 6.26）。这种背阔肌皮瓣通常用于乳房切除术后乳房再造。另一种乳房再造方法是采用横腹直肌肌皮瓣（TRAM），它是游离下部腹直肌及其上覆的皮肤，并移植到对侧乳房的区域。

3. 皮瓣不一定只包含肌肉，还可能包含筋膜、软骨或骨骼。

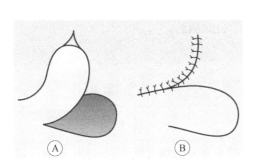

图 6.25 旋转皮瓣示意图

Ⓐ 阴影区为缺损的部分，如图所示游离皮瓣；Ⓑ 皮瓣已移位
至缺损处，游离皮瓣产生的空隙应用线性缝合进行闭合

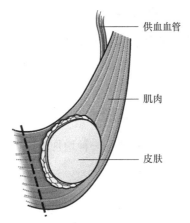

图 6.26 肌皮瓣示意图

沿虚线切断肌肉组织。与肌腹一起移植的皮肤依赖肌肉供血，
而它们都是通过为肌肉供血的血管获得血液供应

第十节　游离组织转移

肌皮瓣和轴型皮瓣中附带的血管被离断后，皮瓣就可以移植到其他部位。通过显微外科技术可以将皮瓣血管与移植部位的血管吻合起来（见第 5 章），通常每一条动脉需要对应两条静脉。目前乳房再造术常用的方法是游离下腹部皮肤、脂肪，保留腹壁下动脉穿支血管，然后将其移植到胸部并与胸部的血管吻合。这种方法可以保持腹部肌肉的完整性，是 TRAM 皮瓣的另外一种选择。

第十一节　组 织 扩 张

组织扩张是从正常部位获得皮肤的方法之一。皮肤扩张后可用于取皮，方法是通过在筋膜或肌肉下方放置一个塑料扩张器（图 6.27），扩张器通过连接管连接至扩张囊。扩张皮肤时，需要将生理盐水注入囊中，逐渐增加扩张器的体积。当扩张到足够程度后，移除塑料扩张器，然后将扩张后的皮肤取下，用于修补其他部位的缺损。

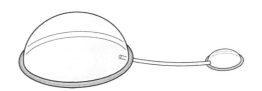

图 6.27 组织扩张示意图

半球形扩张器连接着一个小储备囊。将扩张器置入筋膜下或肌肉下。通过向皮下的储备囊内注射生理盐水，逐渐使扩张器膨胀，从而达到扩张其上覆组织的目的

第十二节　美 容 操 作

很多手术操作用于改善外表，被称为整容手术或美容外科手术。

一、抽脂术

抽脂术是美国最常见的美容手术。它是用很细的套管插入皮下组织中吸除多余的脂肪。目前，抽脂术通常是电动辅助的，并常用含有利多卡因和肾上腺素的溶液（如乳酸林格氏液）进行局部浸润。辅助超声空化技术有助于去除脂肪。

二、脂肪成形术

自体脂肪移植是一种增加轮廓的方法。

三、肉毒素

在面部肌肉中注射肉毒梭状芽孢杆菌 A 型神经毒素复合物可使肌肉麻痹，从而可以减少皱纹。通常 3 到 7 天起效，可持续 4 个月。

四、乳房手术

乳房疾病手术治疗后，可使用皮肤移植或皮瓣进行修复，如背阔肌或腹直肌肌皮瓣（TRAM）。有很多方法可以用来改善术后乳房的外形。现在应用的植入物通常是黏性凝胶；也可以应用皮瓣扩充组织，如腹壁下动脉穿支皮瓣（deep inferior epigastric perforating, DIEP），进行组织替换或改变乳房的外形。乳房缩小术可以用来缩小过大的乳房、减少其重量。一侧乳房因疾病部分切除后，为与患侧乳房相匹配，可将另一侧正常乳房缩小。

参 考 文 献

1. Chang N, Goodson W H Ⅲ, Gottrup F, et al. Direct measurement of wound and tissue oxygen tension in postoperative patients[J]. Ann Surg, 1983, 197(4): 470-478.

2. Grassetti L, Lazzeri D, Torresetti M, et al. Aesthetic refinement of the dog ear correction: the 90 degree incision technique and review of the literature[J]. Arch Plast Surg, 2013, 40(3): 268-269.

扩 展 阅 读

Morton L M, Phillips T J. Wound healing and treating wounds: Differential diagnosis and evaluation of chronic wounds[J]. J Am Acad Dermatol, 2016, 74(4): 589-605.

Rutkowski P. Introduction to the special issue of European Journal of Surgical Oncology: New roads in melanoma management[J]. Eur J Surg Oncol, 2016, 43(3):513-516.

第 7 章 结缔组织和软组织处理技术

我们的身体由各种不同种类的组织构成。其中一些具有相同的组织来源，但多数是各类实质细胞的混合体：即柔软活性细胞与结缔组织交织在一起，其间穿插血管、神经及其他结构。结缔组织形成支撑实质细胞的支架或基质；间质细胞不仅构成器官的骨架，其还在生理或病理过程中与正常细胞发挥相互作用。

> **要点**
> - 要使你自己熟悉不同营养状况的各年龄群组在病理和生理状态下组织器官的结构、质地、周围环境、强度以及脆性。
> - 此外，应熟悉目标结构与周围组织之间的组织分界，以防造成意外损伤。

第一节 经皮诊断性操作

许多经皮操作都可以在局麻下进行（见第 6 章）。超声、对比剂造影等医学影像技术和细胞学技术的发展、进步和广泛应用，使得对液体、微生物和细胞能够进行精确地获取，进而诊断其性质。以这种方式对乳腺、甲状腺和前列腺以及浅表淋巴结进行检查是最常见的例子。对于深部的结构，尤其是肝脏和屏气状态下的肺，可以使用外径 0.7mm、内径 0.5mm 的细针对器官进行穿刺活检。

一、抽吸液体做细胞学检查

1. 在进针之前，可以通过在体表体会液体波动感来确定精确的进针位点；如果没有波动感，液体也可能在身体的深部。也可以利用超声等影像学方法进行定位。

2. 确保在无菌条件下进行操作。穿刺针要足够长，因此您无需将穿刺针插至根部；否则，一旦在连接轴处断开，便很难将针的断端取出。

3. 连接注射器和抽吸器。如果抽吸无液体，可以尝试旋转针头；如果需要改变进针方向，一定先把针撤出，然后再重新进针。

4. 细针抽吸细胞学检查（Fine-needle aspiration cytology, FNAC）通常在局部麻醉下进行，有时甚至可以不用麻醉。用一手的两指固定穿刺位点皮肤，使穿刺点位于两指之间，另一只手握持注射器和穿刺针（通常是 21 号针）。

5. 针头刺入正确位置后，回拉针栓进行抽吸。持针做轻柔、快速的进出动作以分离细胞，使细胞都能被吸入针中。

6. 同时固定肿块、控制穿刺针位置和进行抽吸是非常困难的。所以，可以使用许多基于图 7.1 所示原理的机械辅助装置。

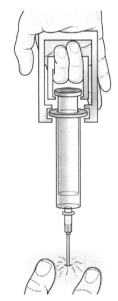

图 7.1 针吸细胞学原理

一只手控制注射器和穿刺针，另一只手固定肿块。挤压注射器固定器的手柄将抽出活塞，从而通过所连接的穿刺针进行抽吸

7. 提前用生理盐水（0.9%）和 1000 单位肝素的混合液冲洗注射器和穿刺针，可以增加细胞的获取。完成抽吸后，拔出注射器和穿刺针，然后将穿刺针及注射器的内容物滴到几个预先标记的显微镜载玻片上，立即使用固定剂进行固定。最后，用穿刺针抽取一定量的固定剂，然后将注射器内的固定剂推至标本瓶中。推出的细胞将进行离心并回收，与载玻片上的内容物一起染色并进行细胞学检查。在某些情况下，抽出的细胞需立即用盖玻片封盖，待烘干后再进行染色。

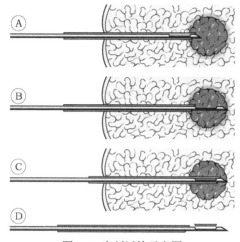

图 7.2　穿刺活检示意图
Ⓐ 将闭合的套针插入需活检的组织中；Ⓑ 保持套筒不动，先将针芯推进到组织中。一些组织即被挤入针芯的薄凹槽内；Ⓒ 保持针芯稳定，推进套筒，使上述挤入的组织被切下并封入套筒中；Ⓓ 撤出穿刺针，取出活检组织

二、穿刺活检

1. 穿刺活检的目的是确定肿瘤的组织学诊断和分级，获取肿块的内核以确认受体情况，并对肿瘤携带的 DNA 进行分析。如何保存标本及如何送检须事先咨询病理科专家。

2. 如果在体表不能扪及病变，可借助超声或影像学检查来引导穿刺。

3. 一种方法是使用空心针如 TRU-CUT 活检针进行穿刺活检。该穿刺套装有一个末端尖锐的套筒，其内有突出于末端的具有斜切面的针芯。针芯的近端部分与套筒之间留有一定的空腔（图 7.2）。局麻后，用尖刀片在皮肤上做一个小切口，切口只需足够进针即可。一只手固定肿块，另一只手将闭合的套针通过切口刺入需活检的肿块中。

4. 保持套筒稳定，进一步向肿块内前推针芯。之后，保持针芯稳定而前推套筒，即可切割并将切割下的组织封入套筒内。如果组织非常硬，可先将闭合的套针推进至病变内；保持针芯不动，先将套筒回撤，然后再前推以切取组织，然后将套针闭合。

5. 撤出闭合的套针，回撤套筒，显露存置于针芯变细部分上的样本。使用适当的固定剂固定标本，随即在容器上标记；填写申请表格，及时将标本送往实验室。

6. 可以使用装有弹簧的大口径套针，也可以使用一种高速旋转的空心针进行钻检。

7. 各种类型的穿刺活检都可能导致严重出血，所以需在穿刺口上按压 3～5 分钟并计时。

三、开放活检

（一）组织切除活检

是指去除整个组织或病变，如去除单独存在的肿块或位于均匀的组织内的肿块，并同时进行病理检查。这可以使在提供组织学检查所需标本的同时完全切除病变。当病变可能是恶性时，切除活检是十分有价值的。条件允许的话，应尽可能减少病变肿瘤细胞的扩散。在这种情况下，必须在健康组织内对病变进行分离。虽然一些病变看起来似乎具有包膜，而且操作也在包膜之外；但包膜的存在并不能排除恶性肿瘤已通过包膜侵入周围组织的可能。

> **要点**
> - 一些明显的包膜可能是因肿瘤扩展使周围的正常或异常组织受压所致。
> - 即使有真正的包膜，恶性肿瘤也可能通过浸润包膜到达周围的正常组织。

（二）切开活检

是指从大块组织中切除一部分来为活检提供材料，并不要求切除整个组织。

1. 尽可能包括病变和正常组织之间的交界组织，交界处的组织一般是可以辨别的。

2. 如果边缘可辨，要自边缘进行楔形切除，留下的切口通常可以用缝线缝合（图7.3）。如果边缘不可辨，则可做一个椭圆形的船型切口，并保持中线处最深（图7.4）。

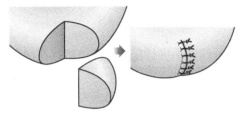

图7.3　病变边缘可辨切开活检的切除及缝合方法

从结构的边缘进行楔形切除，之后用缝线将切口缝合

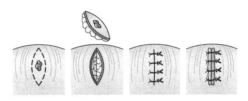

图7.4　病变边缘不可辨切开活检的切除及缝合方法

切除远离肿块边缘，切出一个船形标本。如果组织较柔软，也许能够将船型切口进行线性缝合。如果组织比较坚韧，则尽可能在切口附近的组织中进针，将周围的组织牵拉过来填补缺损；也可以加入明胶海绵或类似的止血物质填充缺损后再进行缝合及闭合切口

3. 如果你需要活检一个位置较深的肿块，一定要小心分离，不要损伤周围结构。可以将彼此成90°的病变影像作为导引参考。切口要适中，以方便对可能遇到的组织结构进行解剖。

4. 当在乳房X线或其他成像技术上发现可疑区域（例如小肿块或钙化）时，可以使用钩丝定位方法，这种方法尤其适合于乳房的病变。放射科医生通常会将一根空芯针插入可疑部位，沿此空心针送入一根末端带钩或末端弯曲的金属丝，然后再退出空芯针（图7.5）。这样你就可以直接找到可疑的病变部位。切断外部的导线，将带钩标记线留在适当的位置上。将可疑的病变区域和标记线一并切除下来，必要时可对标本进行X线复查以确认已经正确地切除了可疑组织。

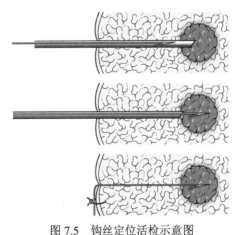

图7.5　钩丝定位活检示意图

可疑病变已通过表面测量、立体定向测量或超声进行定位。将套针插入病变组织后，通过套针送入末端带钩或末端弯曲的金属标记线，之后取出套针。可以在皮肤表面弯折标记线并缝合固定，以防止其脱落

第二节　结缔组织

结缔组织包含从脆弱的蜂窝组织到韧带、肌腱和腱膜等多种强韧组织，腱膜是附着在

肌肉上的扁平肌腱。稳定的结缔组织中血管较少，但是血管可能会穿越结缔组织进入到其他组织和器官内。

肌腱和腱膜的大部分纤维都沿附着的肌肉纤维同向走行。

一、蜂窝组织

蜂窝组织存在于彼此相对移动的结构之间（如肌肉之间和在肌腱周围）。其对组织生成起重要的引导作用，经常有松弛的血管穿过蜂窝组织来供应肌腱或肌肉等移动结构，并经深层结构供应移动的皮肤。

最好先用电刀和超声刀封闭细小血管，然后用手术刀或剪子处理蜂窝组织。偶尔也可以用手指进行轻柔的钝性剥离。要使用小圆针和可吸收线对蜂窝组织进行修补。

二、腱膜

由于纤维主要用于传递肌肉的拉力，因此腱膜纤维倾向于平行延伸，但仍然存在横向纤维与平行纤维结合在一起的情况。

1. 做分离时，尽可能与纤维走行方向平行。这样做的话，恢复的肌肉张力会使所有纤维伸直，从而消除了缝隙，使得腱膜几乎不需要修复。

2. 由于腱膜中的横向纤维较弱，简单缝合切断后的腱膜可能会发生撕裂。使用褥式缝合可以减少这一情况的发生（图 7.6）。基于同样的原因，当纤维离断后，如果在断端边缘进行等距缝合，那么当腱膜受到纤维张力的牵扯时，就会分离成条状。为了防止出现这种情况，应在自边缘不同距离的位点进针进行缝合（图 7.7）。腱膜的愈合缓慢，如果愈合早期受到张力影响，修复过程将终止或延长。在孕期、营养缺乏和老年人群中，修复的过程比较缓慢。在某些疾病中，胶原蛋白或弹性纤维存在分子上的缺陷。

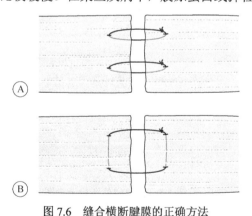

图 7.6　缝合横断腱膜的正确方法
Ⓐ 普通缝合的缝线容易撕开；Ⓑ 褥式缝合更牢固

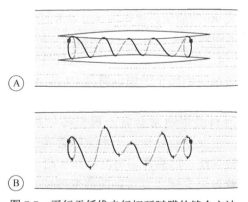

图 7.7　平行于纤维走行切开腱膜的缝合方法
Ⓐ 进针点与边缘的距离相同，往往使腱膜分离成条状；
Ⓑ 如果进针点与边缘的间隔不同，缝线就能更好地拉合组织

3. 通常不能将处于高张力状态下的拉伸或薄弱的腱膜对合。多年来，外科医生一直试图闭合先天性和后天性腔壁缺损。但是，在张力作用下，缝线会迅速或逐渐发生松动。过去，人们曾通过使用生物和人造材料来制造一种炎症状态，希望借此来促进局部纤维组织形成。由聚丙烯或聚酯制成的不可吸收的合成网片几乎不会引起炎症反应，但可以与组织融合。剪一块比缺损稍大的网片，在无张力的情况下使之与缺损边缘周围强健的组织重叠，

然后进行缝合固定（见后：疝）。

> 要点
> ● 在腱膜缺损的边缘进行缝合常不能成功。
> ● 可以使用补片对大的间隙进行无张力修补。

三、肌腱

肌腱是由排列整齐的胶原蛋白和弹性纤维组成，起传递肌肉拉力的作用。在所有的结缔组织中，肌腱的抗张强度最高。如果肌腱沿纤维走行方向被离断，通常愈合后不会损失强度。但如果发生横向离断，断端就会缩回。修补处强度会明显减弱，缝线也可能会发生撕脱。

1. 过去使用的是不锈钢缝线，但合成聚酰胺、聚酯或聚丙烯等材料的出现提高了缝合效果。修复的面积越大，修复的结果可能越好；可以考虑斜形切割或分步切割。

2. 一般应在使用止血带之后再进行修复，以防术野被血液所遮盖。

3. 特别需要注意的是，当紧密贴合的肌腱需要在纤维骨性滑车样突起之上或腱膜下方改变其方向时，要避免产生弓弦效应，并应将其包裹于滑膜鞘内以减少摩擦。不要损伤细微的系膜样连接，因为它们能够从深层或滑膜间皮细胞中获取血供。如果在这些位置留下非正常解剖改变，会在肌腱和鞘膜间形成粘连而使运动受限。

4. 如果原本在一起的两根肌腱被分开，那么在修复后会在彼此之间产生粘附及相互磨损；牺牲其中一根肌腱会减少这一情况的发生。如当指深屈肌和指浅屈肌同时断裂时，通常不修复指浅肌腱。

5. 不可用镊子抓持肌腱末端；这样做会产生挤压效应，造成肌腱损坏，且使其表面破损而变得粗糙。应该使用缝针对其进行控制。一种方法是使用直针将其固定在距切口约 2 至 2.5cm 处。可将针拉在一起，并根据需要旋转以使末端对齐，但要防止针刺伤。要确保断端清洁、对齐。如有必要，可以弯曲肌腱的连接处；连接后应没有任何扭曲、成角或中断。

6. 使用褥式缝合修补肌腱。通常使用合成聚酯线，从一侧断端进针，在距断端 1.5cm 处出针。出针后于出针点附近再重新进针，使针横向穿过肌腱，在此进针点对面出针。重新在此出针点附近进针，然后在同侧断端出针。按照相同流程处理另一侧断端（图 7.8）。使用直针会很方便。但要用持针器持针。将两侧断端对拢并且不发生扭曲。在两断端内完美打结，使两断端精确对合，确保不发生肌腱分离成束。

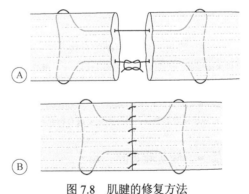

图 7.8 肌腱的修复方法

Ⓐ 缝合肌腱两端，使两断端合拢，线结埋于两断端之间；Ⓑ 使用细线连续缝合以修复腱周组织

最后，使用单线沿断端外周连续缝合一圈；应尽可能使其表面光滑。

7. 修复完成后，为将肌肉张力降低到最低，应将关节固定于能使肌肉起始点和附着点尽可能靠近的位置。愈合过程中的牵张会引起胶原蛋白分泌，所以如果不对肌肉进行固定，肌腱会被拉长并且随后会发生活动受限。

8. 当肌腱在其与骨骼连接处破裂时，如果远端残端保留了血液供应，就应将两断端连接起来。否则，应将近端接于骨上。这样做时通常需要切除骨皮质并在骨上打孔，然后用不可吸收线将肌腱固定在钻出的骨孔上，以使肌腱能与骨皮质下的松质骨直接相连。

四、韧带

韧带是连接骨骼、软骨或其他结构的带状或片状的纤维组织，亦可作为筋膜、关节或肌肉的支撑。

1. 支持韧带的撕裂通常可以用类似腱膜或肌腱的修复方式进行修复。

2. 稳定关节的韧带，如膝盖的副韧带和交叉韧带，不易修复，并且需要专科训练才能完成。如果不能保持它们的长度和强度，那么关节就会失去稳定性。某些韧带可以像修复肌腱那样修复。修复膝关节的交叉韧带可以使用腘绳肌肌腱，也可以用髌骨肌腱的中部。在胫骨和髌骨的两端分别固定，通过股骨和胫骨的孔道进行锚定。同种异体移植物如牛副韧带以及碳纤维聚酯和聚四氟乙烯等人工材料也可以用来修复韧带。

第三节　神　经

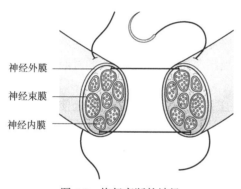

图 7.9　修复离断的神经

纤维束被包裹在神经内膜鞘（神经内膜）中，神经束有神经束膜，神经有神经外膜。确保两断端及其内的神经束精准对齐，并且没有张力或旋转。一些情况下只需要进行神经外膜的缝合，有时则需要缝合神经束膜

神经纤维被包裹在神经内膜内而得到保护，而神经外膜包绕着神经纤维束；所有神经均有神经外膜包裹（图 7.9）。

机能性麻痹　是一种暂时的生理性阻滞。

轴突损伤　由轴突破坏引起，但神经内膜保持完整。瓦勒里亚（Wallerian）变性【奥古斯塔斯·沃勒（Augustus Waller），1816—1870，英国生理学家】一般发生在轴突远端。近端轴突会沿完整的神经内膜管向远端生长，最终与末端器官连接。

神经断伤　是由神经离断导致。如果断端能紧密接合，那么轴突可以出芽的方式长入远端的神经鞘内，但是结果往往不太理想。功能的恢复程度与轴突进入远端神经内膜管的程度成正比。

> **要点** ● 修复越及时、越专业，修复的效果越满意。

1. 首先需要清除感染组织和出血块，保持骨骼稳定，并确保皮肤可以一期闭合。如果以上条件不能满足，用单线将两端连在一起并关闭皮肤或使用血供良好的组织掩盖神经即可。抬高该部分肢体以防止水肿，并在合适的条件下进行延期修复。

2. 通常先使用止血带止血后再进行修复，以确保术野无血液遮挡。确保光线良好，需备好精密显微手术器械和放大镜或手术显微镜以进行放大（见第 5 章）。

3. 如果神经末梢参差不齐，可用手术刀对其进行修剪，使其末梢整齐。

4. 用 8/0 至 10/0 单丝尼龙线小心地将神经外膜缝合在一起。在某些情况下，可以进行神经束修复。

5. 如果存在部分神经缺失或末端已回缩，可以使用腓肠神经进行自体移植。但这种操

作有时会影响最终的效果。进行腮腺肿瘤切除时，可能会意外损伤面神经的分支，或因肿瘤侵犯而不得已切除面神经分支。这种情况下，通常用耳大神经来桥接断端。

6. 完成肢体修复和缝合后，应对其进行适当固定，以避免对修复部分的神经发生牵拉。

第四节　骨　骼　肌

松弛状态的肌肉很脆弱，容易受压坏死。相反，健康收缩状态的肌肉则不易受到损伤。如果失去运动神经的支配，肌肉就会发生瘫痪和萎缩。如果肌肉被横断，肌纤维不会重新连接，而是通过增生的纤维组织相连。最好的情况下，单块肌肉会变成双肌腹，但其末端通常会分散附着在肌鞘上，并因此失去收缩功能。

一个值得注意的现象是，肿瘤血行转移至骨骼肌这一现象很少见。我至今没有看到过对这一现象的解释。

1. 除了一些局部创伤或疾病需要对肌肉进行手术外，还经常需要穿过肌肉层在更深处部位进行手术。肌肉通常是分层的。要保护好这些精致的肌肉外筋膜，它们使肌肉在滑动过程中彼此间仅产生很小的摩擦。支配肌肉的神经和血管通常从深面进入（前锯肌除外）。过度牵拉移位可能会损害支配神经和血液供应。

2. 使用圆针和可吸收缝线来重建彼此平行的离断肌纤维，打结不宜过紧，否则会勒死肌肉而产生切割效应。实际上，很多情况下不需要缝合，因为肌肉一旦恢复张力，肌纤维会发生重构。采用水平褥式缝合来重建肌肉断端会导致撕裂。

3. 缺血性肌挛缩是肌肉缺血的结果，于 1872 年由德国哈雷市的理查德·沃克曼（Richard Volkmann）描述。这种情况可能是由于环绕肢体的石膏太紧，造成局限于下肢前室（其筋膜缺乏弹性）内的肌肉肿胀；或者是由石膏压迫血管所致，比如肱骨髁上骨折后，肱动脉可能由于石膏太紧而受压。此时可以将过紧的石膏劈开，肱骨髁上骨折可以通过手法复位，以此来解除动脉受压。如果缺血没有及时缓解，肌肉就会发生萎缩并被纤维组织替代；随着病情的发展会出现肌肉缩短和挛缩。

4. 环绕四肢的全层烧伤会产生与石膏过紧类似的效果，通常需要将皮肤和深筋膜纵向完全切开。上部躯干这种类型的烧伤可导致呼吸运动受限。这些情况下都需要立即纵行切开烧伤后形成的这种干燥、坚硬的皮肤焦痂。这也是"清创术"最初的含义。

5. 筋膜室综合征。例如在下肢，由于筋膜室内的肌肉肿胀可引起剧烈的持续疼痛。如果筋膜室内压力升高到 30mmHg 以上或其与舒张压差值小于 30mmHg 时，就有可能发生严重的坏死。可以通过切开皮肤和筋膜（筋膜切开术）使肌肉膨出以缓解疼痛。在下肢，释放所有四个筋膜室的压力很重要。一般会在全麻下做前外侧和内侧两个切口；在某些情况下，如果压力过高是由筋膜单独引起并且皮肤足够松弛，也可以在皮下进行筋膜切开。但是如果不能确定，还是要做全层切口。大腿和手臂也可能发生筋膜室综合征。腹腔间隔室综合征系患者腹腔内容物肿胀所致，可发生呼吸和循环受损及尿量减少。膀胱压力升高和人工通气需求增加是腹腔间隔室综合征发生的有效预测指标；发生这种情况时必须进行剖腹减压。

第五节　软　　骨

1. 软骨覆盖在与关节接触的骨末端，或者像半月板一样夹在骨末端之间。因为没有内在的血供，软骨只能通过周围附着物获取营养，所以一般其再生能力有限。软骨损伤通常随着纤维软骨的沉积而愈合。

2. 可以在钻完针孔后对纤维软骨进行切割和缝合，并可将其作为复合移植物的一部分从一个部位移植到另一个部位。

3. 软骨缺损的修复是一个动态过程，包括修复、更新和再生。过去，软骨的撕裂、脱位通常以开放手术方式处理（如膝关节半月板的完全切除），但现在可以使用关节镜技术来进行修复和平整。

第六节　黏　膜　骨　膜

黏膜骨膜是一种坚固的双层膜，具有良好的血液供应，覆盖在硬腭和鼻壁骨之间。在先天性腭裂患者中，可将其从骨面掀起，作为皮瓣来覆盖闭合腭部的骨性缺损。

1. 根据是否拆线选择缝合材料。如果需要拆线，则使用 3/0 的黑色丝线或单尼龙线，以减少组织的反应。使用半弯无眼针进行缝合。

2. 如果很难或不能拆线，可以使用 4/0 可吸收线。

第七节　乳　　房

乳房是皮肤腺体的衍生，副乳可在从腋窝到腹股沟的"乳房线"上的任何部位发育。乳房的同质性取决于腺体和脂肪组织的比例。上象限、外象限和近腋窝处的腺体组织比其他地方密集，这使得在这些区域区分有无肿块变得困难。

1. 如有囊肿，可以抽液后送细胞学检查；深部的囊肿可以使用超声引导。

2. 在哺乳期，剩余乳汁可能产生乳腺囊肿和乳房感染，进而导致蜂窝织炎和脓肿形成。在感染早期，使用抗生素可能会防止脓肿形成；但如果脓肿已经形成，则可使用穿刺抽吸脓液作为切开引流的替代疗法。

3. 可扪及的肿块应行进一步的放射学评估。大于 25 岁的患者可使用影像引导下的穿刺进行活检。影像学显示为良性病变且患者小于 25 岁时，一般不需要穿刺活检。如果可扪及的肿块在影像上不能发现，则可能需要穿刺活检。

4. 影像学检查发现的不能扪及的可疑肿块可使用夹子进行标记，开放活检时可以用带钩标记线以帮助未来准确清除病变。

5. 除非肿块很大，对可疑组织进行诊断时一般不需要开放活检。活检时切取一薄片组织，以能完成组织学检查即可。选取合适的切口位置，以便必要时可扩大切口。要避免损伤相关结构。可以抓持肿块周围的结缔组织，但不要抓持肿块。完全止血后再关闭腔隙，并需仔细缝合皮肤。

6. 乳腺手术时，应时刻牢记乳腺小叶呈向乳头聚集的放射状分布。规划手术入路时要尽可能使切口美观。皮肤的张力线在乳房发育之前主要是横向的，但是随着乳房的发育和松弛，皮肤张力线的方向会发生变化。

7. 仔细止血，避免血肿形成。

8. 对于可扪及或局限性的癌，应采用广泛切除以保证切除干净。切除肿物后再切除腔壁可减少复发。如果术前已有淋巴结转移，可以加做局部或完全的腋窝淋巴结清扫。如果术前影像学显示淋巴结正常，则需结合前哨淋巴结活检结果进行手术。

9. 一种更为精准的手术是乳房象限切除术，即将乳房以乳头为中心划分成四个象限，像切圆蛋糕那样切除四分之一的乳房组织和胸部肌肉。整形或肿瘤整形外科医生会常规进行乳房成形术，以最大限度地减少因切除而造成的体积不足。这也被称为治愈性乳房成形术。在充分止血后缝合切口。

10. 改良乳腺癌根治术是将整个乳房（包括腋尾部）及腋窝腺体全部切除，但保留胸肌和胸壁。该术式于 1948 年由伦敦米德尔塞克斯医院的戴维·佩蒂描述。改良乳腺根治术是对威廉·霍尔斯特德（William Halsted，1852—1922）所设计的手术方法的改进，后者还包括胸部肌肉的切除。

第八节　淋　巴　结

肿大的淋巴结常提示局部存在炎症、感染或恶性肿瘤等疾病；但也可能是全身性疾病的局部表现。

肿大的淋巴结可以是单个或多发、分离或融合、固定或活动的。

浅表的肿大淋巴结一般是可以扪及的，但也可能导致误诊。感染的筋膜下淋巴结可能会发生破溃而形成脓肿，脓肿可能会进一步穿透筋膜而出现皮下；这便是所谓的"衣领"脓肿。

深部的淋巴结可以通过各种医学影像的方法显示，或者在手术中显现。

1. 术前需与病理学专家探讨如何进行标本制备和如何保存。

2. 仅在对解剖有充分掌握的情况下，才可进行针吸细胞学活检和穿刺活检。否则应向影像科医生寻求帮助，以超声或其他影像手段来引导操作。

3. 淋巴结质地较脆，如果受到挤压，就会影响诊断的准确性。

> **要点**
> - 淋巴结活检不是随意进行的小手术；很多淋巴结与重要结构非常接近。
> - 在没有获得良好的解剖和充分的显露的情况下，不要试图去摘取淋巴结。许多外科灾难都源于随意摘除那些孤立的、活动度高的淋巴结所致。

4. 尽可能将切口选在皮肤褶皱处，小心分离至淋巴结。淋巴结的质地非常脆，特别是在疾病状态下尤为明显。到达淋巴结表面后，先在淋巴结周围进行分离；不要用镊子直接抓持淋巴结，这样可能会使淋巴结破坏。可以的话，可在淋巴结上留下部分结缔组织以方便抓持。

5. 当到达更深的层面后，可以来回移动活动度高的淋巴结以确定其与周围组织的粘连程度。需要记住的是血管通常从深面进入，并且可能存在重要的附着结构。绝大多数的并发症都是由于想把淋巴结提起来，让蒂有些张力以便容易切断；但结果往往是让我们后悔不已。

6. 仔细检查术野，进行充分止血。

7. 有时，必须将一个或几个淋巴结从一团混乱的腺体中剥离。此时不要破坏你不打算切除的腺体。

8. 在全身性淋巴结疾病中，腹股沟淋巴结最不可能给出明确诊断，多数结果会是反应性的淋巴结改变。

9. 在不把淋巴结压碎的情况下将其分成所需数量的标本，并将其放入适当的容器中。

10. 尽可能美观地缝合切口。

一、前哨淋巴结活检

1. 在对明确诊断的乳腺癌进行手术之前，可以在肿瘤周围或乳晕周围注射放射性物质，例如 ^{99m} 锝标记的纳米胶体。为了提高前哨淋巴结定位的准确性，可以采用双模态方法；除放射性示踪剂外，还可注射专利保护的蓝色 V 染料。

2. 放射性示踪剂通过淋巴管转运至淋巴结，在那里可以使用伽马探针进行检测。可以取出第一站的淋巴结，以检查是否有癌细胞。前哨淋巴结在注射放射性示踪剂和蓝色染料后可表现为热结节。两者都可以在淋巴管和淋巴结中追踪到（图7.10）。如果摘除的淋巴结中没有肿瘤细胞，癌细胞不太可能在淋巴系统中扩散；虽然仍有极小可能的例外。

3. 术中评估前哨淋巴结是否发生转移是一种常规行为。可以利用冰冻切片或组织印片细胞学检查来达到这一目的。后者是将淋巴结切开，将切面印在组织学载玻片上，由经验丰富的专家进行细胞学检查。新近的方法是采用一站式核酸扩增（ONSA）来检测前哨淋巴结 CK19 基因。这是一种对 CK19 进行聚合酶链反应扩增的方法，CK19 阳性可以提示癌转移。

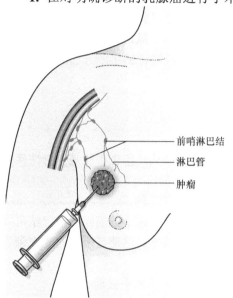

图 7.10　前哨淋巴结的示踪方法

前哨淋巴结活检作为一种辅助手段，可以确定乳腺癌扩散转移的程度，从而帮助确定手术方式。在肿瘤周围注射放射性物质，并使用伽马探针追踪到前哨淋巴结。另一种替代或加用的方法是注入活力蓝色染料，并在淋巴管和淋巴结中找寻是否发生蓝染。对所摘除淋巴结进行的组织学检查可提示肿瘤扩散的程度

4. 这种方法也可用于确定其他肿瘤的扩散转移，例如恶性黑色素瘤（见第 6 章）和食管癌。

二、脂肪转移

如果存在脂肪组织缺失，可以将其他部位的脂肪细胞转移过来[1]。

1. 用于纠正乳房肿块广泛切除后的体积不足或整形手术中用于填补身体其他部位的组织缺损。

2. 通过湿式或干式抽脂法从供体部位（通常是腹壁）收集脂肪细胞。

3. 将收获的脂肪细胞进行纯化，然后直接注射到受体部位。

4. 值得注意的是，脂肪移植的部位会在随后的乳房成像中形成可疑的病变征象，这通常是由于脂肪坏死所致。

第九节　腹　　壁

腹部切口的目的通常是为了最好地接近腹腔内的脏器。此处只是概述进腹的常见过程

和步骤。要尽可能减少肌肉的离断。有两种切口可以达到以上目的，一个是腹部中线切口，一个是阑尾手术的"烤架"切口。

一、腹部中线切口

1. 一般来说，右利手者应站在患者的右侧。

2. 该切口应避开脐部，将上、下腹或中腹的皮肤、白线和腹膜切开。用手术刀的刀腹切开皮肤，保持刀片垂直切割而不是斜形切割。从患者的头侧端开始，由你的左侧向右侧运刀。

3. 如果打算做一个过脐的切口，大部分情况下需要绕过脐部。最好让手术刀稍微向脐倾斜，以半圆形绕脐切开，留出距脐约 2 到 3mm 的余量。另一种方法是用阿利斯钳抓住脐缘，以非优势手握住鼠齿钳将脐拉向己侧，使其离开所做直线切口的位置；然后沿直线切开，保证切口在腹部中线上。切口完成后，移除鼠齿钳，这样切口就避开了脐部。

4. 进行切口止血后，继续沿皮肤切口深入，穿过乳白色、结实的纤维白线，直至覆盖于横筋膜和腹膜的脂肪层。穿过表皮后，可以将手术刀更换为电刀。

5. 使用血管钳的尖端夹住并提起腹膜，在其旁边用另一把血管钳同样夹提腹膜。保持第二把血管钳夹提腹膜的同时松开第一把血管钳，然后再重新夹提腹膜以确保第一把钳子没有无意中夹住腹腔脏器。现在将夹住腹膜的两把钳子提起，在两把钳子之间做一个小切口。这会使得空气进入腹部，从而使腹腔脏器下落（图 7.11）。用一根手指插入腹膜腔内，并沿切口做圆周探查，确认没有脏器被误伤的危险。确认切口附近没有脏器后，向腹膜切口内插入一把梅奥剪刀，然后沿原切口线小心剪开腹膜。

6. 关闭切口时，用直血管钳夹住切开腹膜的两端，并由助手将腹膜提起以远离下方的脏器。也可以在切缘的中部使用直钳，直钳把手冲外，使边缘外翻。使用例如圆针单丝尼龙线这样的不可吸收线进行缝合。也可以使用钝头针进行缝合，这样既可

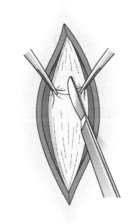

图 7.11 切开腹膜的方法
使用两把钳子夹提起腹膜，在两把钳子之间做切口

以穿透组织，而又不易穿破外科手套和皮肤。现在许多外科医生都倾向于使用可吸收缝线，因为在被吸收前它们能保持足够的强度。

7. 通常最方便的缝合方向是从头侧到足侧；因为切口横在你前方，所以也就是从你的非优势手侧向优势手侧缝合。缝合除皮肤和皮下组织外的所有组织层；在远侧从外向内进针，在近侧从内向外出针；牢固打结。确保线尾不宜留得过长并被良好包埋。或者，你也可以使用较细的缝线，将其两端插入针眼，从而形成一个闭合环。进针后，使针穿过闭合的线环；这种方法可以减小缝合起点的线结。

8. 重复连续缝合直至切口末端。这是一种"密集性"的缝合。在远侧要从外向内进针，在近侧要从内向外出针；保持针距 1cm，进针点距切口边缘 1cm；使缝合在组织内形成螺旋状。这样有利于调整缝线，使缝线之间的张力平衡。

9. 尽量避免缝合过紧。对合边缘后，让助手稳定新出的线，这样就可以避免缝线出现拉紧、松弛和再拉紧的锯切样动作。

10. 可以通过松弛缝线使切口分开，然后再逐一拉紧缝线；这样可以避免最后几针伤及下面的结构。

11. 最后，一手抓住一端的线袢，一手抓住另一端的单线。可以将线袢和单线打结，也可以打成阿伯丁结（见第 3 章）。

12. 通常不做皮下缝合。

13. 采用单纯间断缝合或者连续缝合的方法仔细地闭合皮肤。如果是清洁手术，表皮下缝合效果会很好。如果是污染切口，最好选用间断缝合或者皮钉，以防未来需要去掉一些缝线来进行引流。

要点
- 注意保护好腹部脏器。
- 小心谨慎，逐层缝合。
- 不要损坏缝合材料，否则会使缝合强度减弱。
- 缝合过紧可能会引起组织坏死，并可能导致组织豁开及腹部破裂。
- 打结要牢固，线尾要深埋，这样就不会突出到皮肤下面。

二、烤架切口

1. 虽然目前西方世界阑尾切除术大多是通过腹腔镜进行的，但仍有通过烤架切口这种方式来进行开放性手术。切口的命名是用在火上烤制食物的交叉的铁架来命名的，这与交叉的腹部肌肉层很相似。这一入路与确立了阑尾炎诊断和外科治疗的纽约外科医生查尔斯·麦克伯尼（Charles McBurney，1845—1913）有关。他发现在右髂窝中存在脐和髂前上棘连线中外三分之一的这样一个点，该点是阑尾炎患者的最大压痛点，也是手术的入路点。

2. 以上述麦氏点为中心做皮肤切口。麦氏皮肤切口与脐棘线（spinoumbilical line）垂直，三分之一在点上，三分之二在点下。阿姆斯特丹的奥托·兰兹（Otto Lanz，1865—1935）发表了顺沿皮褶的切口，这使手术瘢痕更容易接受。沿皮肤切口线切开皮下组织。

3. 显露腹外斜肌的光亮腱膜；切开而不是剪开纤维，显露与腹外斜肌走行成直角的腹内斜肌纤维。将其分开后，可见腹横肌纤维。用手术刀在每一层上做一个小切口，然后将梅奥剪插入其中，沿肌纤维走行剪开。剖开上述组织后可见联合腱和腹膜（图 7.12）。

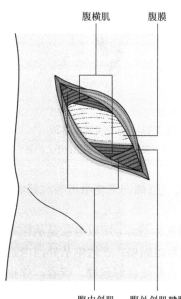

腹横肌　　腹膜　　脐

腹内斜肌　　腹外斜肌腱膜

图 7.12　阑尾手术切口

拨开但不切断腱膜和肌肉的纤维到达腹膜

4. 用动脉钳将腹膜提起并使其成帐篷样突起，顺次放开并重新抓提腹膜。使用两把钳子提起腹膜，在两钳之间做一个小切口，空气进入后会使腹内脏器位置下落。在上述切口内插入一根手指进行探查，确保没有腹内脏器附着，然后使用剪刀沿肌肉边界将切口扩大。

5. 逐层关闭切口。首先将腹膜切口的边缘提起，使用 2/0 或 3/0 可吸收线进行连续缝合，应小心操作确保不伤及腹腔内结构。使用相同的缝线间断缝合肌肉层，注意不宜缝合过紧。最后间断或连续缝合皮肤。如果为了效果美观，可以使用皮内缝合（见第 6 章）。

三、疝

先天性或创伤、萎缩或麻痹所致的腱膜缺损可使深部结构隆出，这样的突出便是疝。塑料补片的出现改变了修复方式,特别是在腹股沟疝和腹壁切口修复失败后的切口疝。

1. 显露腹部疝的浅层，即腹膜，并确定缺损的边缘。如果必要的话，可以折叠疝囊，使其远离修补的操作区域。

2. 如果疝凸出形成一个较长的疝囊，首先需要还纳疝囊的内容物。必要时先打开疝囊，然后闭合疝囊颈并切除多余部分的疝囊。

3. 在缺损表面或深部铺设补片，补片边缘与缺损边缘要有充分的重叠。在腹股沟处做一个适当的裂口以环绕精索，并将形成的两个"鱼尾"缝合在一起。

4. 使用简单缝合或者闭合钉通过网孔固定补片（图 7.13）。

5. 使用腹腔镜可以自腹腔内修补腹壁

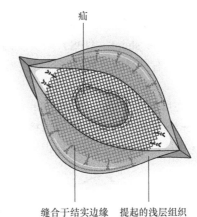

疝

缝合于结实边缘 提起的浅层组织
的塑料补片

图 7.13 无张力疝修补术

去除疝囊，放置补片，使补片边缘与缺损边缘充分重叠。将其缝合或钉合在合适的位置，然后缝合组织并关闭切口

疝，即经腹壁腹腔镜腹膜前修补术（transabdominal preperitoneal repair，TAPP）。另一种方法是腹膜外修补，即在腹壁和腹膜之间创造一个间隙，然后用气囊使其膨胀；最后在腹膜外完成缺损修复（totally extraperitoneal repair，TEP）。

6. 这种无张力修补方式极其成功，补片具有良好的耐受性。成纤维细胞产生的胶原纤维会将补片牢固地固定在组织内。

第十节　腹腔内容物

一、肠

如果肠管原本丰富的血供能够保持完整，切缘对合良好，那么肠管会很好地愈合（见第 4 章）。尽管小肠内通常是无菌的，但只要有任何蠕动停滞，微生物就会像在结肠一样迅速繁殖。

> 要点 ● 肠管的修复需保持良好的血供、整齐对合的边缘及没有张力的吻合。

二、肝

1. 肝脏是包含血管和胆管的蜂窝状结构，所以当切开时会有血液和胆汁渗出。1677

年，布里斯托尔的弗朗西斯·格利森（Francis Glisson）描述了肝脏包膜，其包裹肝脏并延伸到肝门；肝包膜的强度变化很大。

2. 可以对肝脏进行针吸活检或穿刺活检。超声或其他影像方法可以引导活检针刺入病变。可以使用长而细的"细针"经皮刺入肝内胆管，并可注射对比剂进行胆管造影。通过塞尔丁格技术（见第 5 章）可以将导丝送入胆管系统，并通过胆总管进入十二指肠。当沿导丝送入扩张器后，便可将支架放置于狭窄部位。

3. 可以采用多种方法处理继发于肝硬化门脉高压的食管胃底静脉曲张出血。可将门脉高压侧支循环通路中的食管下段静脉断开，或将门静脉直接引流入下腔静脉（门体分流术）。现在可以通过在肝脏内建立颈内静脉门静脉系统分流（transhepatic intrajugular portal-systemic shunt，TIPS）来实现门体分流。导丝沿右颈内静脉、上腔静脉、右心房、下腔静脉、右肝静脉，然后通过肝实质进入门静脉。然后植入一个支架以作为门-体循环之间的通路。

4. 在肝脏手术中，使用电刀和钝性分离的方法可以控制出血和胆汁渗出。"手指压折（Finger fracture）"是指用手指挤压肝脏的一部分使肝细胞破碎，但不离断血管和胆管；这样就容易对血管和胆管进行识别、双重结扎或分离。超声、电凝、高压水刀、激光和射频等方法均有助于肝脏切除，同时不增加术中出血（见第 9 章）。表面渗血可以用各种止血材料止血；氩气刀可以在表面形成高频电流，从而凝闭血管但几乎不造成穿透性损伤。

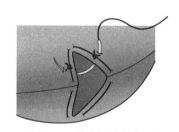

图 7.14　缝合肝脏的方法
使用大圆针缝合肝脏。可以先沿着边缘放置缝线，之后再沿环形线的外围进针闭合切缘

5. 在止血后，使用大弯针和可吸收线对切缘进行缝合。自切缘移除咬痕，适度将切面收紧使其对合，否则会发生缝线撕脱。在某些情况下，先沿切缘平行进针并轻微收紧，再将环型缝线作为支撑以缝合边缘（图 7.14）。

三、脾

过去，对脾实施切除术常很随意；作为其他手术的一部分，甚至轻微的脾损伤，都会施行脾切除。这种冒进态度来源于脾脏受损后会持续出血或容易发生复发性出血的认知。目前脾切除术后感染的危险已被充分认识，尤其是在儿童，所以现在主张尽可能施行保脾手术。

1. 脾被膜的撕裂可用止血剂如纤维蛋白胶、明胶海绵、聚乙醇酸网、微纤原胶原或肌肉碎块进行闭合。

2. 如果脾髓撕裂，可以考虑用缝线缝合；必要的话，可以缝合至明胶海绵或者大网膜上。

3. 如果不得以需要切除脾脏，可以将脾脏切片，缝在大网膜构建的袋状结构中。

4. 建议术后进行抗肺炎链球菌疫苗接种。成人有感染迹象时应立刻给予治疗，儿童需要预防性地使用抗生素两年。

四、胰腺

胰腺因位置较深而不易受伤，但其质地较脆。如果其内含的各类消化酶被释放和激活则腐蚀性极强。

1. 由于胰腺不能很好地承受缝线，所以修复困难。

2. 胰体或胰尾可以切除，并要封闭主胰管。

3. 可以通过做鱼尾状切除并缝合边缘（图 7.15）来闭合胰腺实质切口。

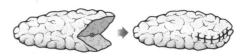

图 7.15　胰腺的修补方法

胰腺修补，将末端鱼尾样切除，再将两胰腺组织瓣缝合起来

第十一节　泌尿系统

一、肾脏

肾脏的血液供应丰富、被膜牢固、可以较好地承受缝线，因此只要其引流系统保持完整就容易进行修补。因其血管为终端血管，所以肾部分切除时必须考虑其血管分布。要控制好出血，采用可吸收细线来缝合集合系统，使用可吸收线经包膜穿越肾实质，打结时要松紧适度以防缝线撕脱。

二、输尿管

输尿管必须使用细线进行缝合，以避免输尿道狭窄闭塞（见第 4 章）。如果必须对下段输尿管进行修复，最好先通过抬高膀胱顶形成一个管状皮瓣，再将输尿管连接其上，博阿里（Boari）于 1894 年对此方法进行了描述。

三、膀胱

膀胱壁很强健，可以很好地承受缝线。泌尿外科医生常不缝穿内面的上皮层，而仅缝合其他结构层。

四、睾丸

睾丸扭转的治疗原则是尽早松解扭转，并将其和对侧都固定在阴囊上，以防止复发。尽一切可能将隐睾回纳入阴囊。有时为了治疗恶性肿瘤，会切除睾丸、结扎输精管及血管。

在施行男性绝育手术时，可在局麻下找到并切开精索以显露输精管。切除一小段输精管，将两端封闭，上端埋藏，以避免重接的可能性。如果两个断端都向后折叠并与自身打结固定，可能会进一步减少重接的可能。

五、阴茎

排除一些文化上的原因，包皮环切术只需在有包茎的时候施行。包皮环切需要熟练的技巧。通常首先将包皮从背面切开，分离包皮和龟头之间的连接。保留下面的系带，环型切除包皮。在充分止血后，使用可吸收线以间断缝合的方式将两层缝合在一起。

第十二节　女性生殖系统

一、子宫

子宫的肌肉厚实坚硬，可以很好地承受缝线，例如在经阴道分娩失败或其他原因而进行剖宫产时可以进行良好的缝合。然而，缝合留下的瘢痕较剩余的子宫壁强度较弱。输卵管相对较窄，如果要对其进行修复，最好使用细线并配合外科放大镜小心缝合（见第 4 章）。肌瘤通常可以解剖游离，较大者可以通过热消融或电热疗法减少瘤荷。在一些较大的或多发的子宫肌瘤或子宫恶性疾病中，子宫切除术可能是唯一选择。

二、卵巢

过去对卵巢进行的常见手术就是切除，但现在一般尽可能采取保留卵巢的手术治疗；卵巢也可以被部分或全部冰冻保存。

第十三节　循　环　系　统

一、肺

肺之所以能够扩张是由于其位于间歇性负压的胸膜腔内。如果空气通过胸壁的缺损或破损的肺组织进入胸膜腔，肺就会塌陷。

1. 通过置入连接水封瓶的胸腔闭式引流管，胸腔破口通常可以可重新封闭（见第 11 章）。

2. 使用可吸收线缝合大的肺撕裂。

3. 肺的每一区域都分布有动脉、静脉和支气管，因此，可以行全肺、肺叶或肺段切除。

二、心脏

心脏的肌肉能很好地承受缝线，即使在心脏跳动的情况下，也可以进行缝合。当对心脏进行精细的操作，比如更换瓣膜时，可以通过旁路循环停跳心脏。为了避免并发症，现在心包穿刺一般都在超声心动图引导下进行。

第十四节　内分泌系统

腺体组织一般比较柔软，但其周围的结缔组织常能提供良好的支撑。甲亢时甲状腺可有血管样搏动。甲状腺手术时需要对解剖学有深入的了解，操作的主要危险来自大血管、喉返神经和甲状旁腺。肾上腺较脆，并且周围小静脉比较容易撕裂。现在通常使用微创技术进行肾上腺手术。

第十五节　脑和脊髓

大脑和脊髓非常脆弱。如果损坏，常常通过周围的胶质细胞进行修复。尽管大脑是"可塑"的，但无髓鞘的神经纤维不能重新接合，因为它似乎可以使用替代连接来代偿失去的神经束。

更大的困难是如何把肿瘤与正常脑组织区分开来。现代影像设备，比如 CT 可以显示包括移位在内的脑部病变。静脉内注射钆-DPTA 后的磁共振成像可以显示肿瘤的血管分布，并且在确认肿瘤的边界方面极具价值。

1. 脑和脊髓内的神经通道可以通过直接或立体定向技术确定。

2. 大脑血供丰富，因此也容易发生出血或堵塞，这些疾病可以通过 X 线透视下介入技术来治疗。硬膜外血管如脑膜中动脉，在颅骨骨折后可能会出血，导致骨膜和硬膜升高，颅内空间减少。突然的撞击或扭转可能会导致横穿大脑和颅内静脉窦之间的静脉发生撕裂，引起硬膜下出血。威利斯（Willis）环内的动脉瘤破裂可能引起蛛网膜下腔出血。脑组织内血管也可能破裂，导致脑内出血；脑的也可能发生堵塞，如颅内血栓形成，而导致"卒中"。血管狭窄可能会引起短暂脑缺血发作（transient ischaemic attacks，TIAs）。

3. 大脑手术存在特殊的困难，因为在大多数情况下，功能区的脑组织和过去被认为是功能"沉默"区的脑组织在外观上没有区别。在蒙特利尔，外科医生怀尔德·彭菲尔德（Wilder Penfield，1891—1976）等人通过局部麻醉，对意识清醒患者的大脑皮质进行了电标测。为了早期发现功能损害，在靠近重要区域操作时，神经外科医生经常在患者意识清醒和被监控的情况下进行颅内手术。

4. 先进的三维成像技术能够对肿瘤进行准确定位。作为开放手术的替代方法，许多肿瘤可以用伽马刀一次性完成。采用多个细小的交叉光束汇聚在肿瘤上，从而将对周围正常大脑的损害降至最小。

参 考 文 献

1. Kaoutzanis C, Xin M, Ballard T N, et al. Autologous fat grafting after breast reconstruction in postmastectomy patients: complications, biopsy rates, and locoregional cancer recurrence rates[J]. Ann Plast Surg, 2016, 76(3): 270-275.

第8章 骨和关节处理技术

第一节 骨

物理特性

1. 骨虽然看起来是坚硬、静止的，但实际上是一个复杂、有弹性、动态的器官。在儿童时期，长骨随着年龄的增长而生长。在骨的一端但通常是两端的中心区域，骨干依靠透明软骨生发板（也在生长）和其外的骨骺不断生长。骨骺常参与构成关节。位于透明软骨生发板和其下方的骨干部分称之为干骺端，持续生长直至成熟。因此要尽一切努力来保护生长板-软骨膜环免受损害。对于生长期的儿童，要考虑到上述内容。

2. 长骨的结构复杂。其外层的皮质致密，孔隙率仅为 5%～10%。连续的胶原纤维相互呈直角交织形成像胶合板一样的骨板，构成具有强大抗拉伸强度的弹性基体。在其上沉淀的磷酸钙晶体提供刚性和高抗压强度，但抗拉强度低。皮质骨的内部是小梁骨，密度较小。在干骺端是松质骨，呈网格状，孔隙率超过 50%。这种分布不是杂乱无章的；骨小梁承担来自皮质的压力，尤其是在关节表面附近。骨干区域有骨骺皮质骨。

3. 在重力或动力的作用下，骨发生吸收或沉积，这可能是由压电（压力到某些晶体上的应变产生的电）效应和骨液中流体电位的变化所介导的。骨在不活动时会发生脱矿质作用；但是在持续的高应力下，致密的骨皮层增加。破骨细胞首先创造一个空间，其后成骨细胞在此部位矿化形成哈弗斯管（John Havers，1650—1702 年，伦敦解剖学家和医师）。骨的表面覆盖有骨膜，骨膜的外层是坚实的结缔组织，其内是富含成骨细胞的内部形成层。这些是骨折或截骨后，骨再生的主要细胞来源，因此应避免对骨膜的挤压或不必要的剥离。同时注意保护骨的血液供应。除了穿过骨干的滋养血管形成了升、降的髓内血管之外，还有经过肌肉、肌腱、韧带和关节囊附着点进入的血管；尤其在干骺端周围，血运十分丰富。

4. 骨感染可以转为慢性、对抗生素耐药的疾病。在手术期间应尽量避免污染，坚持"最少接触"的技术；尽可能使用器械操作而不是手指接触，要戴双层手套以避免污染。

5. 发生骨折或截骨时，只有在断端表面紧密接触或间隙充满骨移植物的情况下，才会发生骨愈合。完美的对位、稳定的固定和碎片间的加压可实现初步的骨折愈合。如果碎片发生移动或分离，就会形成血肿。肉芽组织、软骨和骨样组织依次出现形成"骨痂"，随后发生骨化。刚性固定可以早期进行功能锻炼和负重，避免关节僵硬和肌肉萎缩。但是，人们也已经认识到轻微的运动会促进愈合。

6. 要综合考虑患者的年龄、性别、营养状况和任何并存疾病，这些因素显著影响患者的手术效果和随后的愈合过程；生物学年龄可能比单纯岁数更为重要。

第二节 显 露

1. 许多术式都是标准化的。要学习和使用这些方法，以避免损伤覆盖骨表面的组织。同样重要的是避免不必要的骨膜剥离；在儿童，要避免伤及骨骺周围的软骨膜环。

2. 一定要修复整个区域的解剖结构，因为弹片、创伤和侵袭性疾病不会按照解剖层面损伤组织。您可能需要进行超越预期范围的探查。

稳定性

1. 请勿使用锋利的工具（尤其是带有动力的锋利工具）在尚未固定和不稳定的骨上操作。这样的工具难免会打滑并损坏骨和重要的软组织。

2. 和助手一起充分利用牵开器、骨撬、钳子、保护板、棉片，保护组织免遭意外损伤（图8.1）。

3. 如果你改变了操作区域，要重新评估你的保护措施；必要时要重新调整防护的位置。

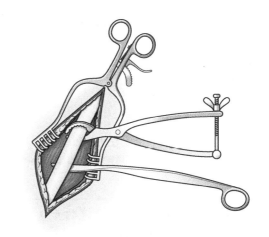

图 8.1　稳定显露长骨的方法

使用自动牵开器和骨撬显露长骨，请助手用持骨钳稳定骨干

第三节　活　　检

1. 尽管影像学技术有了很大发展，但仍需组织学检查来鉴别一般疾病和骨病。

2. 如果目标区域较柔软，则可使用细针穿刺或影像导引的经皮 TRU-CUT 针获取诊断细胞。

3. 在局部麻醉和无菌条件下，通过小的皮肤切口，您可以使用贾姆希迪（Jamshidi）环钻针（带有切割缘的坚硬空心针）来获取骨髓标本。如果准备从髂后上嵴获取骨髓活检标本，患者取左侧位或俯卧位。先做局部消毒及铺巾，局部浸润麻醉至骨膜。确认麻醉起效后，用手术刀切开一个小的皮肤切口。插入带有针芯的活检针，以旋转动作进针，直到感觉到"落空感"，提示已进入骨髓腔。撤出针芯，用 20 mL 注射器抽吸骨髓。可以通过多次穿刺，以获得更多标本；髂后上嵴尤其适合多次穿刺。紧急情况下，建立静脉通路有困难时，也可以使用相同的穿刺针进行骨髓内输液。合适的部位包括胫骨粗隆中线内侧一指宽部位和肱骨头。可以采用圆形环钻切取骨髓组织；活检也可以在影像引导下进行。

4. 开放的活组织检查通常在全身麻醉下进行，要求显露骨组织，使用切割工具取骨；用刀或刮匙剔除所附带的软组织。

第四节　切　　割

一、手工锯

1. 手工锯现在不常用了，即使在大型截肢手术也是如此。

2. 确定切割线，将其完全显露，分隔开其他组织。

3. 保护切割线周围的软组织，以及因锯片打滑可能伤及的软组织。对这些组织进行覆

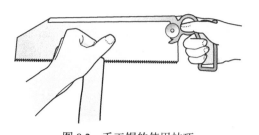

图 8.2　手工锯的使用技巧

向你的方向拉动锯条开锯，以非优势手的拇指抵住锯条高处来使其稳定

盖，还可以保护它们免受骨碎屑的损害。

4. 手工锯的设计仅可进行直线切割。请勿尝试更改切割线，否则可能会卡住锯片。如果要改变切割方向，就需要重新切割。

5. 首先，朝自己的方向拉动锯片，创建启动切割凹槽，同时用非优势手的拇指抵住锯齿上方的部位以使锯稳定（图 8.2）。

> **要点**
> ● 锯子能锯开比锯条更宽的开口，是因为锯条锯齿的设计所致。
> ● 最好配戴护目屏，防止骨屑对眼睛可能造成的伤害。

6. 在某些情况下，你可以使用锯导引器。

7. 用整个锯片进行平稳、有节奏的往复运动，不要对锯片施加向下的压力。将锯条推离术者时，锯齿便在切割。请你的助手在你进行切割的区域上滴加无菌盐水，这不但可以减少细骨碎屑的喷溅，还可减少因摩擦而造成的温度升高，后者会使骨组织失去活性。

8. 在切割接近结束时，避免在骨组织上施加压力，否则会使其断裂。最好减轻切割力度，使最后相连部分不会突然断裂。在某些情况下，你可以从另一侧进行反向切割，这样就可以在边缘的位置进行折断，并避免留下尖锐凸起的骨刺。

二、钢丝锯

钢丝锯以意大利外科医生伦纳德·吉利（Leonard Gigli, 1863—1908 年）的名字命名，实际上是一根表面粗糙的切割丝，利用摩擦力切断骨组织。锯丝在骨的下方或者特定骨区域的孔道穿过骨组织，在锯丝的两端连有手柄，通过往复运动，将锯拉向骨的表面，在骨内完成对骨的切割，从而降低损伤深层结构的风险（图 8.3）。如果放低手术台，使用起来会更容易，这样您就

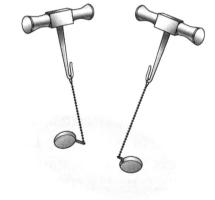

图 8.3　钢丝锯的使用技巧

锯丝从骨头下面穿过，安装手柄并往复拉动锯丝，直至切割到表面

可以将胳膊向上抬至肘部弯曲的中立位置，而不必同时弯曲肘部和肩膀。

三、动力锯（图 8.4）

1. 动力由电或压缩空气提供。旋转锯有一定的潜在危险，因为锯刃的未接触骨的部分可能会损害其他组织或者术者自身。往复锯的危险性较小。

2. 径向摆动锯片以大约 15 000 转/秒的速度进行锯切，仅锯切一小段的圆弧，可减少切割面积。

3. 高速转动的动力锯会产生云雾状的骨碎屑。要注意保护周围的组织，否则它们可能被碎屑所覆盖，这是一种潜在的污染。

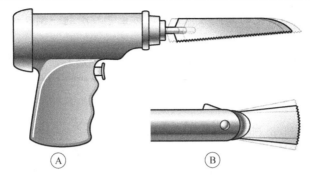

图 8.4　两种类型的动力锯

Ⓐ往复式锯，以手锯同样的方式来回移动锯片进行切割（见图8.2）；Ⓑ动力振荡锯的锯条仅在一定范围的圆弧内摆动

4. 长时间的切割会使锯条发热，过高的温度会让接触到它的骨组织失去活力。应持续用无菌生理盐水冷却锯片。

5. 不要在动力锯上使用钝的锯片，因为它们的切割不可靠。

> **要点**
> ● 保护组织避免意外损伤和骨屑的影响。
> ● 请始终佩戴护目屏等保护装置，以避免骨屑溅到自己的眼睛里。
> ● 使用生理盐水降温，避免锯片过热使骨丧失活性。
> ● 接近结束时要加倍小心，避免锯速过快，从而造成多余损伤。

四、骨刀

1. 骨刀很薄，两面都有斜面；并且设计成直接切割（图 8.5A）而不是破坏骨组织，这点与仅一面呈斜面的骨凿正好相反。

2. 仔细规划切口，以免产生偏差，否则产生的应力会损坏薄的刀刃。

3. 用你的非优势手握持骨刀，以优势手持短柄木槌敲击推进骨刀，并控制敲击力度（图 8.6）。

4. 有时为了防止硬脆的皮质骨碎裂，可以先沿切割线预钻孔或在皮质骨上切出一个凹槽，宽度要适应刀片的厚度（图 8.7）。

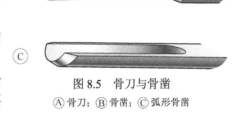

图 8.5　骨刀与骨凿

Ⓐ骨刀；Ⓑ骨凿；Ⓒ弧形骨凿

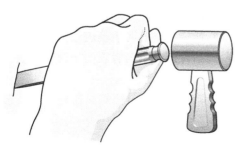

图 8.6　骨刀或骨凿的使用技巧

握着工具的手要稳定，以防止它滑出或者直接切透骨组织，损伤下方的软组织

图 8.7　防止皮质骨碎裂的技巧

随着切割的深入，应依次从切口两侧切下薄片以扩宽切口，匹配骨刀的厚度，防止劈裂

> | 要点 | ● 手要稳定，要用特定的方式握持骨刀，防止骨刀滑到一侧或切透骨骼进入对侧软组织。 |
> |:--:|:--|
> | | ● 确保助手的手不在骨刀的切割线上支撑骨头，以防你滑倒时伤到他们。 |

五、骨凿

1. 骨凿仅一侧有斜面（图 8.5B），也由短柄木槌敲击，无法沿直线路径切割。

2. 如果将凿子放在骨表面，斜面向上，敲击时可能会在骨表面凿出薄片（图 8.8）。凿入骨质后，斜面会使其角度变深，从而使手柄更趋于垂直。由于凿子较厚，有凿断骨骼的危险。

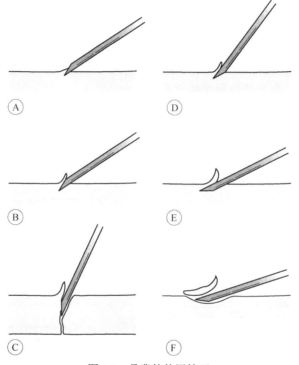

图 8.8　骨凿的使用技巧

Ⓐ斜面向上；Ⓑ凿入更深时，骨凿倾向于垂直；Ⓒ骨凿更加垂直了，有可能凿断骨头；Ⓓ斜面向下；Ⓔ凿尖削起一片块骨头，并趋于扁平；Ⓕ凿子已切下骨片并几乎与骨骼表面平行

3. 如果斜面向下，开始时你要使骨凿更垂直些，否则骨凿会沿着骨表面滑动而无法凿入。斜面一旦进入骨质，凿子就会把无斜面一侧的骨质撬起，此时手柄应该下压。当你把凿子进得更深，骨凿的斜面会引导骨凿向表面切割；当骨凿几乎与骨表面平行时，就会削下一片浅表骨。

4. 弧形骨凿（图 8.5C）具有中空的切缘来进行铲挖。弧形骨凿斜面在外，所以它不会入骨过深，因此有助于获取松质骨。

六、切骨钳

1. 切骨钳的作用就像剪刀（图 8.9），因此您可以对不太厚或不太脆的骨头（例如肋骨）

进行小的剪切，尽管现在仅有一种专用于肋骨的切骨钳可用。

2. 切骨钳会不可避免地对骨组织产生挤压作用。因此，如果有疑问，最好还是使用锯比较稳妥。

七、咬骨钳

1. 咬骨钳有几种版本（见图 8.9），有时也称为啃骨器。顾名思义，可以用它们精细地啃咬骨组织，尤其适用于难以处理的拐角处或洞中。

2. 在电动工具或骨凿可能损伤重要组织的情况下，咬骨钳更有价值，例如在椎板切除术中。

3. 咬骨钳可用于从骨组织或其他硬组织中获取用于组织学检查的标本。由于钳口被挖空，因此它们不会过度挤压和破坏标本的结构。

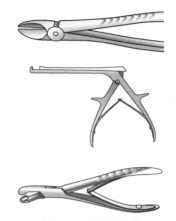

图 8.9　骨钳的种类

图的最上方为切骨钳。中间和底部是咬骨钳；咬骨钳带有杯形切缘，因此可以将咬下的骨片抓住并清除而不会将其压碎

八、粗、细锉刀

由于骨组织不像金属和木头那样质地均匀，因此锉刀往往仅用于打磨锯子或其他器械切割出的锋利边缘，例如在截下肢体之后对断端的打磨。大多数锉刀都有较粗糙的一面和相对细腻的一面。先用较粗糙的一面锉削，然后用较细腻的一面打磨。

第五节　钻　　孔

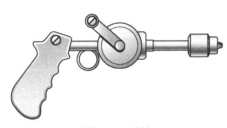

图 8.10　手钻

1. 现在已不再常规使用手钻（图 8.10）钻孔。如果不先用锥子或锋利的打孔器做初步的刻槽，可能很难在骨上开孔，特别是对圆形、坚硬的皮质骨更是如此。否则，往往会"脱离"预期的钻点。

2. 由于需要用双手握住并转动钻头，因此很难控制。可以通过限制钻头从卡盘突出的长度或将夹具固定到钻头上来限制钻头钻入的深度，当卡盘或夹子碰到骨表面时，它们会起到缓冲作用。

3. 在颅骨上钻孔时可以使用手撑（图 8.11）。在这种情况下，钻头换成了特定形状的切割打孔器，可防止突然的不受控制的穿透。然后可以使用磨头进一步扩大头骨上的开口，这些磨头的作用类似于圆锉。

4. 现在通常使用动力钻（图 8.12）。如果控制得当，它们可以使术者专注于钻孔过程而无需自己动手去转动钻头。由于其旋转速度远高于手动钻，因此很容易滑动。看好并仔细保护周围易受损伤的软组织，避免使其受伤和被骨屑污染。

5. 连续运行的电钻可能会将骨组织加热到 50℃，从而导致不可逆的坏死和重吸收。

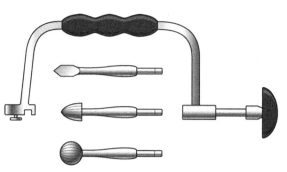

图 8.11　手撑和用于开颅的工具

上方是打孔器，其下是两种类型的磨头

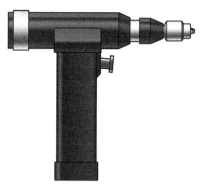

图 8.12　动力钻

> **要点**
> ● 过热时，骨组织会死亡并重吸收；植入的螺钉也会松动。
> ● 要短时间、间歇性地钻孔。
> ● 用冷的无菌生理盐水冷却钻头。
> ● 用无菌盐水冲洗，清除骨碎屑。

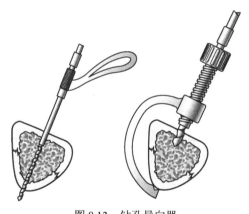

图 8.13　钻孔导向器

左边的是手持设备；右边的可以牢固地固定到骨组织上，这
样可以腾出双手来控制钻头

6. 钻孔后可使用铰刀将孔进一步扩大。就像关节置换时准备人工关节插孔一样，可以使用各种形状的钻头。

7. 精确制作出假体（对缺失部分进行补充或替换的物品）后需要正确地进行安装。用金属板和类似器械固定骨骼时，必须准确地钻孔以实现完美排列，避免过度减弱骨骼强度。尽可能使用钻孔导向器（图 8.13）。对于许多标准化操作，套件中有特殊的钻孔导向器，能够帮助准确地进行钻孔。

8. 钻孔后要将骨屑清理干净。

> **要点**
> ● 控制好骨钻，保护好软组织，保护好你的眼睛。
> ● 反复检查钻孔出口处是否有会被损伤或卷入的组织。
> ● 不要让钻头成角，因为钻头很脆，会发生折断。
> ● 不要施加太大的压力，否则会卡住钻头。

第六节　固　　定

一、螺钉

1. 如果使用得当，螺钉几乎是万能的，是一种非常有价值的固定骨骼和将接骨板、假体及骨骼固定在一起的方法。

2. 螺钉由多种金属制成，包括不锈钢，维塔立合金（钴铬钼合金）或钛。纯钛几乎不会引起组织反应，也不会干扰磁共振成像（MRI）。生物可降解螺钉（通常由长链聚合物制成）目前还没有被广泛应用。

3. 使用金属螺钉时，应确保其相容性。如果螺钉与所固定的金属板不是同一种金属时，它们就会产生电解作用，从而减弱金属板的强度并引起骨骼吸收。

> | 要
点 | ● 不要像在松质骨或木头上那样在皮质骨上拧螺钉，前者通过压缩可以承受置入螺
钉所需要的额外空间。
● 皮质骨脆而致密。一定要钻一个合适的孔，否则会发生劈裂。 |

4. 螺钉根据用途不同而有所差异（图 8.14）。那些需要牢固抓紧致密皮质的，钉杆较粗且螺纹短而结实。那些插入密度较小的松质骨中的螺钉杆较细但螺纹较宽薄，这样螺钉可压紧并抓住髓内骨。一般要先钻一个孔，然后丝攻该孔，最后置入皮质骨螺钉，但是松质骨螺钉可以直接拧入较松软的骨质。现在有时进行经皮置钉，自攻型皮质螺钉应用越来越多。目前自钻型螺钉和自攻型螺钉都有应用，但如果螺钉是为了抓住对侧皮层，就不能使用这些螺钉，因为这些螺钉的切削刃在穿过近侧皮层时已被破坏了。

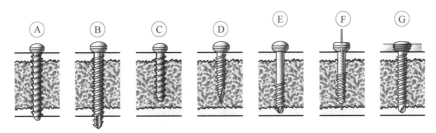

图 8.14　不同类型的螺钉

Ⓐ 通常皮质螺钉要穿过近侧皮质骨和对侧皮质骨，如长骨。因此，一般会先在骨上钻孔，然后再丝攻并拧入螺钉，使两侧骨皮质都能被卡住。螺钉末端是圆形的，因此其突出的尖端不会对软组织造成损伤。皮质型螺钉无法自钻，因为其锋利的尖端在通过一侧骨皮质时被钝化了，无法穿透对侧骨皮质

Ⓑ 皮质型螺钉也可以是自攻型的，但其锋利的自攻尖端必须伸出足够长，以使后面的全部螺纹能够咬合住对侧骨皮质

Ⓒ 松质骨螺钉的钉杆较窄，但螺纹较宽，可以压紧和夹紧松散的松质骨。它们是自攻型螺钉，不用咬合远端皮质骨

Ⓓ 自钻和自攻型的松质骨螺钉具有带凹槽的锋利尖端，在插入螺钉时会切出螺纹。这有助于经皮插入，使其在现代技术中变得越来越有价值

Ⓔ 松质骨螺钉也可能仅在螺钉的远段有螺纹，而近段钉杆保持光滑。这是一种拉力螺钉。如果它在重新进入松质骨之前穿过间隙，将其拧紧后将会使间隙闭合

Ⓕ 当难以把握螺钉方向时，可以先打入导针，确定导针位置无误后，将空心螺钉沿导针拧入，最后撤出导针

Ⓖ 将接骨板固定到骨上的螺钉可以牢固地固定到接骨板上。螺钉头带有螺纹，并与孔的内螺纹啮合。螺钉是自攻型松质骨螺钉，因为切削刃在通过近侧骨皮质时缺失了，所以它不会穿透对侧骨皮质

5. 拉力螺钉的螺杆在近钉头部是平滑的，螺杆仅在远端部分具有螺纹。其设计目的是使螺钉能将进入的任何物体紧紧地拉向钉头（请参见后面）。

6. 有时正确放置螺钉可能很困难。避免这种错误的一种方法是先插入导针，确认位置正确后，沿导针拧入空心螺钉，然后撤出导针。用于固定接骨板的螺钉可以通过螺钉帽的螺纹与接骨板孔中的内螺纹啮合而固定在一起（请参阅下文）。

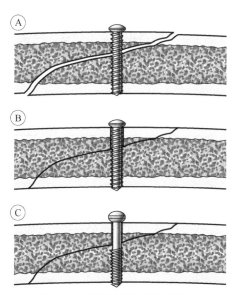

图 8.15　皮质骨螺钉的作用原理

Ⓐ 将全螺纹螺钉置入全程丝攻的钉道中，不会对间隙产生加压作用；Ⓑ 如果加大近侧的钻孔，则该螺钉能起到拉力螺钉的作用而压闭裂隙；Ⓒ 切勿使用近段无螺纹的松质骨螺钉来代替Ⓑ所示的方法。松质骨螺钉不能足够牢固地咬合对侧皮层骨

7. 如果将皮质骨螺钉置入沿长径裂开的长骨，拧紧后将不会闭合裂隙（图 8.15）。然而如果将近侧皮质的钻孔做得大些，使螺钉的螺纹不与近侧骨质咬合，则远侧皮质中的螺纹会将分离的骨头拉合在一起。但不要尝试使用钉杆近段光滑的松质骨螺钉，因为这种螺钉的远端螺纹无法咬合住致密的对侧皮层骨。

8. 固定长骨时，专用的螺钉必须贯穿并咬住密实的外层骨质（通常是双侧皮质）；这种螺钉就是皮质骨螺钉，要将其全程拧紧。首先，钻出一个与螺钉杆粗细相同的孔道以置入螺钉。测量孔道的长度，依此选择正确的螺钉长度。最后，使用合适尺寸的丝锥在孔道中切出螺纹。清理骨碎屑，然后拧入螺钉（图 8.16）。

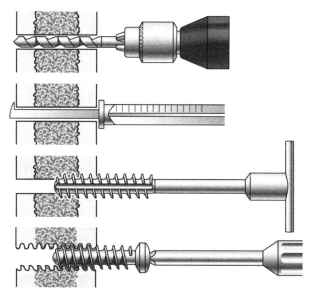

图 8.16　皮质骨螺钉置入步骤

从上向下：钻孔通过两侧皮质骨；使用测深计测量所需的螺钉长度；以丝锥切出螺纹；置入并把螺钉拧到位

> **要点**
> ● 不要把螺钉拧得过紧，否则会使螺纹脱扣。
> ● 用手指和拇指压在螺丝刀上对螺钉进行最后的紧固。

9. 将长骨中斜行的切面（例如骨折线）闭合时，如果将螺钉垂直于骨表面置入，在施加纵向应力时，断面会发生滑动。正确方法是垂直于骨折线置入螺钉（图 8.17）。在实际工作中，单颗螺钉常不能使骨折稳定，因此通常把螺钉和接骨板一起使用。这些固定接骨板的螺钉与骨成直角置入，但不横穿骨折线（请参阅下文）。

10. 如果发生螺旋形骨折，要将螺钉沿着骨折片的中间置入，这样它们也会形成螺旋形（图 8.18）。

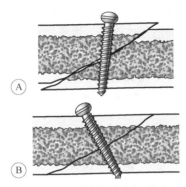

图 8.17　正确的螺钉置入方向

Ⓐ 与骨表面垂直插入的螺钉不能将斜行的骨折合拢，断面会发生滑动；

Ⓑ 螺钉必须垂直于骨折线斜行置入。当然，一个螺钉常常是不够的。如果需要用接骨板固定，固定接骨板的螺钉应垂直于骨表面置入

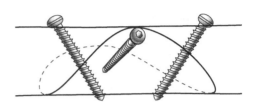

图 8.18　螺旋形骨折的螺钉置入方法

在骨折片中间置入螺钉来稳定螺旋形骨折，所以它们也形成一个螺旋

11. 如果螺钉头突出，就会影响功能，引起疼痛或不美观。可以用埋头钻做一个凹陷使其适合螺钉头。

12. 有时置入的螺钉和其他金属组件（例如接骨板），在完成其植入目的后需要取出，此时可能会出现问题。玻璃陶瓷和生物可降解螺钉的短期和长期效果正在试验之中。

二、缝线

缝线可以用于缝合骨膜或韧带，你也可以先钻孔，然后经孔道置入缝线。特殊的小型带线螺钉可以置入骨内，所带的缝线可以将某个结构固定到骨上。

三、钢丝

1. 可以通过钢丝环绕对骨进行固定（图 8.19）。由于可能会损害血液供应，因此在正常情况下很少使用这种方式，并且常于其后拆除。

2. 应均匀扭绞钢丝的末端。如果一端保持笔直而将另一端缠绕其上，则钢丝不会有拉力力。如果拧得太紧，就会发生断裂。要把扭绞在一起的末端弯折向一侧，以免它们突出于皮下或压迫周围的易损组织。

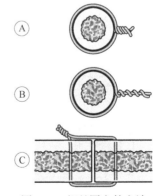

图 8.19　钢丝固定的方法

Ⓐ 环绕钢丝的两端均匀扭绞在一起；Ⓑ 将钢丝的一端缠绕在直的另一端之上不可靠；Ⓒ 在骨上钻孔，将金属丝穿过孔道，像缝合那样扭结钢丝末端

3. 作为用钢丝将骨环绕固定的一种替代选择，可以先在骨上钻孔，通过孔道用钢丝"结扎"。

4. 在某些情况下，尤其是松质骨，可以对其实施钉合。在导引器中打入骨钉，然后取下导引器，这样就可以将骨钉完全打到位。

5. 由于使用长期假体关节的患者发生假体周围骨折情况的增多，钢丝环绕固定术的应

用也越来越多。有时用螺钉固定接骨板是不可行的，此时可以将头端带孔的特殊螺钉拧到接骨板上的固定孔中，然后将环绕的钢丝通过螺钉头端的孔来拧紧固定接骨板。

四、接骨板

1. 接骨板可由不锈钢、维塔立合金（钴铬钼合金）或钛制成（图 8.20）。接骨板可以是直的、成角度直行的、或是管型的；其上的孔呈圆形或椭圆形，成排或交错排列。现在已经认识到，接骨板产生的压力可能会挤压脆弱的骨膜，阻断对其下方骨的血液供应。尽可能使用低接触接骨板，这种接骨板在螺孔之间进行了底面磨切。

2. 接骨板可以用作维持机械支撑的支架，也可以对骨折块起到支撑作用（图 8.21）。

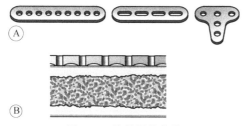

图 8.20　接骨板的种类

Ⓐ 不同类型的金属接骨板；Ⓑ 低接触接骨板的侧面观，这种接骨板的设计思想是减轻对骨膜的挤压

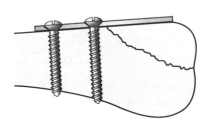

图 8.21　接骨板的作用原理

接骨板作为平台将骨折碎片拢合在原位

3. 手术时需将断骨对线对位，因此要选择合适尺寸的接骨板。如有必要，可将其弯曲以保证贴合。确保每个骨折块上至少有三个孔。

4. 将接骨板夹持在原位，使用钻孔导向器经每个孔的中心朝向对侧骨皮质钻孔。

> **要点**
> - 不要挤压或过度剥离骨膜。尽可能使用低接触接骨板。
> - 当钻头到达对侧骨皮质时要非常小心，不要使骨皮质发生劈裂；否则会损害螺钉对骨皮质的抓持力。
> - 要防止钻头钻出时对周围组织的损伤。

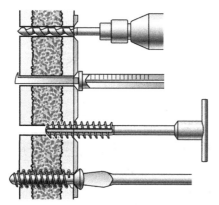

图 8.22　用接骨板和螺钉固定长骨的步骤

确保接骨板沿其长径与骨接触。从上到下分别显示的是：穿透两侧皮质打孔；使用测深计测量所需的螺钉长度；丝攻钉道；拧入螺钉，拉合两侧的骨皮层

5. 使用测深计估算所需的螺钉长度。丝攻钉道，拧入螺钉（图 8.22）。不要将螺钉拧得过紧。

6. 您可能无法探及对侧面骨折的断端。如果骨折断端不能接触，当断端受到张力作用时，连接骨折的接骨板就会成为支点。在接骨板对侧的骨折断端被交替地压缩和拉伸，导致骨吸收并阻止愈合。一定要用 X 光检查是否存在间隙。

7. 对分离的骨折断端加压有助于愈合。一种简单的方法是使用带有纵向排列的带有椭圆孔的加压接骨板。当圆头螺钉拧紧到孔中时会牵拉接骨板，从而有效地缩短其长度（图 8.23）。当接骨板的另一端牢固地固定在另一个骨折块上时，产生的结果是将断端拉合在一起。

8. 可以使用特殊设计的加压接骨板。首先将加压装置锚定在骨折的一侧。将接骨板跨越断端放置（图 8.24），使完全打开的锚固部分上的钩子可以啮合到最近的螺孔中。将接骨板固定在远离加压装置的一端。最后拧紧两部分之间的连接螺钉，将两个部分拉在一起。然后在骨折的两侧插入中置螺钉。最后，松开加压装置，取出钩子，将最后一枚螺钉拧入与原来插入钩子的接骨板孔中。

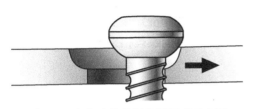

图 8.23 螺钉和接骨板作用原理示意图

将圆头螺钉头拧紧到接骨板上的椭圆形孔洞中时，会产生牵拉效果

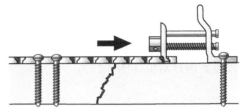

图 8.24 加压接骨板的原理及安装步骤

将加压设备牢固地固定在右侧。将接骨板跨过断端放置，使完全打开的压缩装置上的钩子插入接骨板最右侧的螺丝孔。固定接骨板的另一端。拧紧加压装置，在骨折的两侧放置中置螺钉。松开并卸下压缩装置，然后将最后一个螺钉拧入以前由压缩装置的钩子占据的孔中

9. 锁定接骨板固定是一项重大的进步，它兼具了外固定的一些优点。锁定接骨板不需要在整个长度上都与骨表面紧密接触，并且可以桥接断端，从而减少了对肌肉和骨膜剥离的需要。螺钉穿透单层皮质就足够了，因为螺钉的头部有螺纹，可以与要固定的接骨板上钉孔中的螺纹（钉孔相当于螺母）相咬合。当完全拧在一起时，它们会将骨骼锁定在接骨板上（图 8.25）。该操作可以在影像的监控下将接骨板通过切口向下滑动来部分完成。一些锁定螺钉也可以通过小切口经皮拧入。其效果类似于外固定器，即用销钉将骨固定在断端的两侧，使它们保持牢固的整体关系。

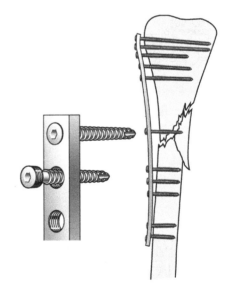

五、外固定器

1. 许多外固定器都很复杂，需要具有高级技能才能使用它们。因此，本书仅概述其工作原理。外固定的一个重要优点是可以不干预断端，在远离断端的部位进行固定。此外，复合性骨折时禁止使用内部固定，因为按照外科手术的基本

图 8.25 锁定接骨板的机制

当螺钉穿过接骨板入骨后，螺钉头上的螺纹与接骨板上的螺纹孔啮合，将其锁定并将骨块和接骨板固定在一起。请注意，锁定接骨板不必在其整个长度上与骨骼接触

原则，不允许将惰性修复材料植入具有潜在感染风险的区域。外固定器则可使所有金属制品远离潜在的感染区域。即便如此，始终保持从骨穿过的骨圆针洁净仍然很重要。

2. 将两个或多个螺纹针通过局部小切口经皮插入骨折两侧的骨中，螺纹针与骨折部位

保持一定距离。然后在相应位置用夹子固定螺纹针。在确认碎片完全恢复力线之后（通常通过放射影像学方法），将夹具锁定到一个共用的外部连杆上（图8.26）。根据需要，可以对固定器进行调整和重新锁定；通过减小或增加两组固定针之间的距离，对骨折处施行压缩或分离。更加稳定的布局是使针直接穿过肢体，将突出端连接到第二个固定器上。

3. 在1950年代，西伯利亚库尔干的G. A.伊利扎洛夫（G.A.Ilizarov）开发了一种在断端的上方和下方将骨骼横贯固定的系统，该系统使用相互呈直角交叉的金属丝，这些金属丝在张力作用下连接在外部金属环上。这些圆环通过支柱相互连接，横跨于骨折部位，可以用螺丝扣进行调节以对骨折端实施压缩或分离。泰勒（Taylor）开发的空间框架进一步扩展了该方法的多功能性，可以通过精细调整六个斜撑杆上的螺丝扣来改变圆环之间的关系以重新进行对位（图8.27）。

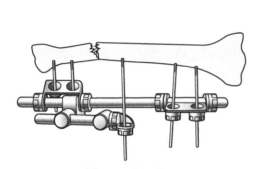

图8.26　外固定器

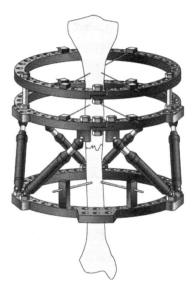

图8.27　泰勒空间框架工作原理示意图

泰勒空间框架是对伊利扎洛夫骨折固定方法的进一步改进。上部两个环内绷紧的交叉钢丝为近端骨段提供了稳定的基础，而下部的单环可通过调节支柱的长度来改变与上部圆环的关系，从而保证正确地对合远侧骨断端

六、髓内固定

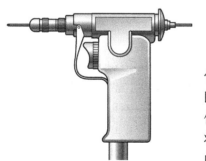

图8.28　用动力钻插入骨针

片的有价值的方法。

1. 1909年，德国海德堡的外科教授马丁·克什纳（Martin Kirschner）发明了长度和直径各异的双尖金属骨针。它们可以用T型卡盘或动力钻穿过骨头（图8.28），既可经皮插入也可在手术中穿入。可以用一根骨针穿在像趾骨那样的小骨头上进行固定，也可以像烤肉串一样将许多碎骨片穿在针上（图8.29）。使用不会引起骨劈裂的最大型号的骨针；还可以插入多根骨针防止碎片旋转（图8.30）。进行永久固定时，克氏针提供了一种稳定碎

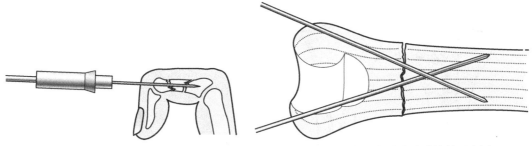

图 8.29　克氏针固定指骨碎片示意图　　　　图 8.30　多根骨针防止碎片旋转示意图

2. 早期的骨折髓内固定术是 1931 年由挪威裔美国人马里厄斯·史密斯·彼得森（Marius Smith-Peterson）开发的用于股骨颈骨折的三翼钉。现在股骨颈和转子间骨折通常使用大的松质骨拉力螺钉进行固定，该螺钉能与股骨头的松质骨很好地咬合。螺钉近端的光滑部分可在固定于股骨干接骨板上的管内滑动。拧紧螺钉后，它会压缩股骨颈；而随着承重进一步压缩骨折，螺钉会滑入管内。因此它是动态而非静态的（图 8.31），能产生稳定的加压效果。

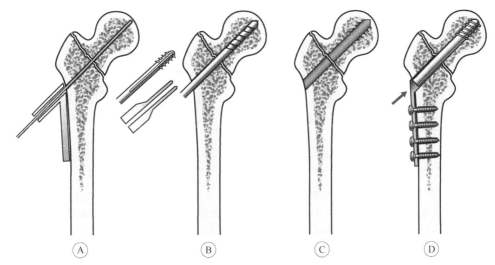

| Ⓐ | Ⓑ | Ⓒ | Ⓓ |

图 8.31　拉力螺钉加压和稳定股骨颈骨折的原理

Ⓐ 插入导针测量出正确的深度；Ⓑ 钻出通道；Ⓒ 清理骨折外侧的通道，同时在骨折内侧的通道内攻出螺纹；Ⓓ 将拉力螺钉拧入骨折的内侧部分，将带管的接骨板固定在股骨干上，拉力螺钉的杆可在管中滑动和旋转，从而形成动力髋螺钉固定

3. 股骨干骨折的髓内钉是由德国基尔的格哈德·金切尔（Gerhard Küntscher）在 1940 年开发的。对许多长骨来讲，髓内钉通常可以通过干骺端插入，并且显露很小，然后以经皮穿刺的方法经骨拧入螺钉与髓内针两端的孔道进行锁定，以防止发生旋转。柔软灵巧的钛针可避免对干骺端的损伤，这点对于儿童特别重要（图 8.32）。

七、骨移植

1. 松质骨（晶格结构，海绵状，多孔）的骨强度很小，但具有成骨潜力。最方便的来源是髂嵴。显露髂嵴，分离外部肌肉，并用骨刀切开髂嵴，但使其仍然附着在内部肌肉上。从裸露的边缘切出薄片。用骨凿去除裸露的松质骨，使内侧皮质保持完整。最后，将髂嵴复位并通过缝合上方的肌肉进行固定（图 8.33）。

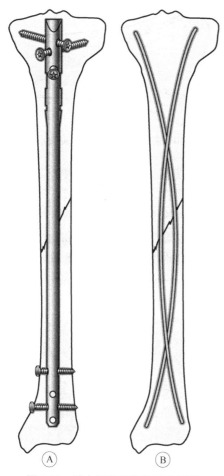

图 8.32　髓内钉及骨针的工作原理

Ⓐ 坚硬的髓内钉；可通过在钉上的孔拧入螺钉或针对骨针的两端实
施固定，以防止发生旋转；Ⓑ 插入两只弹性钛针；骨针的弯曲部分
抵靠在骨干中部皮质骨的内侧，使断裂的两端保持接触

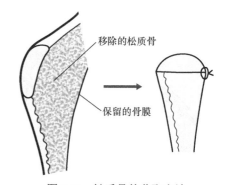

图 8.33　松质骨的获取方法

像掀起盒盖那样翻起髂嵴，取出松质骨，复位缝合髂嵴

2. 皮质骨坚固，可以固定在合适的位置上。然而，它的血管化缓慢，可能被重吸收，几乎没有成骨潜力。它可以用作支撑或支柱来填补缺损。

3. 通常使用自体移植。未受病毒感染的同种异体移植物（通常通过他人捐赠）可以整块或砸碎（切碎）后使用，可从骨库获得或由骨形态发生蛋白刺激形成。

第七节　截　肢

1. 尽可能在关节远端截肢，以保持关节功能。要保留残肢远端肌肉止点。如果要安装假肢，请保留足够长的残肢。

2. 通常，修剪皮瓣的皮肤及其皮下组织，露出骨骼。根据组织的活力和血管分布使用单瓣或双瓣。保护好所有的软组织后，用锯将完全裸露的骨骼离断。充分止血后，使用锉刀将骨残端打磨光滑。

3. 用皮瓣闭合骨残端（图 8.34）。严密监控残端活力，直至其完全愈合。

4. 当由于某些肿瘤的原因而必须切除一段长骨时，通常可以避免截肢。可在切除病变节段骨骼后，用移植物或金属假体桥接缺损，从而达到保留肢体完整的目的。

5. 通过研究鹿角每年的生长和脱落，已经开发出了一种将假体连接到截肢处肢体的方法。将假体的金属末端植入到断骨的远端，其上螺钉突出于皮肤。皮肤的下方有一个多孔环，可以形成自然的封闭，防止细菌入侵。将假体连接到突出的螺钉上。

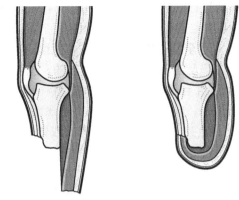

图 8.34　截肢后肢体末端的处理

本图显示的是膝关节下方截肢。留出足够长度的胫骨，以使能够安装假体，并使膝关节能够被下行的肌肉控制。后侧的皮瓣留得较长，因而能够包绕骨断端与前面的皮瓣进行吻合。注意胫骨前缘的覆盖

第八节　关　　节

1. 目前，许多手术都可以通过关节镜实施。可以通过注射生理盐水使关节间隙扩大，形成操作空间。在检查或手术过程中，通过移动关节可以到达关节的不同部分。

2. 覆盖于滑膜关节骨末端的透明软骨是无血管的，通过弥散的方式获取养分；因此当其发生病变或受损后，自我修复能力有限。例如膝关节半月板软骨撕裂后可以进行磨削或修复，尤其是在靠近血液供应的周边部位更适合修复。如有必要，可进行半月板部分切除术；由于可能会导致关节炎，因此应避免进行半月板完全切除术。替代半月板的产品正在研发之中。

3. 包绕于滑膜关节周围的关节囊由坚韧的纤维组织组成，在某些部位会增厚变为韧带，从而起到稳定关节和限制其运动的作用。与肌腱不同，韧带是有弹性的；如果受到意外的持续拉伸（如在未矫正的脱位后）或有意增加关节的活动性，那么韧带就会被拉长。

4. 如果关节内韧带发生撕裂，例如膝关节的前交叉韧带，可以被切除和重建。可以使用人工合成材料或同种异体移植物（来自其他物种）进行重建；自体移植通常有两种类型（请参阅下文）。

5. 某些关节或关节构件在患病或发生损坏时可以更换。

6. 对于某些髋部骨折来说，最好的治疗方法是用金属假体代替股骨头和颈部。新的股骨头和股骨颈通过金属柄固定在股骨髓腔中（图 8.35）。可以使用聚甲基丙烯酸甲酯水泥

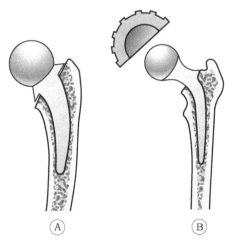

图 8.35　人工股骨头及髋关节示意图

Ⓐ 置换后的股骨头，应与髋臼相匹配；Ⓑ 全髋关节置换；人工股骨头与磨挫处理后的人工臼杯相匹配

对假体柄进行固定，或者可以对假体柄表面进行涂层，例如烧结金属珠，以促进假体柄与周围组织的结合，从而提供牢固的固定。

7. 对于全髋关节置换术，先将原髋臼磨挫扩大，然后置入人工髋臼杯来容纳置换的人工股骨头。人工股骨头可以是金属的，也可以是塑料或陶瓷材料的。目前的人工股骨头磨损率很低，并且已经克服了以前的脆性问题。超高分子量聚乙烯（Ultra high molecular weight polyethylene，UHMWPE）关节与金属联合可能是最成功的组合。

8. 其他关节也可以成功更换，或者更换关节面。小关节，比如手指，可以用一体式柔性假体（通常是硅橡胶）来代替。

第九节 软 骨

1. 骨关节末端被透明软骨覆盖。如果损坏，有时可以进行修复；如果愈合了，则形成纤维软骨。由于软骨位于关节内且无血管供应，因此距血管越近的损伤越容易愈合。在某些关节（尤其是膝盖）中，骨末端之间存在软骨半月板。关节接触面可以进行平滑打磨，但多需通过关节镜来实现。

2. 许多技术都被用来尝试替换缺损的关节软骨，例如在关节面打出多个小孔，希望下面的骨髓或者骨膜中含有的多能干细胞可以产生新的软骨。也可以置入多个覆盖软骨的骨移植物。

第十节 韧 带

1. 韧带连接骨与骨，防止或限制其运动。在许多关节部位，它们构成关节囊的一部分。

2. 如果在一段时间内持续承受较大的拉力，尤其是在青年时期，韧带就会伸展，这会增加运动的幅度。

3. 膝关节周围的韧带特别容易受损。外翻损伤使膝关节向内侧张开，从而撕裂内侧副韧带。

4. 扭转动作（尤其是当脚在地上固定时）可能会导致前交叉韧带断裂，女性比男性更容易发生这种情况。并非一定需要手术修复，在某些情况下也可以通过缝合进行治疗。当然也可以进行切除和重建。一种方法是将编织的腘绳肌腱引入胫骨和股骨之间。另外，也可以使用分别带有部分胫骨和髌骨的髌骨韧带的中央部分，因为其两端所附带的骨块将与上方的股骨和下方的胫骨融合。

第十一节 肌 腱 修 复

1. 如果肌腱在与骨连接处发生断裂，通常的做法是切除一块皮质骨板，然后在暴露出的松质骨上钻孔，通过钻孔用不可吸收缝线将断裂的肌腱缝入松质骨中。

2. 如果远端残余肌腱有良好的血运，应将其连接起来。

第9章 组织分离技术

有时必须通过分离来对组织进行识别、显示、检查、修复和切除。对组织进行分离需要精通解剖知识并且熟悉正常组织和病理组织之间的结构区别。体现外科能力的重要标志之一是能够在异常条件下实现对组织的分离。因此，那些出现手术并发症、病情复杂及患有多种共存疾病的患者都会被转诊给那些公认具有非凡能力的外科医生。他们之所以能够获得这样超常的能力并非偶然，而是付出了持之以恒的专注和锲而不舍努力的结果。

第一节 术 前 准 备

1. 确保患者保持有利于切口显露的体位：仰卧位、俯卧位、直立位或屈曲位。

2. 在保证患者安全的前提下，必要时可使手术台倾斜。

3. 要善于利用重力。比如当手术部位在骨盆时，为减少肠管对手术视野的影响可使患者处于头低脚高位[这个体位以德国医生弗里德里克·特伦德伦伯（Friedrich Trendelenburg，1844—1925）的名字来命名]；又比如，手术部位在颈部时，为使颈部静脉处于非充血状态，可使患者处于头高脚低位（这一体位常被称为"反特伦德伦伯"体位）；而当手术部位在四肢时，可通过抬高肢体以减少肢体血管的充血。然而，需要注意的是，长时间保持腿部抬高可能会导致筋膜室综合征。

4. 可以通过放置枕头或沙袋来抬高身体的某一部分或者使患者保持需要的某种姿势。

5. 要确保在手术过程中因发生某些情况时可以翻转患者或者患者的肢体。

6. 确保有良好的、无阴影、无炫光的照明设备，在合适的情况下使用带灯牵开器或者帽灯。

7. 注意保护受压部位（见第 14 章）。

8. 确保采取合适有效的措施预防深静脉血栓形成（见第 14 章）。

第二节 显 露

1. 要仔细设计手术切口。不要仅考虑入路安全而不顾及美观和功能预后。历代的外科医生积累了大量安全的标准化方法。尽可能使用标准方法，但也要记住存在解剖变异；而且疾病本身也可能导致解剖结构发生改变。另外，许多标准手术方法都有其注意事项，比如在肘部进行静脉注射时要避免误入肱动脉，腮腺手术时要避免损伤面神经。如果需要使用一个新的方法，一定要仔细研究解剖，并且一定要问自己为什么这种方法未被常规使用。做皮肤切口时，要尽可能沿兰格氏线[以解剖学家卡尔·兰格（Karl Langer，1819—1887）的名字命名]切开，以获得更美观的效果和更好的功能预后。在关节屈面做切口时，要避免与表面皮肤皱褶呈直角交叉，因为这可能导致关节挛缩。

2. 有时可能难以预测术中所见，这时就可能需要扩大手术切口以适应手术范围。对于四肢的手术来说，埃及开罗的解剖学教授亨利（A.K.Henry）在其关于四肢手术的书中使用了"可延长的显露"这一术语，意味着手术切口可以被延长。

3. 确保自己在正确的组织层内操作，否则可能出现失误。

4. 手术过程中应尽可能轻柔地劈开肌肉和腱膜纤维，而不是进行切开。尽可能通过牵拉移开神经、血管、肌腱和韧带，而不是直接切断。如果需要把脆弱的神经、血管等结构移开，可以使用纤细的硅血管环进行牵拉。

5. 要充分利用手术切口，如果有必要的话可以牵拉切口边缘。宁可让助手牵拉切口边缘来灵活主动地调整切口大小，也尽量不要使用固定的切口牵开器。在用纱布将光滑的组织覆盖后，助手可以用手指轻柔地牵拉相应的组织结构（图 9.1）。但是为了避免手术过程中损伤助手，在使用手术刀进行切割分离时，应该避免让助手直接用手牵拉。要使用组织钳来牵拉坚韧的组织。（图 9.2）

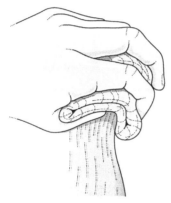

图 9.1　用纱布增加牵拉稳定性的方法
用手牵拉覆盖了纱布的光滑组织可以提高牵拉的稳定性

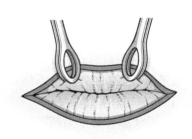

图 9.2　使用组织钳来牵拉坚韧的组织

6. 通过移动患者或患者身体的一部分，可以利用重力来使妨碍手术的相关结构移位。也可以使用系有大纱布包的器械来牵开影响手术视野的结构，其另一端系在放置于切口外的金属环或者手术巾上（图 9.3）。有时一些组织不能被移除，但是可以绕其锚定的组织进

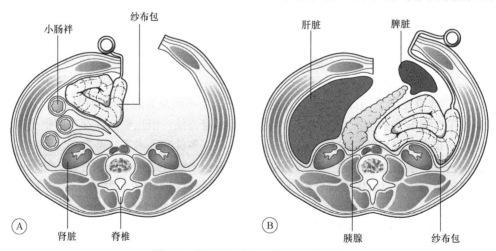

图 9.3　大纱布包在组织牵拉中的应用

Ⓐ用来防止手术部位邻近的结构（图中为小肠袢）阻挡手术视野的纱布包；Ⓑ将大的纱布包放置在某个器官后方，将其抬高到切口处。注意：连接纱布包系带的金属环要置于切口之外

行旋转；例如，可以轻柔地折叠肝左叶以进入食管裂孔，可以绕轴旋转气管、喉、食管和甲状腺使咽后壁进入视野。

7. 将位于深部的可移动结构移到切口表面进行精细操作，可以克服光照受限、难以到达等缺点。有时可以将纱布包放于某一结构之后以将其抬起（图 9.3）；也可以尝试向下按压两侧切口边缘（图 9.4）。

> **要点**
> - 止血不良会严重影响手术中组织结构的显露。血液的沾染会模糊组织的独特外观。
> - 如果你想看清你正在做什么，那么首先就要止住出血。

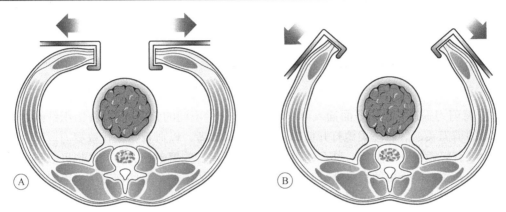

图 9.4 显露固定的深层结构的切口牵拉方法
除了如图Ⓐ所示那样向两侧牵拉切口边缘，可以如Ⓑ所示那样牵拉切口边缘吗?

第三节 分 离 方 法

一、锐性分离

1. 以最轻损伤的方式用手术刀分离组织。如果组织在手术刀的作用下发生移动，那么用手指来固定它们；如有必要，分开你的手指来打开切口以显露更深部的结构（图 9.5）。

2. 熟练地使用剪刀可使分离时产生的损伤最小，尤其是对那些不能用手术刀进行分离的难以固定的松软组织。不要使用钝的或者铰链松动的剪刀。剪切时必须使剪刀的刀锋与组织接触，否则易于绞穿组织。剪刀的优势在于既可以用于

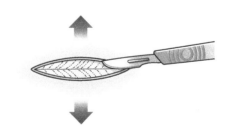

图 9.5 切开时通过牵拉显露切口的技巧
用手术刀切开时，可通过施加牵引力来分开切口边缘以显露切口深度，以免无意中切得太深

钝性分离也可以用于锐性分离。将闭合的剪刀插入组织后轻轻地打开，使组织分开；或者直接用剪刀剪切组织使其分离。潜在危险是看不到插入组织中的深部刀刃（图 9.6），所以首先仔细检查、触诊深层组织的接触面。

二、钝性分离

1. 劈开是分离肌肉和腱膜的很有价值的方法，应沿着线性结构（例如血管、神经、肌

腱）分离打开组织。这是一种沿自然走行而不是通过锐性分离产生的径路进行的分离方法。分离线应平行于结实牢固的纤维，虽然其间也有将其连在一起的薄弱纤维。可以使用剪刀分开已经从深层结构中分离出来的纤维连接。将一把几乎完全闭合的剪刀插入组织中，沿纤维方向往前推进（图9.7）。

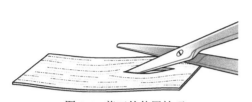

图 9.6　剪刀的使用技巧

当用剪刀剪切时，要保护下面的结构不被深部刀片意外损伤

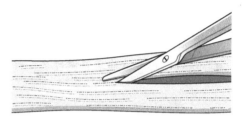

图 9.7　用剪刀分离平行纤维的技巧 1

用剪刀分离平行的纤维。将剪刀微微张开呈"V"字形，用一片剪刀尖插入组织，沿纤维的走行向前推进来分离组织

2. 将剪刀垂直于组织平面插入可以达到另外一种不同的分离效果。在组织纤维之间插入闭合的剪刀头，然后轻柔地打开剪刀（图9.8）。或者，以血管钳来代替剪刀，因为血管钳的尖端有轻微的圆形背部。甚至通过向组织插入闭合的解剖钳并打开，也可以将组织轻柔地分离开来；但分离的力量会受到解剖钳本身弹力的限制。某些情况下，手术刀的刀柄也可以成为分离的工具，但最好使用没装刀片的手术刀柄。

3. 撕开是一种有创性方法，因此如果使用不当或粗暴使用，就可能造成新的创伤。但是当两个组织粘连在一起，而你又不愿冒险使用锐性分离的方法时，可以沿这两个粘连组织之间的薄弱线进行撕开。尝试插入两个手指轻轻地分开粘连在一起的组织（图9.9），对自己所施加的力量要有非常准确的把控。在撕开组织时，要仔细地感觉和观察，确保撕开的路径不发生偏离。

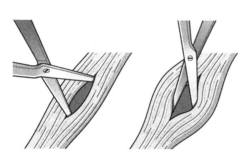

图 9.8　用剪刀分离平行纤维组织的技巧 2

将闭合的剪刀头插入组织中，沿与纤维平行的方向打开剪刀。如果深部结构存在分支，要将剪刀以垂直于预期的分离线打开

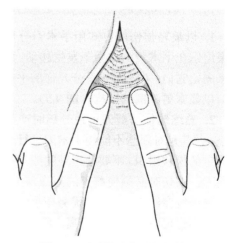

图 9.9　以手指分离组织的技巧

以撕扯的动作谨慎地分开组织，尽力感受分离线之所在

要点 ● 尽一切可能保证将力量施加在分离线附近。

4. 当将一个柔软的结构沿附着的组织平面分离下来时，剥离是非常有价值的方法。依据附着物形状的不同，可以使用夹在手术钳上的纱布团（图 9.10）、指尖（图 9.11）、缠有纱布的指尖（图 9.12）或者拿在手中的纱布拭子（图 9.13）。剥离不是用力去擦，因为用力擦会损伤组织。如果打算擦出一条入路，将分辨不出组织的解剖结构。偶尔会需要使用擦拭动作，通过摩擦力把希望从表面上擦去的东西除掉以提高对组织的抓握，前提是不会擦伤组织表面。

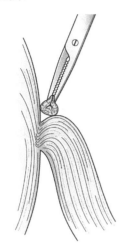

图 9.10　用夹在手术钳上的纱布团剥离附着物

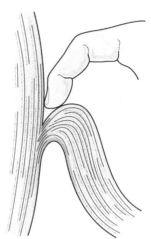

图 9.11　用指尖进行剥离

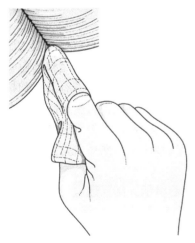

图 9.12　用包有纱布的手指进行剥离

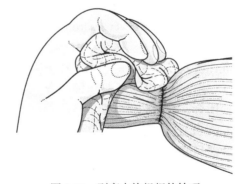

图 9.13　剥离大块组织的技巧

剥离大的组织时，为增加剥离时对组织的握持程度，可以在手中握一块纱布

5. 有时在不能完全看清切口深部的结构时，捏掐是非常有价值的方法。你可能看不清分离线，但是通过轻轻捏触融合处可以评估融合线所在（图 9.14），甚至可以将融合线掐断（图 9.15）。这一手法可以让你分离与其他结构粘连或穿通的良性胃溃疡。

6. 用手指折断固体器官听起来很粗暴，但是分离像肝脏这样体积较大的器官时，熟练地进行这一操作是一个安全有效的方法。必须是从正常组织中分离时才可用这种方法，因为压迫病变组织产生的结果不但难以确定，而且可能是灾难性的。当实质细胞被破坏分离时，结缔组织的支架结构、血管、导管等会依然保持完整状态。血管和导管可以完整地穿过被撕开的裂隙，并且可以被识别、游离，在离断后采用电外科学、超声、夹闭、缝合及双重结扎等方法进行闭合。因为用手加压不产热，所以组织结构不会被削弱。

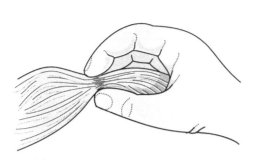

图 9.14　通过触摸判断分离线的方法

如果不能容易地进行观察，可以轻柔地捏掐结合部来进行评估

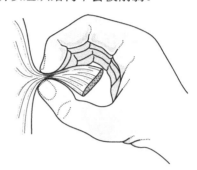

图 9.15　徒手分离的技巧

通过同时从两边进行联合的捏刮，可以安全地将组织分离

三、器械（另见第 2 章）

1. 单极电凝的透热切开法是一种经典而常用的电外科方法。当血管被离断时，可以使用混合了切割和凝固功能的电刀来封闭血管。双极电刀可以用于封闭小的破损处。

2. 在妇科中使用的凯利（Kelly）血管钳可以沿着分离线放置，能挤压和破坏实质细胞，但可以保留血管和导管结构。这样血管和导管可以被夹住、结扎或用电凝封闭，这与用手指折断进行分离的方法类似。

3. 超声分离（通常使用 20～30kHz 的声波）主要使细胞空泡化来破坏实质细胞。将超声波输送到特制的杆或者勾样装置上来分离组织，分离过程中可以保留完整的血管和导管。超声外科吸引系统（Cavitron Ultrasonic Surgical Aspirator，CUSA）具有灌注和抽吸功能，可用于清洗和去除残余组织。这是一种剥离脆弱组织的好方法，可用于眼睛的白内障超声乳化术及以及脑部的手术。在更高的频率下（如 55.5 kHz），小的组织破口可以在超声钳（如谐波手术刀）下被压缩闭合。超声钳下的血管先被压平，然后血管因内膜接合和凝固而闭合；最后再将血管进行离断。

4. 结扎速（LigaSure）电切系统可抓取、烧灼和离断组织。结扎速电切系统先将组织用咬合器包绕、压缩，然后通过融化胶原蛋白和弹性蛋白完成闭合；当组织被切割下来后，电切系统会自动关闭。据报道它能闭合直径达 7mm 的血管。

5. 高压喷射水刀也能分离实质细胞，同时保留其他结构。

6. 不同类型的激光可用于切割或破坏各种组织，但是需要特殊的训练并且需要仔细把控穿透深度。

7. 冷冻消融是用液氮制造一个冰球，以此进行组织分离。

8. 在电手术发生器和组织表面之间产生的离子化氩等离子束允许高频电流通过，以此来凝固和封闭小血管。

9. 射频热消融是通过置入电极产生的离子振动和产生的热能来破坏组织，然后使组织分离。

第四节　层状组织还是实体组织

层状组织的逐层分离和实体组织（如大器官、大肿物或大量组织聚集形成的肿块）切除之间的区别往往没有被充分认识到。

1. 层状组织可以被分割成许多层面，然后逐次处理每个层面。只有始终保持在正确的层面上操作，才能把意外损伤的风险降到最低。可以对每层的表面和底面进行处理。

2. 而当处理实体团块时，只能直接检查眼前所看到的表面结构。这就要求必须从解剖、病理、影像、和专业知识等方面对团块内的组织做出判断。

3. 要认识到分离层状组织与实体组织的区别。层状组织可以通过感觉，用折叠的方法来检查深层表面，进而进行分离和识别。可以让光线逐层从组织下面向上透照，籍此发现其内的血管并对其进行结扎或闭合，最后再将组织离断。性质不明的实体组织则可能难以通过制造人工层面来进行处理，必须提前明确其中的重要结构，然后从表面来进行分离。

要点	● 要对准备分离的组织有正确的预判，并能进行识别和做出正确反应。
	● 分离病变的实体组织需要超凡的技巧和经验。如有必要，要大胆向上级医生寻求指导和帮助。

对大脑和肝脏等器官进行分离时尤其需要时刻保持警醒，并需要高超的手术技巧。在囊外切除潜在侵袭性肿瘤时，尤其需要确保远离肿瘤，在肿瘤与正常组织交界面之外进行分离。

第五节　组　织　平　面

要点	● 在分离组织的过程中，组织平面可能是最容易被忽略的方面。熟练掌握正确的组织平面是区分大师和普通外科医生的关键。
	● 当解剖结构不明确的时候，一旦你自信地到达一个确定结构的平面时，不要轻易离开这一平面，因为如果离开就意味你进入了一个未知区域。

1. 例如，在甲状腺表面操作时需要用两副钳子顺次夹起连续透明的筋膜并在这两副钳子之间进行切割，直至看到最后一层筋膜被剥离下来时甲状腺上的静脉充盈起来，那么就可以确认已经进入正确的平面了。同样地，当在食管裂孔处显露腹部食管时，需要切开腹膜，然后切开膈食管韧带。在四肢上切开时，需要了解并遵循结构之间的相互关系，这样才能在对其他结构造成最小伤害的情况下到达目标部位。A.K.亨利（A.K.Henry）是埃及开罗的一位解剖学教授，他完美地描述了经典的肢体手术入路[1]。

2. 例如，当你在肝脏附近分离组织时，不要轻易地离开它。这是一个有用的标志；肝脏的表面是一个组织平面，可以沿着它安全地到达相邻的结构。

3. 当打开一个用过的组织平面时，你可能知道这一结构及其这一平面的强度，但是不要以此推测整个结构的强度，所以在确定此结构的性质之前要非常小心。

4. 当沿着神经或血管等结构分离时，要小心谨慎，避免损伤任何分支、支束或其他结构。神经、动脉、静脉和淋巴经常并行走行。如果沿着这些结构纵向分离，尽量避免横断它们，造成的损伤将会很小。

5. 最大的难题是为了环绕拟分离的组织而离开安全平面，如在浸润性恶性肿瘤时，必须连同周围的健康组织一起切除。困难是双重的：首先必须知道正常的解剖结构和可能的畸形变异，其次必须能够区分正常组织和潜在的恶性组织。

> **要点**
> - 如果疾病已经导致了解剖结构的改变，那么不要再固执地坚持原定的方案。试着用其他的方法来处理。
> - 还有，从离病变较近的正常组织开始朝着病变组织分离。用这种方式更有可能找到预期的组织平面。

6. 重要结构的表面通常有被膜覆盖，在突破这一层膜结构之前，可能难以确定下面的结构是否与其附着。如果被膜足够松弛，用手指捏起一个褶，通过手指间的捻动来估计它的厚度和它与底层结构之间的可移动性。用解剖钳夹住被膜并提起，然后在邻近部位用另一把钳子同样夹住并提起被膜，松开第一支钳子，再次夹住并提起被膜。在两把提起的钳子之间会形成隆起的嵴；在嵴的中间做一个小切口，让空气进入，使被膜和其下的结构分开（图9.16）。这是腹部手术中打开腹膜的标准技术。

7. 扩大切口以伸入手指，探查膜的下表面以确保膜与其他结构不相连。通过切口，将手术镊的两个镊片或将两个分开的手指插入膜下，在两个镊片或两个分开的手指之间切开膜结构（图9.17）。随着手术的继续进行，检查深层膜组织就变得越来越容易了。

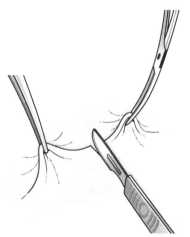

图9.16　打开被膜的技巧

用钳子提起被膜，在嵴上作初始切口

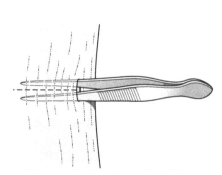

图9.17　借助镊子切开被膜的技巧

为了扩大膜层上的孔，在孔中插入手术镊，在镊片之间沿图中虚线切开膜结构

8. 如果膜下结构极端重要，为避免误伤膜下结构，可以用无菌生理盐水浸润膜层来扩充膜组织，从而使其变得更透明。

9. 如果是之前已经打开过的腹膜，一定要在之前切口末端的邻近处做新的切口；做切口时一定要用钳子提起腹膜以减少切到附着结构的风险。如果膜组织太紧提不起来，可以用生理盐水浸润使其变厚，这样可以估计剩余的厚度。

10. 如果要离断含有血管的层状组织，切开膜之前先用两把钳子钳住主要血管。结扎时所包含的非血管组织越少，线结脱落的可能性越小（图9.18）。如果膜结构内大血管很少，可以用双钳钳夹，离断并结扎部分组织片（图9.19）。不要一次钳夹太大的组织块。

动脉钳只有在靠近钳尖的部位才可以钳得牢固。此外,如果将血管和其周围组织一起结扎,血管会在结扎过程中回缩并再次出血。

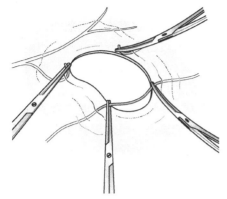 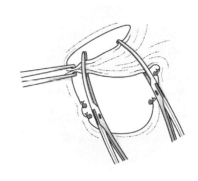

图 9.18　离断含有较大血管的结缔组织片技巧
在切开薄片之前游离并用双钳钳住血管

图 9.19　离断含有血管的膜状组织技巧
在血管钳之间离断富含血管的膜组织。右边的钳子未能夹住膜连接处的全部组织,左边部分的膜在钳夹之前先用手术镊把它绕起来。注意,左手钳子的尖端要超过被夹住的膜,以便于进行结扎

11. 如果膜组织血管非常丰富,可考虑使用 1∶400 000 浓度的肾上腺素生理盐水浸润,使血管收缩并减少渗血;或者使用电凝切割或超声切割。

<h2 style="text-align:center">第六节　实体组织</h2>

分离实体组织的难度取决于其同质性的程度和需要干预的疾病阶段。

一、影像

现代成像方法对于显示深部肿瘤非常重要。在某些机构,术前超声(US)现在可以进行三维成像;术中检查可部分地弥补不能触诊的缺陷,这点尤其在微创手术中更为明显。计算机断层扫描(CT)也可以生成三维图像。钆对比剂增强磁共振成像(MRI)能够准确提供异常血管网的信息,这些血管网通常是由于肿瘤活跃生长形成的。

二、分离

1. 在大的脂肪瘤性结缔组织中进行分离时,一定要避免过分自信。处于危险中的重要结构可能不明显,而且经常被脂肪浸润,这些脂肪既能掩盖这些重要结构也能使它们变脆弱。如不小心,血管可能会被撕破,随后出血。

2. 要在一个大体健康的实体器官内找到病变区域,分离组织通常是不可避免的;如果能够对解剖结构有很好地理解且符合预期,那么分离就比较容易。有时可借助于疾病引起的细微变化来判定是否到达了病变部位,例如由于瘤体扩张和压迫在病变周围产生的包膜效应。这种效应可能会使原本正常的导管和血管发生位置扭曲。

3. 当病变与实体器官内正常组织具有相同的外观和性质时,识别病变的边界是一件特别困难的事。正常和异常组织之间的边界可能难以辨别,或者在某些情况下,看起来像是病变组织的边界或包膜其实并不是它们真正的边界;其完全可能是由于病变扩大而压缩的

正常组织，或者肉眼可见包膜但镜下肿瘤早已侵犯到边界之外了。

4. 对肝和肺等器官的节段解剖学认知使得现在能够更少地切除健康组织。在肺脏，可以从肺门动脉、静脉和支气管中分离出单个肺段。在肝脏，肝门血管可以通过使用非挤压式阻断夹来控制，一次阻断最长可达 60 分钟，这被称为普林格尔操作，由詹姆斯·霍格思·普林格尔（James Hogarth Pringle）在 1908 年提出。通过游离和旋转肝脏，也可以保护肝静脉。分离可采用徒手折断、破碎钳、CUSA、电刀、水刀或其他方法。止血可采用常规方法、氩气束热凝和纤维蛋白胶（如用于破损表面的组织胶）。

5. 如果一个团块与其他结构粘连而又必须将其分离时，要认识到很可能二者的强度各不相同。分离黏附结构所需要的力量可能会导致重要结构的撕裂，通常需要非常慎重地抉择并且灵活地选择分离方法。在这种情况下，需要极其精细的、可控的分离操作。如果发现任何结构破裂的苗头，必须马上意识到你所牵拉的确切位置；一旦有早期的破裂发生，应立即停止分离。

6. 如果你需要在不侵入病变组织的情况下环绕病变将其切除，就像对可能或确诊的恶性肿瘤进行根治性切除一样，难度和危险会大大增加。肿瘤的存在可能会扭曲正常的解剖结构。但如果通过正常组织创造一个组织平面来进行分离，意外侵入病变组织的风险会大大降低。

7. 在大脑中，可能很难区分大脑皮质的重要功能区域和"沉默"区域。在这种情况下，通常在局部麻醉下进行手术，以便可以及时发现功能或感觉的丧失。在试图游离肿瘤时，可能会扭曲和撕裂重要的区域或神经血管束。通常先用双极电凝封闭软脑膜，然后再用双极电凝和轻柔吸引对大脑进行分离，通常需要使用显微镜。CUSA 是常用的分离工具。如果能在正常和异常大脑组织之间找到一个分离平面，那么可以在这一平面上采用平缓的水刀将其延伸。因为担心会损害重要结构和包括上矢状窦在内的主要血管，有时不能将肿瘤完全切除。采用精确立体定向（三维定位）引导，可采用精准聚焦放疗或伽马刀来处理残余肿瘤；在这种手术中，虽然每束单独的射线都不强，但在其相交点上的能量则足以摧毁残余肿瘤。

8. 再次手术时，要小心瘢痕组织；它通常是白色的，但在切的时候仍可能是软的。此外，血管和神经可能会被包裹在瘢痕组织中，所以应该避免盲目地电凝切割。在这种情况下，缓慢而仔细的分离是必要的。如果是早期（几周内）再次手术，软组织往往更脆弱。

9. 一个严峻的挑战是探查先前手术失败或出现并发症但无病历资料的患者，或者探查术后复发的患者。

10. 终极挑战是需要对以前做过一系列重大手术但又对前期手术一无所知的患者进行再次手术，包括不知道之前的手术发现了什么、做了什么尝试、做成或没做成什么以及使病变加重而需要再次探查的本质是什么。

> **要点**
> - 擅长对失败手术或发生手术并发症的患者进行再次手术的外科医生具有顶尖的岗位胜任力。
> - 有些外科医生似乎对预测周围结构方面有第六感。这不是魔术，而是他们十分精通正常和病变组织的外表及感觉。
> - 你不必要求自己现在就达到那些优秀外科医生的水平，但是需要努力培养像他们那样对早期组织变化的敏感性以及学习他们处理这些问题所用到的专业知识。
> - 这会对你大有裨益。

11. 要灵活使用切割工具。如果需要在深部使用手术刀、剪刀、电刀、超声或其他分离器械，必须在每次进行更深一层分离前，都要提前估计你将遇到什么，并选择合适的器械。要记住，电刀和超声分离器械可能会在切割过程中对周围组织造成热损害，尽管制造商声称这是局部的。

12. 如果可能，做切口后要把切口向两边打开，以便估计剩下组织的深度和性质。如果不能一刀完成切开，要使后一刀都沿前一刀切口的最深处切开。试探性、像抓痕一样的切割会导致切口参差不齐及渗出。有时纤维主要朝一个方向排列，这样的话要试着分开而不是切断它们。如果可能会遇到重要的结构，最好是平行于该结构进行分离而非横向分离。

13. 在某些情况下，你能逐层打开一个厚层结构，因此可以识别每一层中的重要结构。如果确认某层与重要结构无关，就可以安全地将其分离。通过插入闭合的剪刀、动脉钳或手术镊来创建一个层面，然后打开它们来建立一个空间。

14. 在均质组织内寻找结构时，联合使用锐性分离和钝性分离的方法通常很方便。记住，当你将闭合的剪刀或动脉钳插入并打开时，其尖端的力量是非常大的。要缓慢地张开器械并插入手指去感觉前面是什么结构。

15. 有些结构在不同的部分有不同的质地，特别是在颗粒度上。乳房尾部在腋窝处更致密；胰腺在某些部位颗粒状更明显、更坚实。因此，很难在肿块之中区分肿块。脂肪在不同区域的质地也不尽相同。

要点	● 无论采用什么方法进行分离，都要确保在分离过程中没有损伤限制分离的健康组织。
	● 受损的组织很可能会发生崩解、出血、愈合不良或者感染。
	● 除非你非常谨慎，否则在最后切断肿瘤的基底连接时很可能会发生灾难性的后果。

第七节　病　变　组　织

1. 当接近活跃的炎症区域时，要注意血管增多、水肿、组织张力和脆性等变化。在进行手术时，触摸组织（特别是用手指第二指骨的背面），即使隔着手套也能轻易而敏感地感知热度。如果血管充血，会有富含蛋白的液体滤出，从而增加细胞外胶体渗透压，造成明显的组织肿胀。有意识地闻一闻，说不定能闻到什么特殊的气味。

2. 当接近慢性炎症组织时，可能会发现纤维化程度增加。也可能伴有血管增生，但并非总是如此。

3. 记住，不仅是感染可以增加局部的血管分布，快速生长的肿瘤所释放的血管生长因子也会使局部血管的分布增加，并且急性非感染性炎症疾病也可以导致显著的血管扩张。

4. 在慢性疾病中，反应性增生的纤维组织通常是不规则和不透明的，因此在分离过程中对即将发生的危险无法预警。在正常情况下包裹着许多重要结构的结缔组织可能会因疾病而遭到破坏。在分离过程中这些重要结构可能会突然显露出来，并可能出现误伤。

5. 疾病常常会改变组织的特性，使它们变得不易被识别。解剖学特征可能会发生改变，其中有些是由于纤维组织成熟后收缩牵拉造成的。如果是慢性或复发性疾病，当纤维组织连续沉积和再吸收时，这种影响将会是多方面的。纤维粘连有时会牵拉空腔脏器和导管形成憩室，这在分离过程中是很危险的。

6. 记住，组织的强度可能会随疾病过程而发生改变。在撕脱、分离或挤压中需要预测哪种结构会遭到破坏。在一个未知的区域分离组织时，一开始要非常小心和敏感。那些在正常情况下很容易被剥离的结构可能会变得粘连、增厚，并且难以钝性剥离，所以最好采用锐性分离。

7. 只要有可能，就从远离疾病最严重部位的正常组织中开始分离，并朝向患病部位进行，其间要始终保持重要结构的显露和可见。

8. 之前接受过放射治疗的组织可能会变得难以处理、易碎且愈合不良。在开始操作之前，要了解这一点。如果不确定，去寻找皮肤上的小斑点，其可提示此处可能是进行过放射治疗的部位。

第八节 肿 瘤

1. 如果肿瘤是一种已知的良性肿瘤，或者活检或细胞学检查证明的良性病变，那么就不需要进行广泛切除。如果它是囊状的，可以尽可能靠近囊壁进行分离，以免破坏周围的结构。

> **要点**
> - 提前做好"家庭作业"，不要抱有最好的希望。阅读、阅读、再阅读那些标准文献，前辈们在其中记录了最好的方法、可能的以及不太可能的发现和危险、需要避免的错误以及在犯了错误之后如何进行补救的建议。
> - 对肿瘤进行正确治疗的基础建立在病理学和解剖学这两大支柱上。
> - 确保掌握不同类型肿瘤切除范围的最新指南；一些肿瘤要求更大的切除范围，以此来保证肿瘤的完全切除。

2. 恶性肿瘤的切除通常要求在正常组织平面之外完整地切除肿瘤，同时包括可能扩散的相关通道，例如淋巴管和组织平面。对迫在眉睫的肿瘤侵犯或无意中损伤了重要结构的警告信号要非常敏感。做到这一点可能会很困难，但要提前预料到会有血管增多以及肿瘤膨胀、变脆、固定、纤维化或淋巴结增多增大。

3. 一些恶性肿瘤看起来是局限的甚至可能有包膜，但是肿瘤细胞却已然穿透并延伸到了肿瘤边界之外，所以需要通过正常的组织分离以实施囊外切除。要注意，周围的结构可能已经被新生物取代和浸润。在一些病例中，肿瘤生长的程度在手术前甚至手术中都无法确定。神经外科医生可能难以找到可以切除的正常组织与必须保存的重要结构的交界。

4. 使用电刀、激光、超声和射频可以减少巨大肿瘤的体积。妇科医生可能会用这种方法破坏大的肌瘤以使其缩小，神经外科医生则会缩小如后窝肿瘤这类的体积。对于大的肿瘤，神经外科医生偶尔会从瘤体内部切除肿瘤，而不是试图连同覆盖其上的主要结构（包括血管）一并切除。

5. 在逐渐游离瘤体的过程中，不要挤压肿瘤，因为可能会将恶性细胞挤压到血液中。如果是为了诊断而进行的切除，挤压会使标本变形。应该通过控制肿瘤的外周组织来稳固标本。

6. 如果认为自己可能误入了已经明确诊断的恶性组织，要立即停止进一步操作并寻求专家的意见和帮助。如果不管不顾地继续手术，手套和仪器可能会将恶性细胞携带并植入到其他部位。

第九节 分离操作的窍门

一、解剖知识

要仔细研读操作局部的解剖知识。你必须知道正常情况下结构的外观、位置、质地及相对强度。令人失望的是，许多实习外科医生在每次手术（无论是术者还是助手）前都没有借机对解剖学进行复习。

二、触诊

如果一个重要结构易于被摸到，在开始分离之前一定先对其进行触诊。在开始手术之前，养成触诊腹部的习惯非常有用。

在手术中要感觉一下动脉搏动，但是记住：张力的存在可能会使脉搏触诊不清楚。

> 要点
> ● 抓住每一个机会去感受正常和不正常的结构。
> ● 只有知道什么是正常，才能确定什么是异常。

三、止血

清除操作视野中的血液，因为血液会使视野模糊而且使每一个结构都变成了相同的颜色。出血对安全及有效的分离都是不利的。要学会预防潜在的出血，控制正在发生的出血，清除因出血而聚集的血凝块。不要试图在出血没有得到控制的情况下在深部、在血泊中进行操作。这是防止灾难的处方。当对四肢进行手术时，可以使用止血带和抬高患肢来制造无血的视野（见第 10 章），也可以通过改变患者体位来抬高手术视野，以防止静脉淤血。

四、找寻安全的起点

有时，可以先确定一个结构作为起点，来引导你的操作。

1. 切除腮腺肿瘤时，首先通过扩展外耳屏前的空间来辨识从茎突孔穿出的面神经。然后，沿神经进行分离，并保护它及其分支。

2. 一些血管和神经与其固定结构有可靠的关系，因此可以从沿这些结构进行分离。众所周知的是大隐静脉，它通常可以在内踝顶端上方 5cm（1.5 英寸）处被找到。

3. 在腹部可以找一个结构，比如肝脏边缘，作为导引。在右侧髂窝，可以通过辨认右侧结肠旁沟、盲肠和回盲部结合处找到阑尾的底部。

五、张力

1. 对组织施加张力是进行分离的一种非常有价值的简单方法。施加的张力可以通过胶带、手或手指、手术镊、牵开器、纱布包或组织钳将组织拉开来达成（图 9.20）。

2. 正确地使用张力有助于识别附着物和最安全的分离线（图 9.21）。通过改变牵引力的角度，可以判断附着的整体程度，并测试不同区域的强度；因为大部分力施加在与牵引力角度相反的边缘（图 9.22）。一旦边缘开始分离，就改变角度，这样就能一直围绕着附着处进行分离，使得最后的分离发生在附着的中心部位。

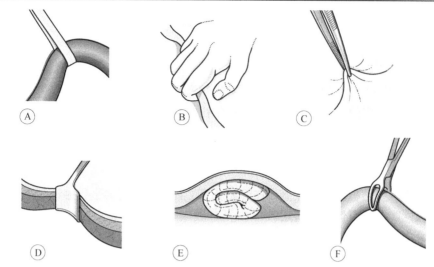

图 9.20　施加牵引力的几种方法

Ⓐ 胶带；Ⓑ 手指或手；Ⓒ 手术镊；Ⓓ 牵开器；Ⓔ 纱布包；Ⓕ 组织钳

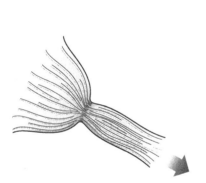

图 9.21　以牵拉识别分离线及强度的方法

轻拉以测试强度，并查看连接线

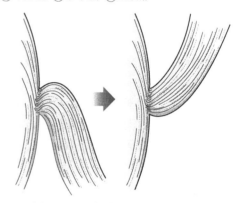

图 9.22　以牵拉识别分离线的技巧

牵拉所产生的力量在与牵引方向相反的附着点上最大，可以通过变换牵引方向从各个角度观察附着点，规划最佳的起始分离部位

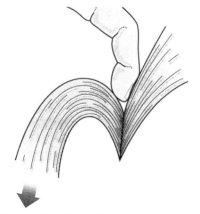

图 9.23　牵拉联合钝性分离剥离组织的方法

轻柔牵拉和指尖剥离相结合，可以安全地分开两个结构

3. 要善于联合使用各种技术。如果在某个结构上施加张力，你就可能制造出一个可以剥离的边缘（图 9.23）。牵拉结合锐性剥离是非常有效的方法（图 9.24 和图 9.25）；当你自一个组织牵拉另一个组织时，你就可以借机检查和选择性地分离连接部位。如果遇到困难，要不断改变方法。

六、围绕结构进行分离

1. 有时可能需要在一个大的结构后方进行分离，在切除前既要保护进出的血管，又要对隐藏在肿块后的另一个结构进行手术。

2. 问问自己是否可以通过使用其他方法或者减少肿块的大小来避免这一困难，例如，给膨胀的肠放气或者抽出囊性肿块中的液体。

3. 如果遇到困难，不要固执己见。要停下来并对问题重新评估。能否用其他方法，如延长切口、改善牵拉、改善光线或者进一步移动相关结构来达到目的?

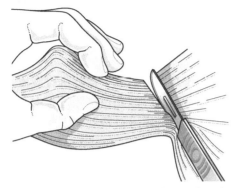

图 9.24　牵拉联合锐性分离剥离组织的方法 1

当附着比较牢固时，联合使用牵拉和手术刀锐性分离非常有效

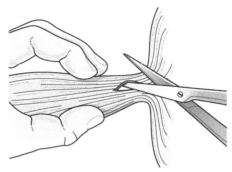

图 9.25　牵拉联合锐性分离剥离组织的方法 2

轻柔的牵拉可以显现出较结实的连接带，在这些部位可以用剪刀进行分离

4. 记住，最开始的困难往往是最大的。当移动目标结构后，显露就会改善。但不要忘记另一个危险点，就是当分离进行到最后的连接处时，自己可能会变得太大意，从而会破坏之前艰辛的成果。此外，你可能会发现，在最后的切割进行之前，对附着点进行适度的牵拉可以提供更好的手术视野或止血，所以在做最后的切割之前先要对此评估一下。

5. 选择从自己能获得最佳视角的地方开始，从自己对解剖学最自信的地方开始，从能最好地控制出血的地方开始，从切口最小但回报最高且在需要时又能方便将切口扩大的地方开始。当然，并不是所有的目标都能在一个部位实现，所以综合考虑选择最好的折中方案。

> **要点** ● 不要盲目切割。看不见说明需要重新评估，而不是强行操作。

6. 确保自己能很好地控制潜在的出血。记住，当试图定位血管时，施加的张力太大可能会使动脉搏动消失和使静脉排空，这样就无法识别它们。

7. 当横切结构下方的蒂时，在尽可能远离肿物的地方将其横断更加容易，但这可能会使剩余的蒂变短且更难固定（图 9.26）。

七、针

如果要寻找的结构很硬，比如结石，可以试着用锋利的针尖来定位它。用注射器连上细针来寻找含有液体的空腔、导管或血管，以是否能抽出可识别的液体来进行判断。

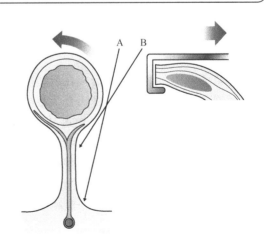

图 9.26　离断有蒂组织的技巧

在 A 点最容易看到蒂的基部，但如果先在 B 点进行尝试，则可能更好地控制血管

八、液体浸润

如有困难，应毫不犹豫地用等渗盐水浸润组织，以促进组织结构的分离。液体可使组织呈半透明状，这样可以更容易看到接近的结构。在某些情况下，用 1 : 200 000 的肾上腺素盐水浸润组织可以减少渗血。

九、透光照射

有时，可以将一些结构提起来对着光观看，或者在其背面放置一盏灯进行观看。这样可以让你看到血管，但是受压和流空了的静脉是看不到的。因此在透照过程中一定要放松组织。这种方法在小肠切除或吻合时非常有用，因为这样可以帮助识别肠系膜中的血管。

十、探针和导管

可以在想要切除或保存的通道或腔道中放置探针或导管作为标记。该技术在甲状腺舌瘘的切除中很有价值。有时，在输尿管附近切除广泛粘连的肿瘤时，先在输尿管中预置一条导管非常有帮助。这样就可以保护输尿管避免意外损伤。如果需要切除其中的一部分，可以采取适当的步骤来处理这一问题。如果没有标记某一结构，可能就不会注意到它，因而对最后的结果不会有准备。

十一、染色

一些外科医生会向复杂的瘘管中注射某种有色染料（比如亚甲蓝）作为标记。不过我没有发现它多么有用，因为染料往往泄漏广泛并浸染所有组织。

在乳房和其他一些癌症的手术中，一项有价值的技术是在病变周围注入亚甲蓝。它可被淋巴管吸收并携带到最近的淋巴结，这些淋巴结被称为"前哨淋巴结"，因为它们守卫着肿瘤播散的淋巴通道。如果在切除的前哨淋巴结中没有发现恶性细胞，那么远处的淋巴结也极可能没有恶性细胞（图 7.10）。

十二、标记性缝合

你可能希望在操作的稍后或在后续操作中找到原来的处理过的结构。也可能在术中意外地发现肠内有一个小的可疑病变，希望在完成预定的操作后再回来处理它。你可以在病变附近做一个标记性缝合（如 PDS 或丝线，或金属夹子），这样将来很容易找到它。当采用哈特曼手术治疗直肠乙状结肠的梗阻性癌时，需要做终末结肠造口术并关闭直肠。你可能打算在间隔一段时间后恢复并保持结肠直肠的连续性，但是已经封闭的直肠残端可能很难识别。此时可以用标记性缝合或金属夹子进行标记。另一种替代方法适合于开腹手术，即在剖腹手术切口的底部做一个黏膜瘘。

十三、术中超声扫描

小的超声探头可以用来帮助定位重要结构，也可以对物质定性。超声与多普勒分析的结合（双功扫描）可以检测血管中的血流。该技术具有越来越大的价值，有可能得到更广泛的应用。

十四、灵活性

1. 不要总是只从一个方向显示结构。要不时地从其他方面考量，特别是当自己有困难或不确定的时候更要如此。如果需要使用张力或需要扭曲组织来促进手术，要不时地放松它，并在组织恢复到正常位置时复查组织的状况。

2. 不要局限于自己擅长的技术。要利用所有可能的技能来安全地进行手术。因此，尽可能多地去观摩不同专业的外科医生——你可能会发现，完全可以采用他们的某些技术和器械用于自己的临床实践。

十五、优先顺序

要按照正确的顺序考虑问题。不要为了一个问题而放弃其他的考虑，不要因为关注细节而放弃重要的原则。如果遇到困难，不要固执地沿着自己预定的道路走下去。要回顾一下所有的可能性，决定是否应该改变自己的优先顺序。优秀的外科医生会将他们所有的发现融入所做的决策之中。如有需要，可向长者求助；患者的安全应该优先于外科医生的骄傲。

参 考 文 献

1. Henry A K. Extensile exposure applied to limb surgery[M]. Edinburgh, UK: E & S Livingstone, 1945.

第10章　出血处理技术

全面讨论如何预防和控制出血需要写一本专业教材。作为一本论述外科基本技术的专著，本书只能概述手术中的实用性措施。你还应提前学习有关出血和凝血的背景知识来做好处理出血的准备。

第一节　出　　血

动脉被切开时，会喷出鲜红的血液。正常的动脉被横断后，断端一般会收缩并闭合；而病变、钙化和有侧孔的动脉则无法有效收缩。

静脉损伤后会流出暗红色的血液。虽然静脉也有收缩能力，但不要相信这样就可以止血。要知道虽然有静脉瓣的外周静脉出血一般来自远端静脉，但是如果近端静脉瓣有功能障碍，出血也可来自近端静脉。静脉窦由于保持开放，例如颅内静脉窦在破裂时不会收缩，因此出血量较大。

若不存在凝血功能障碍，只要轻轻按压，就能够止住毛细血管出血。出血原因：

1. 原发性出血常发生于手术或创伤时。

2. 发生于术后的反应性出血，是由于动脉血压恢复或应力引起静脉压升高后，使动脉或静脉破口处血凝块脱落所致。

3. 继发性出血由术后感染时细菌溶解了起止血作用的血凝块所致。

第二节　预　　防

1. 学习相关解剖知识，这样你就可以在切开大血管之前显露和控制它们。

2. 在遇到需要保留的重要血管时，将一把无损伤血管钳放在血管上方，或者用弹性硅胶悬带或束带将血管围绕，以随时准备好闭合血管来控制出血（见第 5 章）。

> **要点**
> ● 出血不受控时，可能会引起仓促、欠缺考虑的操作，影响手术成功。
> ● 通过纠正贫血和凝血障碍来预防出血。停止抗凝治疗时可能会需要使用短效抗凝药物进行桥接。如果可能，可考虑停用抗血小板药物。
> ● 如果可能发生出血，确信已经预备好足够量血型相合的血液。视需要预备其他血制品，如血小板、新鲜的冷冻血浆及其沉淀物。

3. 如果要离断一根主要血管，首先要游离、显露，然后在其后方穿过两根结扎线，将两根结扎线保持一定的距离并系紧，最后将血管在两根结扎线中间切断。另外一种方法是，在血管拟切断处的两端使用血管钳夹住血管，离断血管，然后将两个断端结扎（图 10.1）。为防止线结脱落，两把血管钳的距离不宜过近，且结扎线不宜过于靠近血管断端。如果血管钳的弯曲面朝向血管断端，结扎会更容易。有时，也可以通过使用三把血管钳来获得足够的空间，去掉中间的血管钳并从它留下的位置切断血管（图 10.2）。

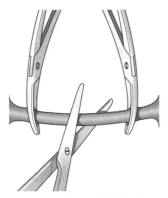

图 10.1 离断血管的方法 1

使用两把血管钳夹住血管，然后从中间离断。注意使用弯血管钳时要让其凹面彼此相对，这样有利于接下来的结扎操作

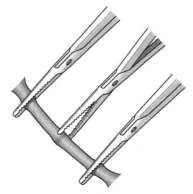

图 10.2 离断血管的方法 2

在只能显露出一小段血管时，为了能在两把血管钳中间留出足够的空间，可并排使用三把血管钳，然后撤掉中间的血管钳。这样能够保证在结扎线之外有足够长的残端

4. 结扎大的动脉时，可先将三把动脉钳并排钳夹住血管，在近端的两把和远端的一把血管钳之间离断动脉，使动脉近端断端处留有两把血管钳。先在较深处的动脉钳下方结扎，取出动脉钳，然后在第二把动脉钳下方进行结扎并取出动脉钳。

5. 如果结扎后的动脉残端仍有搏动，结扎线可能会慢慢地脱落。为避免这种情况发生，最安全的处理方法是做贯穿动脉的缝扎止血。将带线缝针贯穿动脉，然后与线尾打结形成半圆，最后将线绕血管一整周，打成三重结。贯穿缝扎能防止结扎线脱落。

6. 如果是对血管组织或器官进行手术，就需要控制供血血管。有时可将无损伤血管钳穿过一处软组织比如肾脏或肝脏，但要避免损伤软组织；或者用胶带围绕部分软组织，然后拉紧胶带来限制血管供血，同时确保不损伤器官。1908 年，来自格拉斯哥皇家医院的澳大利亚人霍格思·普林格尔（Hogarth Pringle，1863—1941）描述了控制肝脏出血的经典方法：他自小网膜的游离缘将肝动脉和门静脉捏在示指与拇指之间来控制出血。

7. 当手术部位较深时，一定要加倍小心，因为此时任何出血都可能形成积血，从而掩盖手术部位。要特别注意，不要损伤因周围结构撑开而显露出的大静脉，如盆腔中的静脉。

8. 除非有十足把握，否则不要切开较大的中央静脉，如颈内静脉等。因为当患者吸气时，空气可能进入心脏，形成气栓和气泡，并迅速导致循环衰竭。

9. 在解剖血管组织时，要避免大范围显露。最好每次处理一小段，确定具有十足把握之后，再处理下一段。

第三节 辅 助 措 施

一、抬高肢体

1. 如果能降低手术区域静脉压力，静脉和毛细血管可能会萎陷；当血管被切开时，出血量就会很少，而且很容易止住。但不要用这种方式处理颈静脉，原因如前所述。

2. 手术过程中，四肢通常可以抬高到高于躯干水平的位置。

3. 手术时全身可略倾斜。侧倾可以使对侧肢体抬起；向上或向下倾斜是很多手术中的一个标准部分。著名的德国莱比锡外科医生弗里德里克·特伦德伦伯（Friedrich

Trendelenburg，1844—1923）在静脉曲张手术中，将患者头部放低，以避免下肢静脉出现静脉淤血，从而利于手术操作。在做盆腔手术时，也可使用该方法，使肠管能够向头侧转移，以充分显露骨盆。反特伦德伦伯体位，即头高位在头颈部手术或上腹部手术中也非常重要。

4. 在手术结束准备缝合伤口前，将肢体或患者恢复成自然体位以使静脉压恢复正常，这样能够显露任何潜在的出血点。对于有些患者来说，术后可能需要继续抬高手术部位以维持较低的静脉压力，防止愈合过程中出现淤血。

二、局部注射

1. 局部注射是血管组织手术中一种有效但是经常被忽视的止血方法。注射前一定要回抽以确定针尖不在大血管中，边移动注射器边向组织中注入无菌生理盐水（每次注射前都要先回抽。译者注）。液体能够提高组织内压力，从而达到止血效果，并可让组织变得通透。

2. 条件适合时，加入 1∶200 000 的肾上腺素可产生局部血管收缩效果，此可作为额外的辅助手段。

三、透光照射

1. 在处理大血管密集的区域时，可将该区域提起，通过透光照射来观察血管情况，尤其是在局部注射后变得透明时将更方便观察。也可以将一个移动的无菌光源放置在组织下方，这种方法常用来检查肠系膜。

2. 但是不要忘记，提起组织会使透照部位存在张力，其中的大静脉会因此排空，从而令其难以被发现。消除张力后再进行透光照射。

四、止血带

1. 对四肢进行精细手术时，使用止血带非常有帮助。

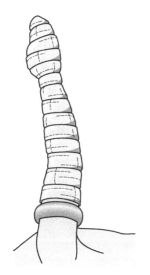

图 10.3 埃斯马赫驱血带的使用方法

将肢体垂直竖起，然后将气压止血带的袖带放置在肢体近端。从肢体远端向近端施加一条埃斯马赫驱血带。向止血带充气，然后取下埃斯马赫驱血带

2. 如果局部存在缺血、血管疾病或创伤所致的静脉血栓、软组织受损或感染及骨折时，不可使用止血带。

3. 先将肢体抬高 2 分钟，使肢体血管内血液排空。

4. 在出血的近端包绕保护垫，然后在其上面使用气压止血带。可以使用绷带固定住止血带，以防止脱落。

5. 也可以使用由薄弹力橡胶制成的埃斯马赫（Esmarch）驱血带将肢体血管中的血液进一步排空。可从手指或脚趾末端开始，螺旋性向近端重叠缠绕，直至绑扎止血带处，并固定好末端（图 10.3）。还有一些充气式装置也可起到同样的作用。

6. 迅速将止血带充气。对于上肢，充气气压需比正常收缩压高出 50～70mmHg；对于下肢，充气气压需比收缩动脉压高出 90～100mmHg。充气完成后即可解开驱血绷带。

7. 记录止血带的充气时间，定时检查气压。一般来说，上肢持续加压时间控制在 1 小时以内，下肢控制在 1.5 小时以内。重新充气前，要将止血带放松 30 分钟。

8. 手术结束时，松开止血带检查有无出血。确保缝合伤口前所有的血管都已被闭合。

五、辅助技术（另见第 2 章）

1. 电凝止血是一种很成熟的血管闭合方法，可用于离断血管前闭合血管、同步闭合并切断血管或者闭合已经切开且正在出血的血管。双极电凝更加安全，因为电流只在抓住组织的钳尖之间通过，并使组织凝固。结扎速（LigaSure）通过压缩血管和电能融化胶原蛋白使血管腔闭合，最后触发刀头横切血管。

2. 超声振动根据频率和功率的不同，会使细胞产生内空化、细胞破裂、组织加热、凝固和组织焊接的作用。如果一个直径达 2mm 的血管被轻轻压缩，并应用低功率超声波，它可以被可靠地焊接并闭合管腔。在更高的功率下，它具有破坏性的切割效果，并使血管凝固。

3. 激光能够产生连续的高强度光束，使组织发生气化。波长及组织吸收程度取决于产生射线的介质，如二氧化碳、掺钕钇铝石榴石（Nd：YAG）或氩气。组织气化产生的热量会摧毁组织，让小血管凝固。

要点	● 预防出血比控制出血更重要。
	● 在切开未知组织时，是否确信里面不包含血管？

第四节　控　　制

1. 控制广泛渗血用手按压即可，也可用纱布块或者用金属拉钩按压在纱布块上来扩大和延伸压迫范围。有时你可以把纱布放在伤口边缘以施加压力。也可以用可吸收的胶原基止血剂（见后面）或海藻基纱布来控制小范围的普通渗血。前者可以留在伤口上，而后者仅用于开放性伤口的局部治疗。

2. 一旦出血发生，一定要找到出血血管并游离它，提起并结扎出血血管或用电凝封闭它们。

3. 如果第一次钳夹时只用血管钳的尖端夹住了血管壁，进行结扎后很难保证结扎线不脱落。不要冒险去这样做。垂直提起第一把血管钳，然后在其下方使用第二把血管钳横向夹住血管壁，并使血管钳的尖端突出于血管对侧，然后取下第一把血管钳（图 10.4）。不过，要确认没有将血管周围的组织提起来；如果将血管深处的结构提起来并用血管钳夹住的话会损伤它。不要将血

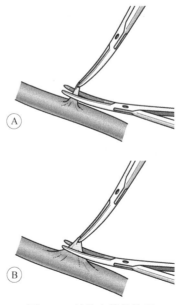

图 10.4　结扎血管的技巧

Ⓐ 如果第一把血管钳仅尖端夹住了部分血管壁，轻轻提起这把血管钳，同时用第二把血管钳在其下方横向钳夹，并使血管钳尖端露出。然后取下第一把血管钳，将血管结扎；Ⓑ 不要钳夹并结扎血管周围的组织，这样可能会导致血管从结扎处缩回

管与其周围组织一起结扎。假如结扎线不能直接接触和结扎血管，动脉就可能会回缩并从结扎处脱离，导致重新出血。

4. 如果无意中切开了一根重要血管，先直接用手指压迫该血管，或者压迫其供血血管，直至识别出是哪根血管出血。如果无法找到供血的血管，但是知道它经过某个特定的组织，可尝试施加一个无损伤血管钳，比如海绵夹持钳。不要急躁，不要冒险操作，否则会损伤其他结构，并使问题更加复杂。如果按压能止住出血，保持按压 5 分钟并计时。当你小心翼翼地减轻并最终松开按压时，你会惊喜地发现出血得到很大程度的改善。在识别血管、评估进一步出血的可能性及确认没有造成任何损伤之前，不要继续进行手术。如果无法安全有效地用血管钳控制切开端的出血，你需要沿着血管向近端解剖，同时让助手继续按压出血端。一旦显露了出血血管的近端之后，可以使用血管钳控制近端出血。同样的方法可以用来处理远端出血。这样会有更大的空间来评估血管切开处的情况，从而很好地处理它们。

5. 在一个进展顺利的手术中，要想预防严重的灾难性出血，需要步步为营，随时控制出现的任何出血。这样，在任何时间你就可以专注于解决某一问题了。

6. 肝脏、脾脏等血运丰富的器官撕裂出血时可以通过缝合来控制，但是缝合后仍有继续出血的可能。这时，有多种止血剂可以使用。以胶原为主的可吸收止血产品应用比较广泛，多为纤维织物、棉片或海绵等形式。可以将止血材料撕成小片后撒到目标区域。但是有时出血严重无法通过上述方法止血时，则需要进行广泛切除甚至需要切除整个器官，比如脾出血时。脾切除后要给患者注射多价疫苗，对于儿童一般还要预防性给予青霉素。出血还可以通过介入放射学的方法来控制，但这些都是需要专家处理的问题。

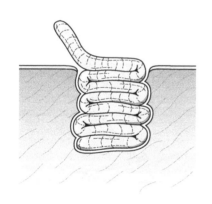

图 10.5　纱布填充止血的技巧

填塞一个长纱布来控制腔内出血。从深处开始，来回折叠，就像做"开合跳"运动一样放置纱布。可以在纱布上面缝合伤口，也可以将纱布末端通过伤口穿出。24～48 小时之后取出纱布

7. 除了胶原基止血剂外，还有其他产品可供选择。纤维蛋白胶封闭剂可喷涂到渗血区域。与此类似，还可以使用明胶基止血凝胶。这些制剂中通常含有纤维蛋白原和凝血酶。有时生物胶也可用来密封渗血区域。在使用这些产品前，确保仔细阅读了每种产品的使用说明。

8. 某些情况下，简单地填充就能够止血，例如鼻出血。使用长的纱布，从深部开始，来回填充，就像做"开合跳"运动一样（图 10.5）。填塞压迫 24～48 小时之后，将患者带回手术室，做好与首次手术相同的术前准备工作后，小心地取出填充物。你可能会发现出血已经停止了。

9. 有时，如果发生大出血，可能不得不放弃原定的手术计划，先处理出血让患者稳定下来，之后再择期进行原定的手术。

10. 很多医院都制定了大出血处理流程。如果遇到大出血，应该立即按流程规定处理。这样可以让一些医务人员参与进来，包括血液科、麻醉科、护工等，这些人员有必要的专业经验并能提供血制品。确保自己了解如何启动本单位的大出血紧急通道。

要点	● 当遇到灾难性、危及生命的出血时，千万不能忘记自己的使命：止住出血！ ● 不要因为失去理智而进行任何无关紧要、无关抢救生命的操作。

腔内出血

1. 患者因损伤或疾病引发严重的、危及生命的出血而住院时，医生却很难控制住出血是一件非常不幸的事情。典型的难题是腹腔或胸腔等密闭腔隙内的出血，因为当你进入其内探查时，你可能找不到出血点在哪里。压力会逐渐增加并最终使出血速度降低，这就是压塞。

2. 打开体腔时，由于压力下降，会再次发生出血。因此，采用开腹手术来治疗子宫异位妊娠破裂引起的出血时，需要迅速控制出血。而采用腹腔镜方法手术则可维持腹腔内压力，并可通过向腹腔内注入气体来升高腹腔内压力，减少再次出血等紧急情况的出现。

> 要点
> ● 如果密闭体腔内有不明原因的出血，一定要准备好一切足以应付该问题的物品之后再打开密闭的体腔，并确定采取的措施能够有效地控制出血。
> ● 一旦压力下降，出血就会重新活跃起来。

3. 胸腔内出血可引起严重的心脏呼吸窘迫，会让你的处理很被动。你需要准备充足的大纱布、两个强力吸引器、用来盛放大血块的大盘子、长柄血管钳以及用于夹住深处血管的动脉钳。此外，还需准备血管外科器械及缝线。

4. 如果打开体腔后只吸出积血而不进行止血，会使患者因大量失血危及生命。因此，处理腹腔内出血时，要迅速广泛地打开腹腔，向四个象限内各塞入大量纱布块压迫，然后填充中央区域（图 10.6）。如果需要的话，可施加一定的压力直到控制汹涌的出血，但是要注意施加压力也会将纱布中的血挤出来。当麻醉师对患者进行复苏、补充血容量、监测凝血并根据需要输注血液制品时，术者可舀出松散的血凝块以便于寻找出血点，除此之外不要进行任何进一步的操作。

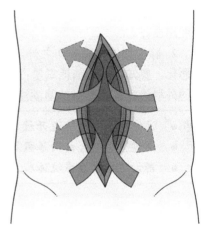

图 10.6 腹腔内纱布填充止血的技巧
将大纱布塞入腹腔的每个象限，控制灾难性出血

5. 如果你已经控制了出血，并且患者的情况正在好转，不要急于采取进一步处理措施，而是要仔细考虑你的选择和策略。要做好偏离原始计划的准备。确保所有可能需要的帮助、设备、器械都已就绪。

6. 让助手准备好取下防护装置的吸引器。翻起中央区域纱布的边缘，按压所显露的区域。如果看到出血，尽量隔离出一小块区域，让助手用吸引器吸去积血来维持清晰的手术视野。不要下意识地去钳夹血管，因为你可能更希望修复它。很多情况下，只要用一根手指、一块纱布或小心地施加一把无损伤血管钳，就足以施加控制出血所需的压力。

7. 自体血液回输系统对处理大出血非常有用，其是一种使用特殊的吸引器将血液回抽、过滤并回输体内的机器。如果用到该设备，要小心操作，仅吸取干净的血液。那些与脓肿引流、粪便污染、胆汁泄漏相关的出血，不要使用上述设备。

8. 当控制好每个区域后，继续翻起纱布，直至能够取下它，然后从最不可能隐藏出血点的腹腔象限开始处理。当完成这一部位的操作后，处理下一个最不可能的象限。就这样一个接一个，如果进展顺利的话，检查并控制所有其他象限，仅剩最后一个象限。优先从最高点取出纱布，这样一旦出血的话，血液就会流到其他区域，你会惊喜地发现单位时间内出血明显减少。当你决定好最佳策略时再去处理它。

要点

- 在止住出血之后，不要马上结扎！
- 等待麻醉师恢复血压且患者整体情况得到好转后再做进一步处理。
- 是否已经移除所有积血？血凝块是理想的培养基。
- 是否清点了所有的纱布？
- 在控制出血的过程中，是否对其他组织结构造成了损伤或危害？
- 一旦出血得到控制，情况就不是那么危急了。

第五节　颅　内　出　血

1. 你可能没有机会轮转神经外科，但是要知道全科医生比神经外科医生遇到的头部损伤病例要多。头部损伤的很多危害均来自颅内出血。颞骨骨折伴随脑膜中血管撕裂后，会发生硬膜外出血；通往静脉窦的脑静脉撕裂后，会出现硬膜下出血，这以长期口服抗凝药的老年人受伤后更常见；脑实质内血管破裂出血常见于脑挫裂伤。一些患者会发生小动脉瘤，尤以威利斯（Willis）环（注：大脑动脉环）周围常见；动脉瘤破裂后可导致蛛网膜下腔出血。

2. 除了原发性脑损伤之外，患者的病情可能随着局部缺血和水肿等继发性损伤的出现而恶化。要知道，大脑耗氧量占全身 20%左右，而且局部缺血会导致脑水肿。因此，最基本的外科治疗措施是维持脑灌注和氧合。

要点

- 注意维持患者气道开放（airway）、有效通气（breathing）和有效循环（circulation）。
- 通过紧密贴合的面罩吸氧，氧流速至少保持 12～15L/min。
- 密切观察神经系统体征，可使用格拉斯哥（Glasgow）昏迷量表进行评估。

第 11 章　引流处理技术

液体或气体的异常积聚可能会产生有害影响，例如，挤占空间、施加压力、沿组织内部游走、促发感染或使已有的感染扩散以及促进有毒物质的吸收。

1. 对大多数引流是否有价值存在着很大争议。作为学员，要遵从上级资深医生的做法，并观察治疗效果，这样最终会形成你自己对引流价值的判断。

2. 通过采取某些措施，很多引流是可以避免的。如推迟可以消除肿胀的手术，仔细止血及闭合导管，以及抬高身体的某些部分以防液体积聚等。

3. 在某些情况下，引流管是作为"哨兵"置入的，目的是警示并发的出血或液体排放；但其往往是不可靠的。

4. 如果两个界面被液体或气体分开（如胸腔积气或新鲜创面渗血），那么引流可用来将两个界面重新汇聚或保持在一起。

5. 有时，可将产生液体的源头直接固定至体表进行引流；如果引流物被排到导管之中，可在体表造瘘。

要点
- 引流的价值是存有争议的。
- 支持者认为，通过引流可以排出有害液体、监控并发症，且几乎没有危害。
- 反对者认为，引流能够刺激甚至加重异常排放，并提供了一条向内的污染通道。

第一节　注意事项

1. 如果缺乏科学知识或丰富的经验，请使用正统的引流方法。

2. 作为学员，请遵从上级医生的做法；但要观察治疗效果，以便形成自己的观点。

3. 使用最柔软、刺激性最小的引流材料；确保引流物没有压在受损的、脆弱的或重要的结构上，没有压在缝线上。

4. 如果存在主伤口，最好将引流物通过单独的伤口引到表面，以免妨碍主伤口的愈合。

5. 尽可能向外和向下进行引流，以充分利于重力。如果无法做到这一点，则必须先将被引流物引至低洼处，然后再将其吸出；请确保引流装置的尖端处于液体积聚的最低点。

6. 尽可能使用密闭的引流系统，以避免向内污染的可能性。

第二节　引流装置类型

一、引流包或引流条

1. 引流包是将无菌纱布薄片（图 11.1）折叠放置于大范围产生排出物的创面上，例如脓腔或开口于体表的瘘管，这或可作为感染伤口的初始治疗措施。干燥的引流包可以最有效地吸收液体，但是有些外科医生更愿意将其用无菌等渗盐水或抗菌溶液润湿后使用。引

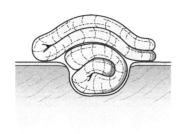

图 11.1　用无菌纱布包进行伤口引流
示意图

用无菌纱布包进行伤口引流时，要确保引流
包足够大以吸收预期的排放。用干燥的引流
包覆盖伤口，引流包应保持干燥

流包的不足之处在于需要经常更换。

2. 由于纤维蛋白丝的浸入，与创面组织接触的引流包会很快黏附到创面上。要避免这种情况，可以将纱布用无菌液体石蜡或乳化的吖啶黄素等防腐剂浸泡后再使用。但这样会破坏纱布对存在于创面上液体的吸收能力。另外一种选择是在放置引流包之前先放置一个不粘的薄纱网或有机硅替代物。

3. 可以在引流包表面覆盖棉垫，以便可以用纱布绷带、束带或弹力胶带进行加压包扎。加压可以减少渗出和水肿。由于棉垫需要保持干燥和有弹性以使压力均匀分布，因此要确保棉垫不会被浸湿，否则会形成硬饼。而且，完全浸湿的引流包形成了从外部到原始创面的湿润的微生物通道。

4. 当无法将排放源引到表面时，可将折叠的纱布或纱布卷向下放入排放源深处（图 11.2）。纱布卷可能会阻塞而非打开排放通道，其引流效果在纱布浸透之前是非常有效的。之后，其引流作用会逐渐失效。为避免引流物黏附到组织上，可在纱布卷之外套上一个两端开口的薄壁乳胶套（图 11.3），这就形成一个所谓的"烟卷"引流条。对于非常小的通道，有时会插入双绞线来引流。

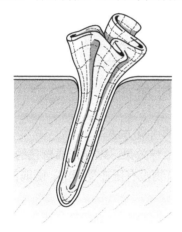

图 11.2　纱布引流条

这是一个折叠的纱布片或纱布卷，将其填充于通道之内以保
持畅通

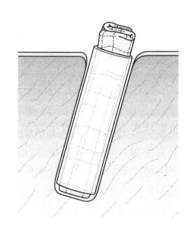

图 11.3　"烟卷"引流条

将薄壁橡胶管套在折叠的纱布或纱布卷，两端敞开

二、引流片

1. 在通道内插入乳胶或塑料材料的引流片也可以维持通道的开放（图 11.4）。引流片通常呈皱褶状，以增加其占用空间。也可以使用耶茨（Yeates）引流片（图 11.5），其由一排平行的塑料管制成。然而，两者都是被动引流，需要借助重力使液体流出到体表，并需要在表面放置纱布以及时将液体吸收。这两种引流装置都需要进行固定，以防止它们滑入伤口；固定的方法是将其缝在皮肤上，或者在体外突出的部分放一个安全别针。

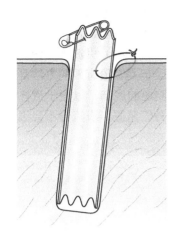

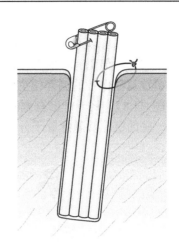

图 11.4 有皱褶的乳胶或塑料材料制成的引流片 图 11.5 由一组平行的塑料管制成的耶茨引流片
　　　可以原位缝合，并突出部分放置安全别针

2. 尽管采用引流片进行引流不是很有效，但它们在脓腔引流方面却很受欢迎。同时，引流片可以提供一个通道以备后续引流。

> 要点 ● 引流包、引流条和引流片都不是完美的引流方式，但它们适合于自发或继发于手术且形成了通道的简单而局限的感染。

三、引流管

1. 采用引流管进行引流的巨大优势在于可以将任何内容物导入一个容器（例如袋子或其他容器），形成一个封闭的系统，从而减少逆行感染的可能性。引流管通常都有侧孔和端孔（图 11.6）。

2. 引流管应向上插入以使液体能借助重力排出；否则液体可能会在引流管内淤滞不前。只有当引流物不黏稠、引流管管径足够大以使空气能够置换液体时，液体才会在引流管中流动。如果引流管太细，毛细管效应往往会阻碍液体流动。但是，液体也可通过推力经引流管排出，如腹水时腹腔内压力升高可将液体排出。可以用绷带压迫四肢将液体排入引流管；但在感染区域，挤压会将病原体驱排入血。

3. 通常，最有效的方法是施加吸力。引流管尖端应插至最有可能积聚液体的最低部位。可以将引流管连接到已经压扁的橡胶球上，随着球体复张，就会产生吸力。也可以将引流管连接到专用的带有真空泵的负压吸引瓶。瓶盖装有指示器，可在真空消失时发出信号。

4. 最常用的方法是直接通过电动真空泵施加吸力

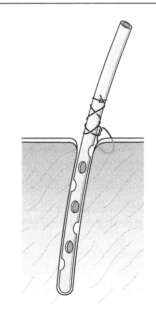

图 11.6 带有多个侧孔的硅胶或塑料材质的引流管

注意如何通过在引流管周围来回绑紧缝线，然后用穿过皮肤打一个松结。该引流管未被缝针贯穿，因此不会泄漏将引流液收集于一个容器中。但有时会将组织吸入引流管的孔中并将它们阻塞，从而使系统失效。这个问题可以通过自动化间歇性负压吸引来得到部分地解决，间歇期内可使压力升至大气压水平；但仍有可能会使组织困于孔中。雪莉（Shirley）引流管（图 11.7）可通过带有细菌过滤器保护的侧管使空气在抽吸过程中进入。但是，最有效的方法是使用槽式引流管（图 11.8）。将一个带有侧孔的较大的外管放在腔道的底部，以便于液体汇聚于其中。将细一些的引流管随意置于外管内吸出液体；因有外管阻隔，引流管不会因吸入组织而被阻塞。

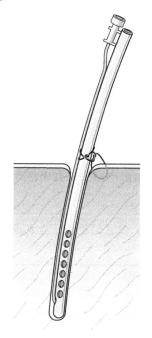 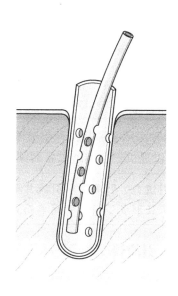

图 11.7　雪莉引流管示意图

雪莉引流管带有一个由细菌过滤器保护的侧管，当对主管进行抽吸时，可将无菌空气吸入引流管尖端，从而可防止组织被吸入主管侧孔而发生堵塞

图 11.8　槽式引流管示意图

较大的外管构成集水槽以积聚液体，另一个较小的吸引管任意放在外管的底部并连接到吸引器。由于组织被外管隔开，因此不会被吸入而发生阻塞

5. 随着影像技术的发展，通过外科手术创建引流通道进行引流的需求已大大降低，而代之以使用塞尔丁格技术进行经皮抽吸和引流（见第 5 章）。在某些情况下，可将带猪尾导管插至引流部位，以其卷曲的头端作为固定器；也可以使用福利球囊导管进行引流。

6. 可以通过引流对正常的液体进行监测。经典的例子是插入胆管中的 T 管，其不一定会排泄胆汁，但可用于监测其远端是否发生了堵塞（见图 4.12）。确认管腔通畅后，可以轻轻地撤出引流管。除非随后发生了远端阻塞，否则插入 T 管的孔道会自行闭合。

第三节　引 流 部 位

一、皮下

1. 在不同个体和身体不同的部位，皮下组织的厚度和血管分布各不相同。血液和反应液会聚集，尤其是皮肤在受到严重损坏在的情况下。可以使用引流条、有皱褶的引流片或带有许多侧孔的软性引流管（连接到柔和的吸水泵）来引流少量积聚的液体。为防止液体积聚，通过棉垫和纱布绷带来施加外部压力可能更为可取。

2. 例如，在乳房广泛切除术后，皮肤闭合后留下的巨大潜在空间可能积聚渗出的血液。一些患者会出现称之为"血清肿"的血清局限性积聚。避免这些并发症的最好方法是促使皮肤与其下方组织贴合以消除潜在的间隙。加压处理通常是无效的，并且会限制呼吸。一些外科医生会插入多个带有侧孔的细管，这些细管连接到抽吸泵或多种便携式抽吸设备上（如吸引球，其在恢复其球形状态过程中产生吸力）。

3. 有严重污染或感染的情况下不要关闭皮肤，不要寄希望于引流装置能充分清除所有的排出物。

二、筋膜下和肌肉内

如果包裹在坚实筋膜内的肌肉受到损伤时，不要相信任何引流装置；因为积聚的液体会导致压力增加，引起局部缺血并使厌氧菌的感染风险增加。

三、腹膜外

即使去除腹膜内感染源后，腹膜外组织感染的风险依然存在。许多外科医生会在关闭腹膜时另辟一个切口，通过此切口在腹膜外表面放置引流管。另一种方法是让皮肤伤口保持开放，然后进行延迟性一期闭合。

四、腹膜内

1. 腹腔引流一直存在巨大争议。20 世纪初的研究表明，引流管通常在 6 小时内就会发生堵塞。导致这种情况的可能原因是引流装置作为异物会刺激机体产生炎性渗出。这可能是由于以前的引流管是由橡胶制成的；而现在的引流管通常由硅橡胶制成，其对机体的刺激要较之前小很多。

2. 有时，如果腹膜腔内产生的液体量足够多，就会阻止界面聚拢、密封。这种情况见于腹水。此时，引流管会长时间持续引流出液体。

3. 尽管引流管通常能排出已经存在的液体，但最激烈的争论其实是关于其对后续产生液体的引流效果，以及其能否提示出血或吻合术的失败；吻合失败会导致液体渗入腹膜腔。在不同的情况下，批评意见和支持主张都可能是正确的。

> **要点**
> ● 如果有把握，可以使用腹腔内引流，比如开腹胆囊切除术。
> ● 但是，不要因为放置了引流就不注意手术的细节。

4. 如果已有其他征象提示发生了并发症，请不要依靠引流来判断有无出血或渗漏。

5. 柔软的乳胶引流管会促进纤维化和通道形成。如今，引流管更可能是由惰性的硅橡胶、聚氨酯或聚氯乙烯制成。

6. 如有可能，通过单独的小切口插入引流管。要注意避开腹壁中的主要神经和血管。抓住引流管一侧主切口的腹膜及后直肌鞘，将其向两侧拉开，保持通道平直。向上提起整个腹壁使内脏远离腹壁。用手术刀直接切开腹壁全层，小心切开视野内的腹膜。用直钳穿过切口，夹住引流管的外端，将其从引流切口中掏出。

7. 在某些情况下，允许通过主切口的一端放置引流管。如果这样做，请确保单独对引流管进行了缝合固定，而不要与切口的缝合混在一起。但是，如果可能会引流出感染性内容物，就一定要避免这样做，否则会污染主切口。

8. 要小心地将引流管的内端放在最容易发生液体积聚的部位，但要确保没有将尖锐的末端压在脆弱的结构上。

9. 最后，将引流物用缝线固定在皮肤上，留长末端。如果用引流片，则应在其上方放置一个大的安全别针来作为额外的安全预防措施，以防止其掉入腹腔。如果用的是引流管，则应使用缝线来回缠绕引流管数圈后缝合固定于皮肤上；注意保持引流管与皮肤间有一定的活动度，并且是将缝线缠绑在引流管上而不是刺穿它。引流管可以连接到密闭的收集袋上。

10. 除非引流量很大，否则应计划在 48 小时后拔除腹腔内的引流管。如果引流管位置很深，可以通过每天拔出少许来逐渐将其拔除。

五、胸膜腔

1. 尽管可以对诸如积液、脓液或血液之类的液体进行引流，但胸腔引流管的另一重要

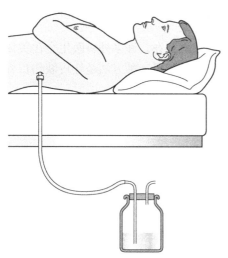

功能是去除积聚于胸膜腔内的空气；这些空气可能经由损坏的肺部或通过胸壁的破口进入。如果胸膜腔被空气占据，肺部将会被压缩、萎陷。

2. 要在肋骨的上缘置入胸部引流管，以免伤及走行于肋骨下缘凹槽中的神经血管束（图 11.9）。

3. 如果有胸部 X 线片，请检查确定每侧膈肌的水平、肺部是否萎陷、胸膜腔内是否有积液。依据 X 线片、叩诊及听诊所见，确定引流管的插入位置。最安全的位置是腋前线第五或第六肋间，腋后线第七或第八肋间，或胸骨边缘旁开 3～5 cm 的第二肋间。

4. 可以在胸部手术结束时于全身麻醉状态下插入引流管；此时，操作可以在直视下进行。也可以在严格无菌条件下于病房内施行引流管插入操作；此时，通常采用局部逐层浸润麻醉。

5. 在所选肋骨上方做一个与之平行的 1～2cm 的切口，并逐渐加深至胸膜。打开胸膜，插入一根手指，沿切口进行 360°的探查，确保没有肺

图 11.9　水封瓶胸腔闭式引流

在引流管穿出胸壁处用缝线环绕但不刺穿，然后固定于皮肤之上。将引流管连接到穿过瓶塞垂直放置的塑料管，塑料管的尖端位于瓶底部无菌水面之下。短而成角的排气管允许空气从瓶中逸出，但也可以连接到吸引装置上

组织附着。

6. 夹闭引流管，轻柔插入胸腔（如果有套管，请将其拔除）。引流管多有侧孔，请确保所有这些侧孔都处于胸膜腔内。

7. 将引流管的外端连接于水封瓶装置中位于水面下方的无菌管。打开引流管上的夹子，将引流管连接到垂直的塑料管上；该塑料管穿过瓶塞，下端几乎到达瓶底；瓶中装有无菌水，水面超过塑料管的下端。瓶塞上还有另一个开放的、成直角的排气管，排气管呈直角是为了防止物体掉入其中。如有必要，可以将该排气管连接到真空泵上。

8. 将瓶子放在地板上；瓶子应该有支撑及保护。

9. 在引流管的两侧，经过皮肤穿入牢固而深的缝线，但不要用针刺穿引流管。先打一个松结，使线结两端的缝线留得长一些；然后用"英式系带"法将缝线前后缠绕在引流管上，以防止其被拉出；注意是将缝线缠绕引流管，一定不要缝穿引流管。另一根缝线不打结并留长，用于引流管拔出后闭合切口。

10. 安排一个 X 线检查。

11. 在存在气胸的情况下，由于患者呼气时胸膜腔内压力会高于大气压，胸腔内气体将被迫沿垂直管向下流动，并通过封闭垂直管的水面排出。当患者吸气时，一小股水会短暂地吸入垂直管中。在整个呼吸过程中，你会看到垂直管中的水位会上下波动；这表明引流通畅，且运行正常。

12. 如果有液体从胸部排出，则可能会淤滞于相关的管路中，从而抑制垂直管中液位的波动。出现这种情况时，先用两把钳子将引流管从胸部穿出处夹闭，然后断开引流管与水封瓶之间的连接，提起引流管使其内的液体流进瓶子，最后重新连接引流管与水封瓶。放开夹闭引流管的钳子，检查水封瓶垂直管内液柱波动是否恢复正常。

13. 标记瓶子中的初始水位；通过比较初始水位和目前水位，可以估算出从胸部排出的液体量。如果瓶子中迅速充满血液，说明存在持续性活动性出血，应请求上级医生协助指导。

14. 如果空气迅速地进入到胸膜腔，则瓶中的气泡会持续不断，这种情况下肺无法复张。检查胸腔引流管周围是否存在漏气，如果必要应及时进行处理。如果没有漏气，可将水封瓶的出气管连接到真空泵组，使瓶中的压力保持在略低于大气压的水平。这虽然会导致水中气泡增加，但是最终会使肺复张并封闭壁层胸膜。此时瓶中将不会再看到有气泡冒出；施加吸力时，也不会看到入气管中的液柱波动。

15. 如果准备拔除引流管，请先将其夹紧。剪下缠绕在胸腔引流管的缝线，与此同时收紧原来预置未打结的缝线以闭合胸壁切口。在轻柔拔除引流管的过程中，给予低水平的吸力非常有帮助，因为这有助于除去最后的积液。最后系紧缝线并包扎。

第四节　脓肿及囊肿

脓肿和囊肿非常适合于引流（见第 12 章）。抽空囊肿或脓肿的内容物后，引流量可能会很小，但持续引流有助于内腔缩小并最终使内腔部分或完全闭合。根据脓肿或囊肿的位置和大小，可以使用开放式或封闭式引流装置。

第五节　外　　瘘

1. 外瘘开放于体表。有些排放量很少，不需要引流；其他一些则需要切除，或者保持开放并通过使用引流包防止皮肤切口提前闭合。

2. 一些瘘管，尤其是那些可排放消化液的胃肠道瘘管，可能会产生大量的引流物，这些引流物通常对皮肤有刺激性或腐蚀性。排出物通常被收集于造口袋中。在造口袋的接口上切一个准确的孔，使其可以紧密贴合于瘘口周围。清洁瘘口周围的皮肤并待干，然后将造口袋的接口小心地对合到瘘口上。造口袋环上可能带有挂钩，可以将造口袋通过挂钩挂到一个环形的皮带上。可以根据需要随时将造口袋摘下，而不用解下皮带。在某些情况下，可能会需要不时地排空袋子；此时无需取下造口袋，仅通过打开底部的开口或卸下并更换喷嘴上的夹子即可排空袋子。

3. 在瘘口表面安装吸引盒的办法不太成功。本意是通过盒子施加吸力以促进闭合，但实际效果比理论上的想象要差得多。

4. 有时可以将弗利导管穿过瘘管，轻轻地向导管球囊充气以密封通道，同时还可以通过导管将排出物引流到袋中。

第六节 负压伤口的愈合

1. 现已开发出多种装置对开放性伤口施加吸力。据称它们可以清除排出的液体和碎屑，并促进上皮形成。

2. 装置的工作原理是用塑料泡沫将伤口缺损完全填充而不留空隙，然后将一根与真空泵相连的引流管埋入其中。也可以将包埋有引流管的纱布置于创面，在其上被覆一塑料片，然后围绕塑料片边缘用黏合剂将其密封在皮肤上（图 11.10）。

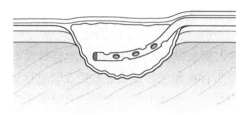

图 11.10 持续负压引流装置

伤口中填充了可将其完全占据的塑料泡沫。将引流管埋入泡沫区域内，用黏合剂把塑料薄膜和创口表面及皮肤密封在一起。将引流管连接到抽吸泵上

3. 抽吸泵可提供约 100 至 130 mmHg 的压力。

4. 伤口渗出液会被清除，并可能同时去除细菌和松弛的腐烂物。其他可能的机制包括：减轻水肿，增加血流量，促进吞噬细胞和成纤维细胞生成，及增加生长因子。这种方法已用于治疗多种疾病，包括糖尿病足[1]。尽管缺乏足够的循证医学证据，但仍有学者认为可以改善愈合。

参 考 文 献

1. Armstrong D G, Lavery L A. Negative pressure wound therapy after partial diabetic foot amputation: A multicentre, randomized controlled trial[J]. Lancet, 2005, 366(9498): 1704-1710.

第12章 感染处理技术

从严格意义上讲，"感染"是指疾病通过空气传播，而"污染"和"传染"表示疾病通过直接接触传播。"脓毒症"通常指病原菌或其毒素侵入血流或组织所引起的全身炎症反应综合征。

第一节 原 则

1. 微生物引起感染的能力一方面取决于微生物的毒力和数量，另一方面取决于组织的健康、活力和营养状况。人们已逐渐认识到，局部组织缺氧会导致吞噬细胞的减少和失活[1]。最近发现的另一个影响因素是微生物群落黏附和形成聚合基质生物膜的能力，其可削弱各种抗菌措施的效果，这在老年人和免疫功能障碍患者中尤为显著。

2. 虽然我们总是希望对未发生感染和清洁的患者进行手术，但实际上许多患者恰恰是因为感染而特别需要手术。

3. 作为医生，重要的是利用专业知识来改善患者的一般情况，如水电解质平衡、营养状况，使其在术前达到最佳状态；要考虑到并设法减轻高龄和肥胖的影响；以及治疗包括器官衰竭、免疫力低下、糖尿病和吸毒成瘾等并存疾病。如果手术选择不当或患者准备不充分，再完美的手术也是徒劳无益的。

4. 伤口分类通常是为了帮助预测随后发生感染的风险：

（1）清洁伤口：通常见于择期、非外创性的、技术上完美的、一期闭合的伤口。

（2）清洁污染伤口：包括有少量泄漏的急诊伤口，如未穿孔的阑尾切除术。

（3）污染伤口：包括非化脓性炎症伤口，有肠液、胆汁、尿液或其他溢出的切口，以及存在操作失误、4 小时以内的穿透性创伤及慢性开放性伤口。

（4）感染伤口：是指有脓液形成，肠道、胆管或尿路的严重穿孔，以及超过 4 小时的穿透性创伤形成的伤口。

第二节 感 染

一、蜂窝织炎

蜂窝织炎是一种皮肤和皮下组织的弥漫性、扩散性细菌感染。可由多种微生物引起，最常见的致病菌是链球菌和葡萄球菌。

1. 化脓性链球菌的剧毒菌株通过引起纤维蛋白溶解而传播，可经过淋巴管直接进入血流。

2. 真皮内蜂窝组织炎，即丹毒，在中世纪被称为"圣安东尼之火"（St Anthony's fire），以被祈求可治疗罹患者的圣人名字命名。

二、坏死性筋膜炎

筋膜的感染。由于感染部位较深，扩散到浅层皮下组织及皮肤需要一定时间，因此在发病初期常不易发现。由于其上覆组织常会发生坏死，因此被称为坏死性筋膜炎。

1. 可以由多种微生物引起，有时可以是多种微生物的混合感染；但通常包含一种链球菌，有时还会有梭状芽孢杆菌。

2. 除了使用抗生素外，还需要广泛的组织清创以控制感染的蔓延。

3. 富尼耶坏疽（Fournier's gangrene）是一种局限于阴囊和会阴部的坏死性筋膜炎。

三、化脓性肌炎

骨骼肌内的细菌感染称为化脓性肌炎，这是一种原发性肌肉感染。

1. 因为发病部位深在，所以其表现可以非常隐匿。

2. 肌肉筋膜内肿胀可表现为筋膜室综合征。

3. 需要进行感染肌肉的清创和相关脓肿的引流。

四、伪膜性结肠炎

系由过度使用抗生素改变了肠道内菌群所致。

1. 艰难梭菌（一种革兰氏阳性厌氧杆菌）的外毒素会引起肠道炎症和黏膜细胞坏死，从而导致严重腹泻。多由于长期使用广谱抗生素引起肠道菌群改变所致。

2. 长期使用抗生素的患者出现腹泻时，应注意是否存在本病。

3. 应送检粪便样本检查艰难梭菌毒素。

4. 应停用广谱抗生素，并寻求微生物专家对于艰难梭菌敏感抗生素治疗的建议。通常选择口服甲硝唑或万古霉素。

五、脓肿

脓肿是一个充满坏死物质和液化产物的密闭空腔，其内主要是由死亡的吞噬细胞形成的脓液。

1. 如果脓肿在器官的浅表部位形成，它可能会自发破溃到体表、腹腔或空腔脏器（如肠道）。初期的表现是组织肿胀变红、发热、触痛（经典的拉丁语描述为"肿，红，热，痛"）。随着压力升高引起组织缺血，出现中央变白，然后坏死变黑。在体表者可触及明显压痛及表面波动感。

2. 疖是一种毛囊感染，通常由金黄色葡萄球菌引起，可发展为小脓肿。通常可自行破溃或消退（盲疖）。

第三节　脓　毒　症

1. 脓毒症的定义似乎各不相同。然而，很大程度上，它是一种身体某处有感染症状的疾病。如果感染是在血液中，即是败血症。严重的脓毒症是指因为感染而导致的器官功能障碍，如缺氧、少尿或乳酸酸中毒。脓毒性休克发生时，由于感染，即使给予液体复苏血压也仍处于较低水平。

2. 《脓毒症第六版》是一个多中心国际指南，旨在减少脓毒症的负面结果。在处理脓毒症患者时，应该做以下几点：

● 吸氧。

- 在使用抗生素之前行细菌培养。
- 尽早使用广谱抗生素。
- 尽早进行液体复苏。
- 测量乳酸水平及其他血液指标（如白细胞计数、C 反应蛋白、血小板计数、凝血、肾功能和肝功能）。
- 监测尿量。

此外，还应考虑到以下几点：

- 尽早获得影像资料以确定脓毒症的来源。
- 如果能够找到，及时正确处理感染来源。
- 如果对液体复苏无反应或效果欠佳，可给予缩血管药以维持血压。
- 如果存在乳酸升高，应在 6 小时内复查。
- 应尽早将患者转移至重症监护病房。

3. 严重脓毒症和脓毒症休克的患者极有可能死亡，因此在病情超出你的掌控能力时，应尽早寻求帮助。

第四节　病　毒　传　播

1. 最需要关注的病毒有人类免疫缺陷病毒（HIV）、乙型肝炎病毒（HBV）和丙型肝炎病毒（HCV）。

2. 医务人员应注意避免接触到血液或血液制品及其他人体分泌物。应确保自己及团队成员不发生皮肤破损。要避免针刺伤及其他锋利器械所造成的伤害。永远不要直接用手传递锐器，要用托盘传递它们；不用的时候，即时将锐器置于托盘内。

3. 男同性恋者、静脉注射吸毒者和 1985 年以前治疗的血友病患者属于高危人群，需采取全面的防控措施。不要因为患者不属于高危人群，就认为其不会感染以上病毒而放送警惕。

第五节　通用预防措施

除了标准预防措施之外，国际上还制定了通用预防措施准则，以应对 20 世纪 80 年代以来获得性免疫缺陷综合征（艾滋病）的暴发流行。

1. 引用这一标题的前提是基于对预防措施已经有了充分理解。准则内容都经过了反复斟酌，这里的"通用"表示"无一例外"。

2. 必须假定你所接触的任何患者的体液中都携带有病原体，这些体液包括但不限于血液、精液、阴道分泌物，以及腹腔、胸腔、心包腔、滑膜腔和羊膜腔内的液体。

3. 每次医疗操作前后都应洗手，或使用免洗手消液。

4. 当有可能接触到潜在致病性体液时，应戴上防护手套。

5. 如存在体液飞溅到身上的危险时，应穿戴防护服、面屏及护目镜。

6. 安全处理包括针头在内的所有受污染的锐器。

7. 安全处置受污染的防护设备。

| 要点 | ● 即使在紧急情况下，也不要忽视通用预防措施。 |

第六节　创　　伤

创伤组织往往受到污染，从而失去活力，这意味着可能会发展成脓毒症。需对失活组织进行清创。

1. 术前仔细检查及评估患者的软组织、皮肤、骨骼和关节、血管和神经损伤，以及是否存在异物。这样做可以使你提前制定出诊疗策略，并充分做好设备和后援准备。

2. 任何外科手术都是创伤性的，操作切忌粗暴。由于污染，受损组织对感染的易感性增高。

3. 在适当的麻醉诱导下，逐层逐次打开和探查伤口。轻轻去除所有坏死的组织，确保所有剩余的组织都是干净和有活性的。有活性的肌肉在切开时应该出血，在受到挤压或刺激时应该收缩。坏死的肌肉则苍白而均匀，易碎，挤压时不收缩。寻找并清除所有坏死组织。

4. 使用无菌生理盐水冲洗异物碎片。

5. 在受损、死亡或缺血组织中，带入或未能彻底清除厌氧菌是极其危险的；厌氧菌只需要很少或根本不需要氧气就可以繁殖。

6. 战伤和交通事故造成的创伤存在严重的感染风险。穿透性损伤可以使有机微体被带入体内更深的部位。高速飞弹，特别是高速步枪发射的子弹和爆炸时散落的弹片尤其危险，因为它们可以携带衣服和其他外界材料进入体内。如果子弹的动能迅速消散在组织中，它的作用就像爆炸一样破坏细胞。厌氧微生物会在由此产生的失活组织中大量繁殖。因此，必须清除所有坏死组织和异物，并将保留下来的健康组织暴露于空气之中。

7. 清创术（原意是剪掉束缚人的带子，后来被扩展为切除坏死的组织）对防止感染的蔓延至关重要。组织可能因感染、缺血或两者兼之而发生坏死。外科清创术采用手术刀或锋利的剪刀来切除需要清除的组织，直到显露出健康出血的组织。清创也可以通过在伤口上使用实验室中繁育的幼虫来实现。

8. 附着在慢性开放性伤口上的坏死细胞层和坏痂也需要清除。可以用手术刀或一些水胶体敷料来清除掉腐肉；水胶体敷料可吸收伤口渗出物形成凝胶，软化坏死组织，使其更容易被去除。

> **要点**
> - 全身使用的抗生素到达不了坏死或缺血的组织中。
> - 如果不能确定伤口是否是近期的、健康的、无异物、无张力的，就不要缝合伤口。
> - 如果有疑问，采用延迟一期缝合（见第6章）。

第七节　术　前　准　备

1. 我们的皮肤、鼻子、口腔和肠道中都有微生物，可能会因为与他人或与受感染的物品接触而感染，特别是存在暴露伤口或损伤以及抵抗力减弱时更易发生。

2. 外科医生所做的许多手术都是为了治疗现有的感染。接受手术的患者通常都存在可以携带到手术部位的微生物。许多微生物在某个部位如肠道是无害的，但在其他部位则是有害的。

3. 医院是院内感染的储备库，院内感染通常由对抗生素耐药的微生物引起。虽然这些微生物可能隐藏在器械、敷料和床上用品中，但许多研究表明，大多数感染是通过个人接触传播的。这种接触可能发生于患者之间，或者通过护士和医生进行传播，特别是如果在相互接触时没有进行有效的手卫生。

4. 必要时可给予术前或预防性抗生素治疗，特别是对高风险患者，包括人工心脏瓣膜等器械植入的手术患者。

第八节　手　术　常　规

1. 刷手之前，操作人员需检查自身有无手的割伤、擦伤和溃疡。一旦发现应当使用防水黏合性敷料进行保护。

2. 手术过程中存在感染暴露风险时，应穿戴长手术服、防水隔离服、护目镜和双层手套。手套发生破损时应及时更换。许多外科医生经常戴双层手套。

3. 所有锋利器械均应放置在不同托盘中。避免直接用手传递。

4. 离断血管时注意结扎，避免血液喷溅。

5. 为了减少手术过程中经由医生手套传播感染的风险，阿巴斯诺特·莱恩爵士（Arbuthnot Lane，1869—1943）成功地推广了"无接触"技术。这一技术要求所有的操作均通过器械进行，并通过精简操作步骤对这一技术进行改进。

6. 如果发生针刺伤，应尽可能挤出伤处血液，尽快洗手并更换新手套。事后要及时向相关管理部门报告。

7. 每次手术结束时，医护人员应常规检查是否在手术中发生了没有注意到的手部损伤。

> 要点
> - "通用预防措施"是指将安全常规作为本能行为的一部分。
> - 在紧急情况下尤应如此。
> - 不要抱有任何侥幸心理，想着"这次是安全的"。

第九节　手　　术

1. 在过去，手术前要仔细地刮去毛发，清洗和消毒皮肤。现在则避免用刀片刮除毛发，因为这样做可能会对皮肤造成损伤。如果有必要，可使用一次性剪发器将毛发剪短。

2. 预防性使用抗生素是许多手术的常规程序。不同的医院可以有不同的治疗方案。

3. 在切开皮肤之前，用抗菌溶液消毒皮肤，如含 2%碘的 50%乙醇溶液或含 0.5%氯己定的 70%乙醇溶液。用无菌巾（通常是专用一次性手术单）覆盖以隔离手术部位。可以使用大的孔巾或使用几块方巾并用巾钳固定；也可选择无菌透明贴膜保护切口。当皮肤污染较重时，还可使用含碘抗菌手术贴膜。

4. 你可能会对已经存在感染的部位进行手术，也可能对一个存在条件致病微生物的部位施行手术。这些条件致病微生物在其定植部位是无害的，但如果扩散到其他部位就会对机体产生危害。在这两种情况下，应采取一切可能的预防措施来避免微生物的传播。将手术区域外的组织保护好。尽快移除或隔离被污染的敷料。将所有在污染部位使用过的器械放在一个特定的容器中，待污染部位操作完成后立即丢弃。如果术中必须处理污染或潜在污染的物品或组织，在完成相关操作后，应丢弃污染手套，更换新的无菌手套。同时，更换新的手术单。

5. 如果遇到感染，请务必取样或用拭子采取标本进行培养和抗生素敏感性试验。

6. 在手术结束时，整个手术区域应该是清洁并且有活力的。

7. 伤口是否应该闭合？

8. 可先将伤口轻轻包裹起来，直到伤口干净、健康、无分泌物时再缝合；如有必要，可以进行植皮。

9. 在处理已经缝合的伤口，或者闭合性伤口时，要仔细观察有无肿胀和组织张力。这在肢体上尤为重要。如有必要，可进行清创。可以纵向切开皮肤和深层组织以减轻张力。覆盖无菌敷料并定期更换，直到伤口适合闭合或能接受移植为止。

10. 间皮腔可能会遭到污染，例如因手术、创伤或疾病而发生大肠破损时，肠腔内释放的微生物会污染腹膜腔。这时需要在腹壁上造一个人工的结肠开口——结肠造口术。用温热的无菌生理盐水彻底清除腹腔内的结肠内容物。如果没有污染，腹膜通常能够很好地抵抗感染。然而，伤口的浅表部分更容易受到污染影响，应该对伤口浅层进行引流或保持开放。

11. 科克、霍尔斯特德、库欣（Kocher，Halsted，Cushing）所提倡的轻柔操作、严密止血和精准对合三要素中没有特别包括氧合情况。在临床上，缺血可以容易识别，但组织缺氧常不易被发现。

12. 剖腹手术后需要腹腔敞开时，可以采用以下方法覆盖伤口。用湿润的生理盐水纱布轻柔地覆盖肠管，然后再用一张大的无菌透明贴膜覆盖其上。另一种选择是使用博戈塔（Bogota）袋。使用前弃去袋中的无菌灌洗液，将袋子剖开做成一个大的厚塑料膜，然后把袋子的内侧（有光泽的一面）对着肠管进行覆盖，并使用不可吸收缝线进行间断缝合，将其暂时固定在开放的腹壁伤口上。如果有伤口负压系统，可以使用其随附的海绵和透明贴膜，或者在两片无菌透明贴膜之间夹一个大纱布垫（胶粘面对纱垫的两面）。用手术刀在膜上戳些小口（注意操作时远离患者），使液体可通过戳口排出。将做好的贴膜放在腹部内容物上方，边缘塞到腹壁的边缘下。另取一个大的纱垫放在贴膜上方，然后将负压吸引装置放在纱垫上，最后再用一张无菌贴膜覆盖密封周围的腹壁。任何负压系统都需要良好的密封才能工作。

第十节　出　　血

淤滞的血液为微生物提供了理想的培养基。术后出血过多会增加伤口感染的发生率。尽一切努力使手术野完全干燥，清除所有溢出的血液，并防止手术结束后继续或再次出血。

第十一节　手术部位感染

手术部位感染的发生与细菌因素、手术技术和患者状态有关。

1. 细菌因素包括：金黄色葡萄球菌和大肠杆菌通常参与其中，但其他微生物（包括真菌）也可能是致病因素。细菌可能在某一部位是无害的（例如肠道内），但在其他部位则是致病的。

2. 手术因素包括伤口是否清洁，手术技术是否完美，手术时间长短，是否有组织坏死，及是否有异物或假体。

3. 患者的年龄、免疫状况和营养状况会影响抵抗力；存在肥胖、糖尿病、恶性肿瘤、并存疾病以及吸烟等情况下，机体的抵抗力会降低。

4. 手术部位感染的总体发病率为 11.8%，是中低收入国家最常见的医院获得性感染。

5. 手术部位感染的发生率取决于伤口类型、手术类别、引流方式、手术医生和美国麻醉师协会（American Society for Anesthesiologists，ASA）分级：Ⅰ级，健康；Ⅱ级，轻度全身性疾病；Ⅲ级，严重全身性疾病；Ⅳ级，合并严重疾病，经常面临生命威胁；Ⅴ级，垂死患者，存活不超过 24 小时。为了可以对结局进行比较，卫生保健署手术部位感染监察服务处（Health Protection Agency Surgical Site Infection Surveillance Service，SWISS）根据手术类型强制性收集监测的结果并发布比对结果[2]。

第十二节　感染的治疗

一、蜂窝织炎

1. 及早、适当的抗生素治疗通常是治疗许多蜂窝织炎最重要的措施。

2. 有时可能无法获得用于培养的标本，但是如果有相邻的伤口，可以用拭子擦拭。立即将拭子交付给微生物学家进行检验，同时接受关于最有可能有效抗生素的建议。

二、坏死性筋膜炎

急需手术治疗。必须切除所有坏死组织，只留下健康组织。

三、脓肿

1. 外科医生的传统任务之一是"排出脓液"。影像学方法的使用已使许多手术不用再做。做一个简单的超声检查可以观察到脓肿形成，使得在局部注射麻醉剂后直接插入引流管。小的脓肿可以通过注射器、带导管穿刺针或使用塞尔丁格技术进行引流（见第 5 章）。大的脓肿往往需要做小的切开来保证脓液充分排出（见第 11 章）。

2. 确保脓肿不再进展，否则单纯地引流是不够的。

3. 局部麻醉在炎症情况下效果较差；但是许多局部病变无需进行全身麻醉。如果拟用局麻，首先在邻近未发炎的皮肤上打一个皮丘，然后缓慢地向前进针、轻柔地进行注射，直至到达脓肿的顶部。操作粗暴或注射压力过大会提高组织张力，从而引起疼痛。局麻后如果没有等待足够长的时间使麻醉药生效，那么反而会浪费手术时间，并给患者造成伤害。在此情况下，严禁将肾上腺素与局麻药直接混合在一起使用，因其会引起组织大面积坏死。在手指感染的情况下，如果局麻后在指根部形成了张力环，则必须尽力解除其张力；否则，可能会导致整根手指的坏死。仅允许在疏松组织内注射麻药，因为此时液体的体积不会产生任何收缩效应。

> **要点**
> - 许多脓肿可以用针头和连接三通的注射器进行引流。
> - 深脓肿最好在影像引导下置入引流管进行引流。

4. 在脓肿最柔软处或肿胀最明显处切开脓肿。取拭子培养并行抗生素敏感性检测。清除内容物，取标本进行培养。如果对病因有疑问，可以切除一部分边缘组织进行组织学检查。

5. 清空脓腔时避免挤压，因为挤压会使微生物入血；可以应用刮匙或用注射器冲洗。鼻子和上唇周围的面部感染病灶尤其不提倡挤压，因为微生物会经由面前静脉流入海绵窦，并可能引起脓毒症血栓形成。

6. 除非是明显较小的局部脓肿，否则应该用手指或器械探查其内部的腔隙或窦道。"立领脓肿"极其有名，其病变淋巴结可发生坏死和液化，形成的脓液穿过深筋膜的孔隙而形成皮下脓肿。颈部淋巴结核是"立领脓肿"的常见原因，腮腺囊肿感染也可以造成"立领脓肿"。

7. 肛门附近的脓肿可由感染的肛门腺发展而来，多位于肛门边缘。坐骨直肠脓肿位置通常较高，距肛门更远、更靠外侧。可以用手指探查并打开其中的小腔，体会其向上的延伸，但不要尝试去探寻内口。通常的做法是对脓肿进行引流，防止外口闭合，等待肉芽自伤口底部填满。皮肤过早愈合，可能会导致脓肿复发。

8. 腹腔内脓肿通常由局部疾病所致，多由于周围组织粘连限制了扩散而成。首先需要解决的是原发病。典型的疾病是阑尾脓肿。当阑尾发炎时，周围的组织通常会粘连并形成阑尾肿块，如果阑尾穿孔破裂，就会进入一个局限的腔。在接近肿块时，操作需要非常小心轻柔，以免将其中的内容物释放到周围腹腔中，或损伤作为脓肿壁一部分的其他发炎脆弱的脏器。除非阑尾在腔内很容易被发现，并且能在不影响其他结构的情况下被切除，否则应仅行脓肿引流。

9. 腹部的其他一些脓肿可能存在原发疾病，单纯引流可能无法解决。内脏的渗漏可能会持续，形成的通道最终开口于体表（瘘管）（见第 4 章）。

10. 脓肿排空后，需要保持引流。有时医生会在小脓肿中放置纱条或纱布卷，但其效果往往更像一个塞子。引流应使伤口得以保持开放，直到脓腔完全排空；在某些情况下，可以持续至脓腔缩小并充满肉芽组织为止。因此，最好使用由单针固定的乳胶引流条。如果脓腔较深，应在引流管外露部分放置安全别针，防止其脱落入脓腔（见第 11 章）。

11. 如果可能，尽量使引流口处于下垂位，以使能通过重力对脓腔进行引流。但这对乳房脓肿来说可能比较困难。临床上很少从乳房的下方进行二次切口来引流高位深在的脓肿。

12. 如果脓肿复发或找不到明显的原发病灶，可在超声引导下经皮放置猪尾导管进行引流。虽然可能会由放射科医生来做此操作，但责任医生应该负责确保将标本送到实验室进行适当的显微镜检查和培养。

参 考 文 献

1. Allen D B, Maguire J J, Mahdavian M, et al. Wound hypoxia and acidosis limit neutrophil bacterial killing mechanisms[J]. Arch Surg, 1997, 132: 991-996.

2. Health Protection Agency. Surgical Site Infection Surveillance Service(SSISS). https: //www. gov. uk/guidance/surgical-site-infection-surveillance-service-ssiss. Accessed 07. 12. 17.

拓 展 阅 读

Dellinger R P, Levy M M, Carlet J M, et al. Surviving Sepsis Campaign: International guidelines for management of severe sepsis and septic shock: 2008[J]. Intensive Care Med, 2008, 34(1): 17-60.

World Health Organization(WHO). Global guidelines for the prevention of surgical site infection[M]. Geneva, Switzerland: WHO; 2016.

第 13 章 微创手术技术

微创手术是指不需扩大手术显露范围即可到达目标区域组织的体内操作。患者常称之为"锁眼"手术，尽管毫无疑问这些"锁眼"大小各异。传统上，"伤口从边缘而不是从末端愈合"的格言鼓励外科医生采用大切口进行手术，大切口使探查更仔细，入路更充分。但随着成像方法的改进和技术的进步，对增大显露范围的需要已大大减少；而这常是通过对原本毫无希望的创新成果进行逐步改进才实现的。

> **要点**
> - 在一个领域中开发的新方法和新技术，可以被掌握并运用于其他领域——即技术是可以转移的！
> - 为使患者得到最大获益，医生需要充分依据目前的进展来做出决策，并时刻准备着习得新技能。

第一节 范 例

1. 微创手术就是把传统的开放手术通过尽可能最小的切口（以"mini"为前缀）来进行，例如剖腹术、胆囊切除术和阑尾切除术。为达到这一目的，需将传统手术器械改制为长柄器械来使用。

2. 放射学、磁共振、超声等成像方法使得利用针和套管进行干预成为可能。这些方法中的许多技术都源于塞尔丁格技术（见第 5 章）的发展；利用这一技术可以进入血管、导管以及生理的、病理的及人为创建的空间。在神经外科手术中，可以将精心设计的靶向器械穿过钻孔，从而可以在特殊组织或肿瘤中获取活检标本，或通过超声、电外科等方式来破坏它。可以在颅骨上装一个支架来保证术中器械的稳定性，但目前这已经在很大程度上被计算机导航技术取代了。

3. 通常认为，内窥镜是由安装在刚性或柔性引导器械中的光学纤维发展而来；通过裸眼或借助成像技术，可经由自然腔道进行多种操作。内镜逆行胰胆管造影术实现了可视化，从而为诊断和治疗提供支持。

4. "微创手术"通常指主要由外科医生实行的手术，而不是放射科医生和内镜医生（尽管现在许多外科医生同时会做放射检查和内镜检查）所进行的操作。微创技术主要取决于照明、可视化技术及器械工具的同步发展；但更重要的是开拓者们掌握新的复杂技能的强烈意愿，而这些技能通常需要将自然状态下的动作进行反转。向前迈出的重要一步是认识到以前在裸眼下置入的工具可以通过另外的孔道置入，同时可以达到更好的深度感知。尽管这项技术有以下缺陷，但它还是成功了。这些缺陷包括：在屏幕上进行二维观看时，会丧失双眼的三维视觉；对传导至组织的力和扭矩的感知降低，导致触觉丧失；以及逆转了一些在自然状态下的操作方式。无论腔隙存在于何处，即使这一腔隙仅是潜在的，也可用二氧化碳、盐水或先用气囊将其扩张；可以通过不同入口置入灯与光学视管的组合体及相关手术器械，来实行日益增多的各种手术操作。一些中心通过抬高腹壁而不是向内充气来在腹腔内创造操作空间。

5. 机器人手术进一步证明了一旦某项技术是确定可行的，进行少量逐步改进之后，便有可能被推广。机器人手术具有以下优点：术者进行手术操作时感觉更自然；消除了手部震颤；术中可以使用双目视觉，并保留了触觉。随着制造商对市场的竞争，设备成本迅速下降；而随着竞争开发新型可用技术的可能性增高，用户需求也随之增加。因此这项技术必定会继续发展并被广泛应用。

第二节　腹　腔　镜

一、入路

这并不是一个新的概念。多年以来，腹部外科医生通常通过一个小切口置入刚性乙状结肠镜，并用手动泵给腹部充气。通过裸眼可以看到有限的区域，并取出活检标本。德国医生卡尔克（Kalk）是第一位采用分别入路，在直视下进行肝脏穿刺活检的医生。德国基尔的妇科医生库尔特·泽姆（Kurt Semm）被称为现代腹腔镜手术之父。腹腔镜手术通常是在全身麻醉下进行的。

1. 获取知情同意，内容包括在手术过程中随时可能转为开放式手术。

2. 确保患者已排空膀胱，必要时可以置入尿管。

3. 胃膨胀时可以置入鼻胃管。

4. 轻触放松的腹部来确认是否有肿块，并确认骶岬的位置。叩诊腹部来确认肝脏浊音界的下缘。

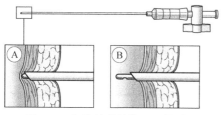

图 13.1　气腹针的结构及工作原理

Ⓐ 气腹针即将穿破腹壁的最内层；Ⓑ 针一进入腹腔，带有弹簧的圆形末端填充器就会弹出，推开任何可能被锋利的针头刺穿的结构，并露出进气口

目前已经开发出两种可以安全穿透腹壁而不损伤腹腔内脏器或者大血管的方法。

二、封闭式气腹

封闭式气腹法曾经很流行。

1. 在脐下做一个小的纵行切口但不穿透腹膜。提起腹壁并轻轻插入气腹针（图 13.1）。当针尖穿破腹膜时，一个弹簧驱动的圆形末端填充器会弹出，推开下面所有的结构。

> **要点** ● 当气腹针内的填充器弹出时，会听到并感觉到咔哒声。

2. 检查穿破腹膜后是否安全：打开气腹针尾端上的盖帽并在鲁尔接头上滴一滴无菌生理盐水。当患者吸气时，水滴应被吸入针内。通过气腹针轻轻注入 10mL 盐水，然后尝试抽吸。若可以抽出，那么针尖此时一定处于封闭空间内。打开充气器，气流量设定为 1L/min；检查压力，压力不得超过 8mmHg。确认肝浊音界已经消失。

3. 如果一切正常，小心地向腹腔内充入 3～5L 二氧化碳，使腹部均匀地膨胀，确认压力为 10～15mmHg。然后拔出气腹针，扩大切口至腹膜。

4. 插入带有套管针的套管（戳卡），套管有一个瓣阀或喇叭阀以防止气体泄漏（图 13.2）。将套管（戳卡）和套管针握在手掌中，伸出示指以控制穿透的深度，并以扭转动作插入；将尖端指向先前确认的骶岬下方，指向肛门。同时，可以轻压上腹部来使下腹部得到延展。当套管针穿透腹膜时，弹簧加载的内芯会弹出，超出套管针的尖头；同时会听到咔哒声。最好使用特制的套管来做，该套管中有一个透明的戳卡，可装入光学视管，这样可将套管置于直视下进行操作。

5. 取出套管针，置入组合的灯光、透镜和光学视管，连接光源和电视显示器。查看腹腔内部有无损伤。

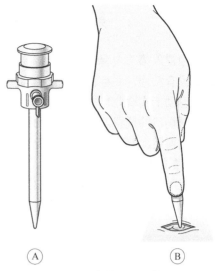

图 13.2　套管的插入技巧

Ⓐ 套管上有锋利的套管针；Ⓑ 将套管针的头部握在手掌里，示指沿着套管的长轴延伸至靠近末端的位置，以防止穿入过深。轻轻扭动将套管针朝向肛门方向插入（即在先前确认的骶岬位置的下方）

三、开放式气腹

现在通常首选开放式哈森（Hasson）技术。

1. 于脐下做一个 1.5 至 2cm 的纵行或弧形横行切口。切口的大小取决于要置入套管的大小；而套管的大小取决于要使用的器械（尤其是光学视管）的尺寸。标准套管直径为 10mm 或 5mm。切口深度至白线，白线以白色纤维为标识并得以命名。如果脐部附近有瘢痕，那么选择其他部位更合适。切开白线，并分别在两侧放置固定用缝线；确保腹膜完整；提起和切开腹膜应分别进行，即先用结实的钳子抓实并提起白线两侧，然后在两把钳子之间打开腹膜。

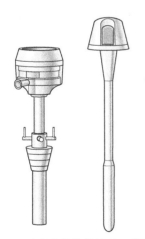

图 13.3　哈森套管的构造及工作原理

锥形的颈部可以堵塞入口。套管通常通过两侧的深缝线固定在适当的位置，并绑在套管突出的翼部以防止其移位。某些型号的套管上有螺纹，即使不用缝线也可保持在原位。充气设备、光学视管和照明系统是相连的。术者可在内部察看入口情况，保证直视下进行其他入口处的后续操作，以免损害内部结构

2. 伸入手指并向下探查一整圈来确认已经到腹腔内并且附近没有粘连的内脏。

3. 置入直径 10mm 的哈森套管（图 13.3），哈森套管有钝头内芯和圆锥形的颈部，其设计目的是堵住入口并防止气体泄漏；可以是带有钝头内芯的标准套管，或者移除了套管针的标准套管。一些套管有恰好贴在腹膜下方环形的可膨胀气囊，可防止腹腔内气体泄漏。

4. 拉紧缝线，将其缠绕在套管两侧突出的翼部，并环绕进气口；线不要打结，而是夹住，以便在操作结束时闭合切口。

5. 确保套管可以自由移动。如果一切正常，将进气口连接至充气装置，以 1L/min 的速度和不超过 12～15mmHg 的压力输送二氧化碳。

6. 置入已连接光源的光学视管，确保可以清楚地看到入口周围没有腹腔内损伤，套管置入部位没有不必要的出血。光学视管镜头的角度可以改变，选择什么样的角度取决于要进行的手术。

第三节　第二个套管（戳孔）的放置

当置入第二个套管时，要将置于脐部套管中的摄像机朝向要插入新套管的位置。确保该区域没有粘连，并且相关位置的腹腔内容物已完全移开。将患者置于头低脚高位或向对侧倾斜更有助于实现此目的。对于较瘦的患者，来自于光学视管的光线会透过腹壁，可以据此确定皮肤切口的位置。皮肤切口的位置取决于所要进行的手术。切口既要远离手术部位以利于器械的使用，但又不能太远以至于不能在手术部位轻松地操控器械。要沿着兰格线（Langer's line）做皮肤切口，大小刚好足以容纳所选的套管直径。将套管与套管针一起插入，通过光学视管在可视下将其指向远离内部结构的位置。一些外科医生喜欢对切口进行局部麻醉，并在可视下将针插入腹腔，以确保腹内出口部位是预定置管的位置。移除套管针后置入其他器械。

第四节　技 术 细 节

1. 用充气装置充入二氧化碳来创造操作空间，充气装置以设定的速率输送二氧化碳到所需的体积，直至达到预设压力；如果超过该值，则会发出警报。对于一些腹膜外手术，比如完全腹膜外腹膜前腹腔镜（TEPP）疝修补术和腹膜后入路肾脏手术，可以不破坏腹膜而仅通过置入气囊来扩大空间即可。这种不进入腹腔的技术不需要气腹。可使用类似晾衣架的工具将腹壁提起以远离内脏。

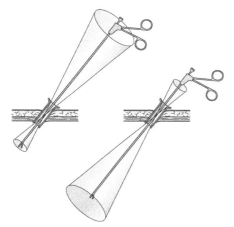

图 13.4　支点对器械尖端运动幅度的影响

在入口处回撤或推进器械对可利用空间的影响。这也会改变手的动作和器械尖端动作之间的反比关系。如果器械几乎完全置入，那么较小的手部运动会引起器械尖端的大幅移动，反之亦然。这证明入口位置的确定对实现操作器械内外长度之间的正确平衡具有重要作用

2. 置入其他套管时应确认避开了大的血管，尤其是腹壁下动脉。由于可以跨视线而不是沿视线操纵仪器，因此可以准确地判断器械与目标结构的空间关系。应谨慎设计这些入口的位置，以便为器械提供最有利的操作路径和空间。许多手术有标准化入路位置，但应考虑患者的体形及是否有瘢痕存在。

3. 从单个固定的光学视管只能从一个角度进行观察，并且屏幕上显示的是二维视图，从而限制了视角。加用第二个显示器有利于助手控制光学视管及洗手护士进行观察。

4. 器械的长柄可通过腹壁上固定的入口滑动，并于此形成支点。当撤出或推进器械时，器械内部和外部部分的相互关系会发生变化，所以手柄的运动幅度与器械尖端运动幅度之间关系也会发生变化（图 13.4）。器械的尖端可以在如下图所示的圆锥体范围内任意移动，圆锥体的顶点在体壁上。

要点	● 当选择入路时，要仔细考虑器械尖端的可移动范围及其与手部运动的关系。 ● 太靠近目标结构的戳孔会使手部的移动范围加大；如果位置太远，很小的手部动作也会造成器械尖端的运动幅度过大。

5. 牵开器、吸引器、冲洗器、血管钳、敷抹器、钉合器及 Lahey-swabon-a-stick 等器械都是可用的。由于更换器械非常耗时，因此设计出了一些多功能器械，比如组合的透热钩、冲洗器和吸引器。开放手术中应用的大多数吻合器都可以用于腹腔镜（见第 2 章）。可以分离并结扎血管；腹腔内打结和套扎已在很大程度上超越了腹腔外打结。可以像在腹腔外那样在腹腔内运针及缝合。在离断较大的血管或导管时，可以使用夹子或类似于微型 GIA 肠吻合器的腹腔内吻合器在两侧断端打入吻合钉。

6. 腔镜下的组织分离技术源于改良的开放手术中所采用的技术。尽可能将组织分层，依次确认后进行闭合。单极电刀一直是一种流行且有效的方法。先分开少量的组织，钩起并远离主要结构，确认无误后同时完成凝结和离断。双极电刀越来越流行。由于视线受到限制，因此可能注意不到目标区域外的组织已通过与电刀接触的金属而被灼伤。当两个金属器械非常接近并且有电流通过其中一个时，即使它们彼此绝缘，也可能在另一个器械上感应出电流；此时电流就可能会传递给患者。因此尽可能使用最低功率，优先选择双极而不是单极，优先选择切割而不是电凝模式。此外，水刀和谐波手术刀也可用于组织分离。

7. 使用结扎速（LigaSure）血管闭合系统可通过电手术原理将血管夹紧后进行闭合；该系统可以自动感知，通过使胶原蛋白融化来焊接血管壁。与电刀相比，谐波刀超声凝固和切割装置采用了相对较低的温度（50～100℃），通过使蛋白凝固完成血管壁的对合及密封。在某些情况下，可以使用激光束对大的组织块进行破碎。对实体组织进行分离时，无论使用简单还是复杂的仪器，都需要对组织结构极其熟悉并具有高超的技巧。可以用尖端呈球形（豌豆大小）的透热探针来凝固渗血。但是，要注意不要让它接触到任何其他结构。

8. 使用锋利或发热的器械时，应在使用后立即将其收回套管内，以免无意中损坏其他结构。

9. 在开腹手术中，通常可以更靠近手术操作部位，而且双手彼此贴近，因此可以协调地进行操作。但在微创手术中，因为你的手可能被远远地分开（图 13.5），所以不能像在开放手术中保持得那么稳定。

10. 要让最有经验的助手负责照光学视管。有多个入口可以使用时，你也可以让助手操作一些器械。如果没有经验丰富的助手，一些外科医生会使用语音、肢体动作或眼球运动来控制光学视管。拉开和固定组织可以指派给另一个人，现在已经有了大量多功能拉钩和抓钳可以使用。

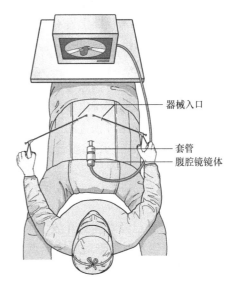

器械入口

套管
腹腔镜镜体

图 13.5　微创手术器械对手稳定性的影响
外科医生一边看着与腹腔镜相连的电视监视器，一边操纵器械

11. 切除的组织可以通过最大的戳孔取出，也可以将原戳孔扩大或经新切口取出。一种有用的方法是把组织放在一个结实、柔软的袋子里，通过一个小的戳孔先把袋子的颈部拉出来，然后用牵拉结合左右移动的方式把整个袋子拉出来。或者，可以用粉碎器将大块

组织在袋子里切成小块，然后通过小戳孔取出。对于女性，可以进行后阴道切开术将标本取出。

12. 很多手术都是"腹腔镜辅助"手术，即部分开放手术，部分腹腔镜。在某些情况下，组织分离通过腹腔镜进行，而吻合则带到表面以常规方法进行。在低位直肠吻合术中，圆形吻合器可经肛门插入。可以使用密封在切口边缘的特殊手套进行手部辅助。尽管这样的操作可能比纯粹的开放操作需要更长的时间，但通常它们造成的干扰更少，恢复也更快。

13. 单孔腹腔镜手术（single incision laparoscopic surgery，SILS）使用了一种带有侧孔的摄像机，器械可以通过该侧孔插入进行手术[1]。经自然孔道的内窥镜手术（natural orifice transluminal endoscopic surgery，NOTES）是指内窥镜从自然孔道进入所选择的腔隙来完成腔镜手术。

14. 如果你在辅助机器人手术，你需要站在患者旁边来操作戳卡[2]。

第五节　闭　　合

1. 在手术结束时，首先要仔细检查确认没有意外损伤，没有残余出血，也没有游离组织留在腹腔。

2. 依次取出每个器械，同时从内部观察取出的情况，防止有结构疝入戳孔。

3. 在确保手术径路上没有出血后，关闭每个辅助戳孔。在组织周围注射局麻药（如果在手术开始时未给予），并使用间断缝合关闭筋膜。用可吸收线在皮下缝一针，然后用胶条闭合皮肤切口。

4. 最后在可视下摘除腹腔镜。

5. 轻轻挤压腹部排出残余气体。

6. 用手术开始时预置的缝线提起光学视管插入所用戳孔的边缘，在确保腹腔内容物没有进入戳孔后打结。用黏胶带闭合皮肤切口。

第六节　需要掌握的技能

1. 除了你已经掌握的开放手术的技能外，你还需要掌握一些新的技能来做微创手术。一些外科医生发现很难适应这一点。

2. 在一个二维屏幕上，你只能从一个方面看到器械尖端与组织的关系。视野受限带来的错觉，加上触觉的缺乏，可能导致不正确的推测，甚至是错误的结论，从而造成错误，特别是在胆囊切除术中更是如此[3]。

3. 在开放手术中，你的双手离器械的操作点很近并且能够感知并评估组织，可以从不同角度接近目标。现在双手在长器械的末端，可能被远远地分开，并且与器械操作端也相距很远。以这种不自然的姿势并且在接近目标方式受限的情况下，很难达到手部运动的协调。手的运动方向与器械尖端的运动方向在空间上是相反的，运动幅度也会随器械臂与提供支点作用的腹壁之间的关系不同而发生变化；为了达到同样的效果，新手会比专家多施加130%～138%的力和扭矩[4]。

4. 微创手术比其他任何正式传授的手术都更适合接受实物模拟和虚拟现实课程训练。这是因为你需要学习并练习使用一套新的器械设备,同时在二维屏幕上观看你的操作对象。值得注意的是,一些外科医生通过勤奋的练习可以迅速地适应新的环境。

<table>
<tr><td>要
点</td><td>● 请记住,当把你的训练应用于临床时,你熟练运用的器械只不过是你和活体组织
  之间的中介。
● 目前还没有模拟器能真正做到模拟活体的、特别是病变及错位的组织,而这才是
  你技能操作真正的目标。</td></tr>
</table>

5. 每个腹腔镜装置都应该有模拟器,受训人员可以利用业余时间学习这些技术;但这并非可以随时随地进行。你可以用破旧但清洁的,或者用一次性设备为自己提供一个简单的模拟器(图 13.6)。首先将被操作对象放在一个开盖的盒子中,直视下将器械通过盒盖上的孔放入盒子,然后盖上盒盖;这样你就不能直接看到盒中物体,而只能通过盒中的两面镜子进行观看。练习用一只手持手术钳把物体呈现到对你最有利的位置,用另一只手持剪刀对它进行剪切(图 13.7)。比如,你可以用鸡腿练习组织分离。

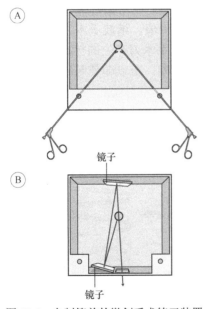

图 13.6 自制简单的微创手术练习装置
Ⓐ 取下部分盖子,以便可以直接看到目标和器械的尖端;Ⓑ 放置两面镜子,使你可以间接观察目标区域。放置一个屏幕,这样你就可以不用直接看到目标

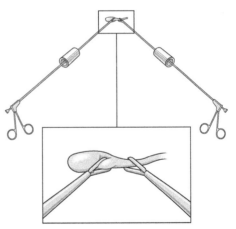

图 13.7 微创手术的固定和剪切技巧
一手拿钳子固定结构,另一手拿剪刀进行剪切

6. 缝合通常以与开放手术相似的方式进行。为了便于插入缝针,试着从术者侧向助手侧进行插入(图 13.8),或者从远侧向近侧插入。利用你手腕的旋前和旋后的力量,让弯曲的针平滑地穿过组织。

7. 腔镜手术的初期,许多结是在体外打成然后用推管下推至拟定位置(图 13.9)。可以使用预制结,用推管器收紧即可;或者自己可以打一个罗德(Roeder)结(图 13.10)。现在,许多腔镜外科医生采用类似于开放手术时的方式在体内打结。图 13.11 逐步展示了一种体内打结的简单方法,但是可以有多种变化。初始练习时用多股线,先用直钳,然后在直视下用腔镜器械，最后在非直视下练习。记住，用金属器械直接抓线会严重损坏它们，所以器械一定要夹在线的可被丢弃部位。在剪断缝线之前要把针抓牢。

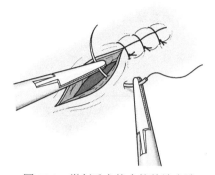

图 13.8　微创手术体内简单缝合法

一种体内简单缝合法。试着从你的优势侧向非优势侧进针，对非优势侧施加反压，稳定穿出的针，使其重新被抓住并用持针器拔出

8. 为小型开放手术所开发的吻合钉和吻合器械的出现，已使采用缝线进行结扎和缝合的需求大为减少。

9. 分离技术已被改良或优化。钝性分离时可以使用牵引器来稳定组织，并以此来制造轻微的张力。锐性分离时需要对该区域的后方进行初步的探查以排除重要结构，这在开放手术时可以通过触诊或用光从后方透照来完成。注射生理盐水使组织膨胀，有助于分离组织结构。单极电刀可以用来闭合及破坏脆弱的膜状结缔组织，但它会产生烟雾，暂时降低能见度。双极电刀只在两钳尖之间发热。如欲穿透和破坏某些致密肿瘤，钕钇铝石榴石（Nd：YAG）激光有时很有价值。谐波手术刀现在很流行，其采用的是震动频率为 55 000 循环/秒的超声波，谐波手术刀产生的热量有限且不产生烟雾。即使是少量的出血也会使腹腔镜下的视野变得模糊，所以即使是很小的血管也要在离断之前将其牢固闭合。

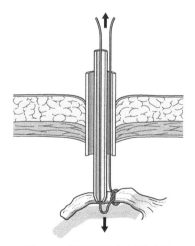

图 13.9　通过推管打结的方法

在腹部外打一个半结，并将一端穿过推管器。通过下推推管器以抵抗施加在另一线端上的反张力来拉紧半结。对另一个半结重复这个动作，形成一个完整的结

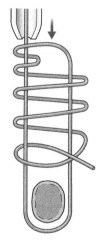

图 13.10　罗德预制结的使用技巧

结的支撑部分从中空的推动管内拉到体外。将结袢套在要结扎的结构上。在反向张力下用推管器下推线结并打紧它。罗德结不会打滑。剪断支撑部分并用推管将其收回

要点
● 腹腔镜手术提供了一个有价值的教训—分离组织前先止血。
● 转变你做开放性手术时的理念，即尽可能在离断血管之前而不是之后识别并闭合血管。

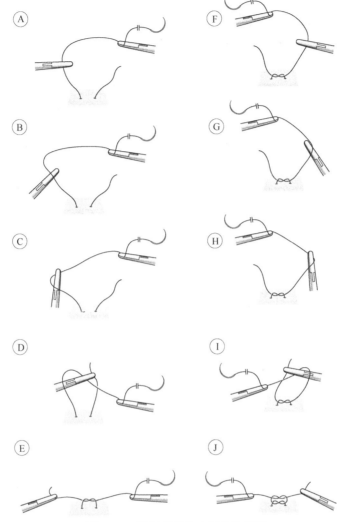

图 13.11 微创手术体内打结的步骤

体内打结的方法类似于在第 3 章中描述的器械打结。Ⓐ 短的线端在右边,带针的长线端在左边。用右手的钳子将左边的线松弛地提起,用左手钳子将线推成一个环;Ⓑ 现在将左手钳子放在圈下方的后面;Ⓒ 放在环上部分的前面;Ⓓ 下压右手钳子,使线圈绕在左手的钳子上,这样左手的钳子就可以抓住右边短线的尖端;Ⓔ 将短线穿过带环的长线,分开两把钳子来打紧半结;Ⓕ 用右手的钳子松松地提起长线,系好第二个半结,同时用右手的钳子将松弛的线向右推形成一个环;Ⓖ 现在将右手的钳子放在环下方的后面;Ⓗ 将右手钳子的顶端向上推到环的前面;Ⓘ 同时将长线拉向自己,使其圈绕在你抓住短线的右手钳子上;Ⓙ 将短端穿过环形成第二个半结,并通过向两侧分离钳子将其与第一个半结拉紧

第七节 其他手术

1. 由于德国基尔的库尔特·泽姆(Kurt Semm)所进行的开创性工作,妇科医生使用微创技术早于普通外科医生和其他外科医生,并扩展了使用该技术可以进行的手术范围。大的被切除的结构通常可以通过阴道取出。

2. 由于膀胱镜开发较早,泌尿科医生开创了许多单通道技术,并用于微创手术。虽然许多是内镜下的,但还是可以从腹腔外接近肾脏,即在不穿过腹膜的情况下通过插入充气

球囊来创造空间。

3. 尽管膝关节的髌上囊形成了一个宽敞的空间，但骨科医生仍面临如何扩大关节间隙的问题。扩大关节间隙不是用二氧化碳，而是用生理盐水。关节镜检查经常需要进行全身麻醉，因为它通常需要操纵和牵拉关节。许多以前通过开放手术治疗的疾病现在可以通过微创手术部分或全部治疗。撕裂的膝关节软骨可以进行修复、修整、再刨削并重新附着，从而避免了半月板切除术。前交叉韧带断裂也常使用关节镜辅助修复。

4. 胸腔镜技术不但可以进行诊断性检查，还可以进行许多类型的手术，包括交感神经切除术。心血管外科医生可施行包括瓣膜修复术在内的微创手术。心脏瓣膜置换术可以通过机器人完成。

5. 耳鼻喉科医生开创了许多技术，提供了进入难以接近的小区域的通路。对中耳和听小骨的手术现在很常见。用于缓解耳聋的耳蜗植入术也在不断改进中。

6. 以前眼科手术中角巩膜部切口较大，以便取出硬的、不透明的晶状体。目前可以通过一个很小的切口进行。通过超声乳化技术使晶状体液化，然后将其吸出；并用软性可卷曲的晶状体来代替，这种晶状体植入后可在眼内自动展开。

7. 神经外科医生也在许多领域采用了微创技术。局部病灶可以用立体定向手术处理，这种手术在 1906 年被罗伯特·克拉克（Robert Clarke）和维克多·霍斯利爵士（Sir Victor Horsley，1857—1916）首先使用。原来的金属头架现在大多已被三维立体定向所取代，允许电极通过钻孔插入，可以进行电刺激、直流组织破坏及交流电凝固，或获取活检标本。在获得三维坐标后，钴-60 伽马球刀可以通过专用头盔进行精确定位。

机器人手术

在机器人辅助腹腔镜手术中，虽然主要重点集中在主控外科医生所面临的技术挑战上，但患者旁的助手在手术成功实施过程中也扮演着至关重要的角色，而且有可能需要克服更大的技术挑战。目前的机器人系统可以忠实地、直观地将主控外科医生的手部动作转换到体内的器械上，同时消除了人手可能带来的震颤。主控医生可以获得三维高分辨率的图像，并得益于由具有 7 个自由度和 90 个关节的器械所带来的高度灵活性。相比之下，患者旁的助手则只能面对传统的二维屏幕显示（以及与之相关的深度感知的缺乏）、糟糕的人体工程学以及僵硬腔镜器械所带来的自由度受限（尽管有一定程度的触觉反馈，而这点是主控医生的缺陷）。

1. 与主控医生的手部运动可以被机器人系统忠实地转换不同，患者旁的腹腔镜医生要面对的是反常规的器械运动和支点效应所带来的震颤效果增加。在手术过程中，患者旁助手需要处理所有这些问题，同时在手术区域进行缝线的传递和手术夹的放置等各种操作。

2. 作为一个机器人手术的助手，你可能会参与注气和戳卡放置。一旦你学会了这些，你就能学会如何对接机器人以及如何交换机器人手臂上的器械。

3. 你也可以通过另一个单独的戳孔进行协助（例如，收回、灌洗或抽吸）。

4. 为了成为一个好的机器人助手，需要练习标准的腹腔镜技术。

参 考 文 献

1. Greaves N, Nicholson J. Single incision laparoscopic surgery in general surgery: a review[J]. Ann R Coll Surg Engl, 2011, 93(6):

437-440.

2. Sgarbura O, Vasilescu C. The decisive role of the patient-side surgeon in robotic surgery[J]. Surg Endosc, 2010, 24(12): 3149-3155.

3. Way L, Stewart L, Gantert W, et al. Causes and prevention of laparoscopic bile duct injuries: analysis of 252 cases from a human factors and cognitive psychology perspective[J]. Ann Surg, 2003, 237(4): 460-469.

4. Rosen J, MacFarlane M, Richards C, et al. Surgeon-tool force/torque signatures: evaluation of surgical skills in minimally invasive surgery[M]. In: Proceedings of Medicine Meets Virtual Reality(MMVR-7). San Francisco: IOS Press; 1999.

拓 展 阅 读

Rodriguez-Sanjuan J C, Gomez-Ruiz M, Trugeda-Carrera S, et al. Laparoscopic and robot-assisted digestive surgery: present and future directions[J]. World J Gastroenterol, 2016, 22(6): 1975-2004.

第 14 章　患者管理技术

请记住，进行手术的首要目的是延长患者的生命或提高患者的生活质量。不要只关注疾病本身；需要考虑患者的整体情况和其所处的环境。要想成为一名好的外科医生，必须先成为一名好医生。

第一节　术　前　准　备

患者为所要进行的手术所做的一般准备包括身体和心理二方面的准备。需要考虑的身体因素包括一般健康状况、是否使用抗凝或抗血小板药物、可能有哪些过敏反应、年龄、是否有固定的偏好以及之前是否做过相关的手术。术前准备是否充分可能取决于所要进行的是急症手术还是择期手术。

一、身体准备

一般健康状况可以通过许多不同的方式进行量化。目前广泛使用的是由美国麻醉医师协会设计的 ASA 系统（表 14.1）。

表 14.1　用于评价身体状况的 ASA 系统

量化等级	身体状况
ASA Ⅰ：	无并存疾病、不吸烟的健康者
ASA Ⅱ：	轻度全身性疾病，但仅有轻微的功能受限，如吸烟、妊娠、肥胖或糖尿病患者
ASA Ⅲ：	患有严重全身性疾病且功能受限的患者，如控制不佳的糖尿病、缺血性心脏病、慢性阻塞性肺疾病或酒精依赖者
ASA Ⅳ：	患有严重危及生命的全身性疾病，如近期心肌梗死、卒中或终末期肾功能衰竭的患者
ASA Ⅴ：	濒死的患者，如无法控制的大出血或败血症患者

P-POSSUM 是另一个评分系统，它通过综合患者的年龄、心肺功能、生命体征和血液相关参数等指标来计算患者的相对风险。

我称之为"床尾试验"，虽然不科学，但不应被忽视。尽管我们有能力评估患者的许多数据，但总体的临床印象仍是一个有用的指标。

在术前准备的过程中，仍有其他方面的一些问题需要考虑和处理。

1. 过敏　如果患者曾有明确的过敏反应，记得将其记录在病历中并多加留意。需要注意的常见过敏史包括碘（用于术前皮肤消毒和放射性对比剂）、乳胶（存在于某些一次性手套和导管中）和抗生素。记住，对鱼过敏的患者可能对碘过敏。还要记住，某些抗生素之间可能存在交叉过敏反应，如青霉素和头孢菌素。要有替代方案，并确保整个团队都对其保持警惕。

2. 抗凝　如果患者正在使用抗凝药物，应在有创性操作前停用；但紧急情况下例外。

某些抗凝指征，如非复杂性房颤，可能意味着你可以将抗凝治疗停止一定的天数之后（例如停用华法林 3～4 天），继续你的术前准备及手术即可。对于其他适应证，如复发性肺栓塞或人工心脏瓣膜，你可能需要先减少抗凝剂用量，然后向治疗剂量的短效低分子肝素过渡，直到实施手术。记住，如果术后没有出血风险，就要重新开始使用抗凝药。

3. 抗血小板药物　如果你的患者在拟行的手术中不能通过直接压迫进行止血（如空腔或管状结构切除术），或者患者可能需要进行脊髓麻醉或硬膜外麻醉，抗血小板药物，特别是氯吡格雷，应在术前 10 天停药。

4. 年龄　要记住，年老或年幼的患者有特殊的注意事项。孩子们通常身体更强健，但更容易受到外科手术的惊吓。育龄妇女可能正处于孕期，在这种情况下，胎儿也应考虑在内。如果不能确定是否妊娠，许多医生会在麻醉前安排常规的尿妊娠试验。老年人往往更虚弱，且可能合并更多、更严重的并存疾病。

5. 营养状况　营养不良的患者可能没有足够的免疫力，也可能不能像正常人那样痊愈。病态肥胖可能会增加手术入路的困难，同时还应该确保手术台能承受他们的重量，并准备适合他们的牵开器和长柄器械。

6. 免疫抑制　如果患者长期服用类固醇激素，或者有控制不佳的糖尿病、正在接受化疗、合并自身免疫性疾病或正在服用其他免疫抑制药物等因素，那么他可能存在一定程度的免疫抑制。在处理组织时要记住这一点，因为愈合情况会很差。这些患者的伤口可能需要延迟拆线。

7. 既往手术史　既往的手术可能使组织形成瘢痕和发生变形，解剖结构也会发生改变。应该确保已经阅读了之前的手术记录，这样就知道可能遇到哪些风险及并发症。与完好的组织相比，在以前做过手术的地方再次进行手术可能需要更长的时间。患者也应该被告知会有更大的风险及可能出现的并发症。

8. 麻醉前评估　如果患者需要进行镇静、局部麻醉或全身麻醉，最好让他/她接受麻醉医生团队的评估。然而，作为一名医生，你应该对并存疾病带来的风险有一个很好的把控，考虑进行相关的检查并提出建议。

9. 优化　某些并存疾病可能需要在手术前进行处理。与心脏病专家讨论心脏问题可能会有帮助。慢性肾病患者可能需要提前水化。对于快速或缓慢型心律失常患者，可能需要进行心率控制。应该建议吸烟者戒烟。某些感染的患者可能需要彻底根除病原；耐甲氧西林金黄色葡萄球菌（MRSA）患者需要在放置植入物（如血管移植或关节置换）之前进行根除。若术后发生深静脉血栓的风险较高，使用口服避孕药的女性患者在术前需暂时停药 4～6 周。

"耶和华见证人"（Jehovah's Witness。一个宗教组织，在中国非法。译者注）的患者不接受输血。你应该与其讨论他/她拒绝输入所有血液制品还是只是某些成分。

二、心理准备

心理准备因人而异，同一患者的心理准备也因手术而异，并且每一天也都不同。准备好花必要的时间与患者在一起讨论，以确保你已经解释了他们需要知道的东西，并尽你所能把控他们对手术的预期。许多患者在做任何手术之前都会感到焦虑，你必须尽你最大的努力来获得他们的信任并消除他们的恐惧。与患者交流时，有其选择的亲戚或朋友在场可能会有所帮助。

患者可能对将要发生的事情有先入之见；最好了解他们的期望。他们偶尔会被第三方误导，包括互联网上未经同行评审的内容。

患者可能已经表达过希望或不希望接受特定的手术。在某些情况下，这是具体的法律文件，称为事先声明。在其他时候，亲密的家人可能会转达其先前的愿望。在任何时候，都必须以患者的利益和法律为依据。

知情同意不仅仅是要求患者签署一份表格，同意接受被安排的手术。它应该是对既定手术、可替代方案（包括如果不进行手术会发生什么）、风险、获益、预后、预计时间等的完整解释。尤其是那些你认为患者可能面临的所有风险都应该进行讨论，即使该风险出现的机会可能非常小。

三、知情同意书的种类

对于许多不需要麻醉或仅需要局部麻醉的手术，书面的知情同意书不一定是必须的；比如进行血常规检查。但即使如此，仍然必须向患者解释您打算做什么以及为什么要做这项检查。如果患者向您伸出手臂并允许您采血，那就表示患者接受这项检查。如果你打算进行更复杂的手术，尤其是那些患者在术中意识并不完全清醒的手术，不管是全身麻醉还是镇静，你都应该得到书面的知情同意。在英国的卫生系统中，有四种类型的知情同意书，编号从 1 到 4：

同意书 1　16 岁以上有行为能力的患者代表自己签字。如果在签署过程中需要一名口译员来翻译，那么还得留出一个地方能让口译员签名。

同意书 2　父母为 18 岁以下的孩子签名。但是，年龄超过 16 岁有行为能力的儿童可以自行表示同意，并应使用同意书 1。如果未满 18 岁的孩子拒绝能够救命的治疗，他或她的父母可以签署知情同意书来否决孩子的决定。如果一个有行为能力的孩子希望签署同意书并同意手术，父母不能否决。或者，在英国，你可以申请保护法院为你做决定。

同意书 3　患者同意接受意识清醒情况下进行的手术。例如，这可能是一个局部麻醉手术。

同意书 4　如果患者不能为自己签名，而临床医生认为该手术将符合患者的最大利益，尤其是能够救命的手术，那么可以由临床医生填写同意书 4。这通常用于因昏迷或谵妄而丧失判断能力的患者。但这种类型的知情同意书不能违背患者的事前声明。即使近亲属不能在同意书上签字，但与他们讨论是一个好的做法。最好由两名照顾过这位患者的医生签署这种同意书。

在某些情况下，可能还需要获得额外的知情同意。例如，想在得到患者许可后将其纳入某项研究，或需要保留患者的组织标本或存入标本库，或者将其收入数据库（本地、国内或国际），或者需要留存图像（手术的照片、视频或者直播）。确保你知道这些做法的后果，并能向你的患者证明。这些情形下通常使用不同的知情同意书。

确保你给了患者进行提问的机会。如果可能的话，将他们即将进行手术的相关手册发给他们。

第二节　安排手术顺序

考虑手术排序时，应该综合考量患者、手术团队和手术室的因素。

让儿科患者禁食超过必要的时间是不正确的，所以在不同年龄的患者中最好为他们安排较早的手术时间。同样，糖尿病患者最好也安排在比较靠前的位置，因为虽然糖尿病患者通常在术日的早晨进行胰岛素动态监测，但长时间禁食会使血糖控制更困难。如果需要将含有乳胶的材料带入手术室，那么一定要在这之前安排对乳胶有严重过敏的患者进行手术。

如果有一台特别耗时或费力的手术，大多数外科医生倾向于先完成这台手术，因为此时他们身体和精神上都处于最佳状态。这并不是说你在给最后一位患者做手术时可以放松注意力。如果有患者需要与另一个团队联合进行手术，那么该团队的时间可能会决定何时安排这位患者的手术。

如果手术涉及明显感染灶或有高感染风险（如脓肿引流或有肠内容物污染可能），应将其安排在最后，以降低手术室内交叉感染的风险。出于同样的原因，一个需要放置植入物的患者要尽早安排，且应排在所有的"污染"手术之前。在两台手术之间应该清洁手术室。

第三节　围手术期影响因素

在进行一项或多项手术前，应考虑以下事项：

一、术前标记

在给患者进行全身麻醉或镇静之前，甚至在患者到达麻醉室之前，就应该用标记笔在皮肤上标记手术部位。在需要区分"左侧"和"右侧"时，这一点尤为重要。对于某些手术，你可能需要请放射科医生帮忙进行标记（例如标记局部切除部位、标记无法触摸的异物）。很多床旁手术也需要术前标记（例如腹腔穿刺术）。

二、禁食

进行全麻或者镇静的患者在术前应该空腹以防止胃内容物反流误吸。术前 6 小时禁食固体食物，术前 2 小时禁水。患者术前 6 小时内不应该嚼口香糖以免刺激胃液分泌。吸烟会刺激呼吸道分泌，所以也应该避免。在紧急情况下，麻醉师会决定是否采取一些措施，比如快速顺序诱导。

三、特殊仪器

如果手术需要特殊仪器，在开始手术前要确保仪器已经准备好（并且你应该知道如何应用）。这些可能包括用于细针穿刺的显微镜载玻片和固定剂、骨科手术的内置设备、超声波仪器、特殊的内窥镜、腹腔镜图像处理系统或使用杂交或激光手术室。

四、放射科技师

如果你正在进行需要放射成像的手术，记得提前通知放射技师。通常在一个大手术室中，不止一间手术室需要放射技师的帮助，而他是否有空可能会影响你手术的安排顺序。

五、冰冻切片

如果手术需要病理医生的帮助，比如冷冻切片，记得提前告知他们。

六、加强治疗病房

如果患者在手术后可能需要收住到高依赖康复病房（high-dependency unit，HDU）或加强治疗病房（intensive therapy unit，ITU），明智的做法是事先通知该病房。以便他们提前准备接收患者。对于一个择期手术的患者，你可能需要提前预订。

七、朊病毒病

如果你的患者有携带朊病毒的风险，应该通知手术室工作人员准备一次性手术器械。

八、组织的特殊保留

如果术中的组织拟用于科学研究（获得了患者的同意），或者在某些宗教信仰中需要保留身体的一部分以备下葬，应该在开始手术之前就做出适当的安排。

第四节　手　术　室　内

如果在手术室中安排手术顺序，你需要在那里进行一些核查。

手术团队进行术前讨论是惯例。这涉及所有手术相关人员，如麻醉人员、器械护士和外科医生，以确保每个人都知道手术顺序及内容。通常也会讨论手术顺序的安排（以及原因）。特殊情况下，如严重乳胶过敏和需要的感染控制措施可以早做安排。

世界卫生组织（WHO）设计的手术安全核查表现在被广泛使用[1]。在开始手术前，应该确保每个患者都有手术安全核查表。如果术中出现过敏，需要评估失血量以及外科医生、麻醉师和器械护士有任何疑问，都能通过患者姓名、住院号、手术知情同意书、手术标记和适当的影像学检查进行确认。

应该考虑你的患者是否需要尿管，是否需要任何特殊的监测，以及是否存有《脓毒症第六版》中的因素（见第 12 章）。

一、预防深静脉血栓形成

静脉血栓栓塞是长期制动的不良结果，特别是在麻醉情况下。应该采取预防措施。如果没有禁忌证，可给予药物来预防深静脉血栓（DVT），通常是应用每日剂量的低分子肝素。手术台上的体位是一个重要的因素。在放置脚踝时，应该抬高小腿以防止其被手术台压迫。这样做还可以减轻脚跟的压力，防止压疮。间歇式小腿充气加压装置可用于较长时间的手术，以防止静脉淤血。特别是患者处于头高脚低体位的时间较长，或者在进行腹腔镜手术时腹内压增加时，这一点尤为重要。无下肢缺血史的患者可穿分级加压袜。

二、手术台上的体位

患者在手术台上的体位将取决于手术过程。因为麻醉方式可能会不同，所以和麻醉师讨论这个问题很重要。例如，患者需要俯卧位，麻醉将使用气管插管（而不是喉罩），它将被固定在嘴角，同时眼睛会用棉垫进行保护。如果要进行会阴部手术，腿部会上抬呈膀胱截石位，这需要相关的脚镫。如果要把患者摆成侧卧位，就需要特殊的设备把患者固定在手术台上。如果需要在患者的一只手臂附近做手术，麻醉师将把所有的监测仪器放在对侧手臂上。同样，如果需要在股部进行手术，你就不要在此建立股静脉液路。在手术开始之前，应该要一个头圈或其他类似的支持物。

三、受压区保护

如果易受压部位没有得到保护，那么麻醉患者就有发生压疮的危险。骨突出处应充分填充棉垫。眼睛应该被遮盖或遮挡以防意外伤害。如果患者有尺神经半脱位，肘部应填充棉垫保护。

四、电极板

要常规摘下患者身上佩戴的金属物品以防止电流传导。单极电刀用的电极板要远离体内任何金属物品，如置换的髋关节；也要远离任何潜在的渗漏液体，如血液。在清醒的患者或在靠近重要神经结构（如腘窝）及有心脏起搏器的患者中进行手术时，双极电刀可能是首选。

五、植入设备

如果患者有心脏起搏器、植入式心律转复除颤器（implantable cardioverter defibrillator，ICD）、人工耳蜗、金属制品、脑室-腹腔分流、动静脉瘘或持续性非卧床腹膜透析（continuous ambulatory peritoneal dialysis，CAPD）导管，这时需要特别考虑一下问题，包括电极片的使用方法、避免留置导管污染以及血压监测袖带和动脉及静脉插管的放置。如果要使用单极电刀，手术前可能需要暂时停用 ICD，特别是上半身的手术；此外还需要咨询心内科医生。如果患者植入了人工耳蜗，应采用双极电刀。

六、局部浸润麻醉

使用前一定要检查局部麻醉剂的最大剂量。1%利多卡因的最大可用剂量是 3mg/kg，如果它含有肾上腺素（1∶2 000 000），这个剂量可增加到 7mg/kg。利多卡因起效相当快，但几个小时后就开始消退。其他的局部麻醉药，如丁哌卡因，需要更长的时间才能生效，但会持续大约 4 个小时，因此可以很好地缓解手术后的疼痛。

七、保温设备

在漫长的手术过程中，患者的体温可能会变得相对过低。可以使用暖床垫或保温毯。后者通常是一次性使用的有夹层拼接纸，中间有温暖的空气循环。在为患者做准备时，确保预留了足够准备好了的皮肤能与保温设备接触，然后用手术单进行覆盖。

八、穿戴适当的个人防护用品

如果在床边进行手术，你将使用非接触无菌技术，需要穿戴一次性手套和手术衣（如果有必要的话）。如果是在手术室里做手术，你将使用无菌操作技术，需要正确的刷手，穿好手术衣，戴好口罩。另外，根据手术的不同，你可能需要铅衣、护目镜、帽子和双层手套。

九、备皮

备皮时，要了解是否有任何皮肤过敏。不要在开放性伤口上使用含乙醇的制剂。不要让液体，特别是含乙醇的液体在患者的身体下积存。曾经有过皮肤被烧伤的报道，特别是会阴部。单极电刀的电流可通过积存在那里的液体造成热损伤。

十、清点纱布、针和器械

在手术结束时，清点纱布、针和器械是术者的责任。在实际工作中，常由器械护士代表你进行清点。如果在关闭伤口前，器械护士说最后清点时少了针、器械或纱布，一定要相信他们。传统上，器械护士会把所有纱布分成五组。所有用于开放手术的纱布都应该有一个不透X线的标记。如果计数不"正确"，应在关闭切口前拍X光片，寻找丢失的纱布。

十一、术后团队小结

在完成所有手术之后，组织团队进行简单的术后情况汇总和梳理术后医嘱非常有用。如果存在任何不利于手术的问题，可以在下次加以注意并预防。同样，任何有助于手术顺利进行的都可以在下一次得到强化。

十二、书写手术记录

作为一名外科医生，你有责任认真书写好手术记录，无论是手写的、口述的还是打印的，无论是活页、小册子、自由输入还是上传到程序或数据库。它应包括以下内容：
- 患者的姓名和住院号，术者的姓名，助手的姓名，麻醉师的姓名，手术名称，备皮使用的物品，所有局部麻醉药的剂量和类型，应用的抗生素和其他药物（如肝素），皮肤切口的位置和平面，手术步骤，所有重大发现的细节，术中并发症，不同层次的缝合方法，以及皮肤缝合的方式。
- 失血总量。
- 纱布、针和器械的清点记录。
- 敷料类型。

此外，特殊手术的手术记录可能需要记录引流管安放的细节以及何时拔除，使用止血带的时间，使用假体材料的细节，拆线或拆钉的时间，是否需要继续应用抗生素治疗且需要持续多久，是否应该启动或重新启动抗凝治疗，何时进行二次手术，患者是否需要继续禁食，患者是否需要转至加强治疗病房，标本是否被送去进行组织学或微生物学检查，患者什么时候能活动，患者是否能负重。如果做了一个手臂上的手术，你可能希望不要从那个手臂上采集血液样本。有时，在敷料上写上需强调的医嘱是有帮助的（例如，"此手臂不要应用止血带或采血"或"从×日起5天后揭下此敷料"）。

你有责任确保送到实验室的任何标本都做了适当的标记并有申请单。实际上，查看结果也是你的职责。同样地，如果术后需要进行影像学检查，比如X线检查，那么你应该申请并查看结果。

第五节 术后照护

在手术或操作后短时间内再次查看你的患者一种很好的做法。即使是在现代由护士主导出院的情况下，检查患者是否满意以及是否出现需要立即处理的术后并发症能够使你和你的患者安心。如果你在进行一个长时间的或大的手术，事后最好能和患者家属谈谈。如果你与患者及其近亲保持沟通,你会得到更少的抱怨。如果你要下班,应该把所有具体的问题或医嘱交代给你的同事。要在病程中详细记录你在术后回访中的所见。

第六节 急诊手术

你应该像做择期手术那样进行急诊手术。不同的是,你可能没足够的时间,所以需要特别高效的团队。在紧急情况下,大家很容易惊慌失措,偷工减料。但这是不可取的,因为这样做会漏掉重要问题;如果你必须走捷径,至少要在头脑中仔细考虑好每个步骤,并有意识地做出取舍,不要在没有思考的情况下直接进入后续步骤。

参 考 文 献

1. World Health Organization (WHO). Implementation manual surgical safety checklist[M]. Geneva, Switzerland: WHO Press; 2008.

第15章　提高技艺技术

是否会因为被称为匠人而感觉到受到侮辱?别这样想。在中世纪，外科医生不是在大学受训而是作为师傅的学徒。就技艺来讲，大师可以向你演示所需的技能，而教练虽然可以教导和纠正你，但其本身不一定拥有超凡的能力。大师这个头衔，简称为 Mr，在英国和一些与英国有文化联系的国家里被自豪地保留下来。当然，我们首先是医生，然后才是具有额外做手术能力的外科医生。

外科"匠人"所面对的是活生生的人体。别忘了你所有的技能都必须以正确的治疗为目标：你学到的这些操作器械的技能是为了能够使你完成以上承诺。正是法国外科医生安布鲁瓦兹·帕雷（Ambroise Paré，1510—1590）才使这一目标能被永世铭记，他谦逊地说："我只是给他穿上衣服，是上帝治愈了他。"无论你的哲学信仰如何，我们都无法治愈，但我们要帮助组织自愈。

永远记住科克和霍尔斯特德提出的手术训诫，即细致轻柔的操作，完美的止血和精准的组织对合。请注意，速度不包括在内。尽管有时这些原则会被遗忘或忽视，但是这些却一直在那里。我有时很内疚地发现没有遵从这些名言警句，结果是手术结束后的悔恨不已和彻夜难眠。

> 要点 ● 技术虽然有所进步，但好手术的基本规范依然需要遵从。

第一节　医生/外科医生

1. 别忘了你是一个有额外实践技能的医生。即使是最好的技术，其本身也是没用的。技术必须在正确的时间，应用于正确的患者。许多外科医生可能会做各种各样的手术，但不一定能正确地选择并准备需要治疗的患者。要认真阅读标准操作规程，它们详细描述了每位患者和每个步骤所需的个人注意事项。例如，确保你能够证明向患者所推荐的手术决策是合理的，并且你已经采取了所有必要的措施来确保患者处于最佳状态；时间和设备正确；标记了手术部位；签署了知情同意书；安排好了预防出血、凝血和感染并发症的措施；并且采取了通用的预防措施。

2. 跟上时代，不要成为过时的专家。不过，请记住，创新者通常会有倾向性。他们报告的良好结果可能部分源于对患者的选择，或者是对患者更密切的监测和护理，甚至是对结果过分乐观的解读。还要记住，负面的结果比正面的公布少，许多人不愿意公布他们的并发症。那些没有个人治疗承诺的外科医生所提供的报告更为可信，尤其是 meta 分析。请记住，在前瞻性试验中，为了将变量的数量保持在最低限度，通常都会排除一些患者。现有的研究方法还不能完全包括和对比那些接受保守治疗或其他替代治疗方法的患者。一定要知道你在临床决策中所依据的证据强度。

3. 在实施麻醉之前，确保患者是对的，并确保你是在正确的一侧进行操作（如果是单侧病变的话）。如果你要对患者进行手术，要确保亲自看过患者并给他做过标记。

4. 不要成为一个缺乏判断力的熟练操作者。你可能很擅长某项技术，但另外的技术可能会产生更好的效果。要善于学习一些新的技能，而不能因为你能熟练地应用而继续使用过时的方法。美国小说家马克·吐温曾用这样一句话恰如其分地总结了这种态度："如果你唯一的工具是锤子，那么每一个问题开始看起来都会像是一个钉子。"与此相反，如果你的方法至少能与新方法得到一样好的结果，那么最好不要轻易改变。

5. 非手术治疗在许多传统手术治疗的疾病上取得了显著进展，包括内科治疗、内窥镜治疗和介入治疗。当你确信它们有效时，要把你的患者交给这些专家。患者的健康远比你作为外科医生的自尊更重要。

> **要点**
> - 一个好的外科医生知道怎么做手术。
> - 更好的外科医生知道什么时候做手术。
> - 最好的外科医生知道什么时候不能做手术。

6. 要依靠手术室的同事，让他们帮助你，同时也能提醒你即将发生或已经发生的危险或灾难。保持一种氛围，让所有人在这种情况下都能畅所欲言。当你有麻烦时，向他们解释问题往往会理清你的思路，或许有人会提出有价值的建议。

第二节　技能课程

1. 实习外科医生通过模拟训练和虚拟现实课程学习手术是十分正确的。这能让那些有抱负的操作者熟悉操作流程并练习使用器械和设备。你必须熟悉这些器械，只有这样你才能熟练地操控它们，让你能够把重点放在操作的组织而非器械上[1]。这尤其适用于那些尖端与手柄的移动方向相反的微创手术。

2. 参加一门课程时，它会向你展示如何执行一个操作，但它不会将这项技能转移给你。它只是向你展示了如何操作，但要想做到熟练地操作，需要聪明而刻苦的练习。

3. 在课程结束时你会接受评估，考官会列出一份客观上可评估的操作清单。如果你成功通过所有的步骤，你就通过了评估。但通过评估既不能使你成为专家，也不一定能够证明你的能力。这只是一个及格的要求，而不是衡量你技能的标准。

4. 这样说并不是在指责这些培训课程。它们能够验证许多基础能力，引入"最佳实践"的概念，并能在不良的操作习惯形成之前尽早发现错误。但是，成功的操作还有一些其他无法用人工、时间、设施和有限观察来确定的因素。成功通过课程并不意味着具有完成外科手术的能力；它只是证明你按照标准的步骤进行了正确的操作。

> **要点**
> - 学会操控器械及模拟练习与成为大师级外科医生之间有着巨大的差距，这有些像会使用器械与能在真人身上熟练操作完全不是一回事。
> - 这是一个巨大的、可扩展的差距，不能用客观的方法进行分析和评价。

5. 与其他所有复杂的任务一样，你可能会遵守所有的指示，但却无法成功完成外科手术。这取决于你能否以正确的顺序进行操作，以及能否完美执行每一个正确指示。这种关系早在 19 世纪末就被德国格式塔心理学者（又称"完形学派"，译者注）所发现：即"整体大于各部分之和"。本章的目的就是强调怎么综合你所有的天分来成为一名完全称职的外科医生。

第三节　操　作　规　范

一、轻柔

粗暴的操作很容易损伤活组织。如果之前正常的组织被损伤，它们通常会存活下来；但已经受伤或患病组织的活力已经受到损害。

1. 粗暴操作的结果虽然不会即刻显现，但会导致愈合延迟甚或失败，以及对感染的抵抗力降低。轻柔操作必须成为百分之百的习惯。当可以用手指、棉签、绕线或导管、牵引器或闭合镊子轻柔操作时，切勿用金属工具直接钳夹组织来使其移位。

2. 如果你挤压组织并将其松开，很快血管就会回充；这看起来很正常，但其实不然。组织会部分或全部死亡。即使存活下来，也会使愈合延迟；死亡或濒死的细胞将被瘢痕组织所取代，如果瘢痕受到张力的影响，它就会被拉伸。当切口缝合得太紧时，伤口会产生阶梯状的白色瘢痕，这是由于缝线处的组织被勒死而造成的。

3. 强行闭合间隙和血管的过度牵张是一种常被忽视的创伤形式。肌肉被过度拉伸会引起暂时瘫痪或撕脱，并丧失功能。充盈的血管内衬着脆弱的内皮细胞，被破坏后会露出其下方的基底膜。如果将两条血管吻合，吻合处的完整性就受到损害。对于血管来说，血小板黏附在裸露的内膜下可能是血栓形成的基础，并可能阻塞管腔。在移动组织结构时，注意不要强行剥离。如果静脉外膜被剥离，作为桥血管的它就会发生痉挛[2]。

二、规划

对操作进行"规划"的理念一直没有得到良好的重视，但事实上却至关重要。观察任何职业的专家，你都会注意到准备工作是多么的缓慢和仔细，包括检查和评估问题，组装、检查和布置设备，规划方法。当这些准备做好时，操作就能顺利无误地进行。

1. 过去，当外科医生与相对稳定的团队合作时，他们可以放心地依赖队友的准备和检查，尽管他们知道最终的责任应该在自己身上。

2. 你可能不会在一个成熟、稳定的团队中工作，除非你有完全可以信任的人做依靠，否则一定要确保你亲自检查了需求列表上的所有事项。

3. 直到亲自检查并确认所需的一切都可用并且状态正常时再开始工作，除此还要有针对可能出现故障时的应急预案。

4. 开始操作时，如果有任何可能使操作复杂化或使其更困难的情况发生，请立即改正。

5. 如果正在进行一个让你感觉不自然的操作，停下来考虑是否可以从另一个角度来做，这或许是改变你的方法或者移动到手术台的另一边去操作。

> **要点**
> - 当你被委派一项任务时，不要急于求成。
> - 仔细评估需要做什么，确定你需要什么以及你应该如何执行它。
> - 谨慎开始。你的所有动作都要缓慢而仔细。
> - 对于委派任务的人来说，没有什么比看着你进入灾难的危险中更让人担心了。

三、速度

对速度的痴迷是最具危险性和破坏性的特点之一。这通常是由一种愚蠢的理念所驱使的：以极快的速度完成一项手术表明术者很擅长它。据说，威廉（罗切斯特著名的梅奥兄弟之一）在 3 个小时后离开了霍尔斯特德正在进行的手术，他讥讽地嘟囔道：“这是我第一次看到伤口的顶端已经愈合，而底部仍在进行手术的情形。”但时间证明霍尔斯特德是对的。

1. 在进入手术室之前，你就应该明白，虽然掌握了某一特定操作的技巧，但你必须按照自然的节奏操作。否则，本应很自然、很完美地完成的操作就会变得很刻板、很笨拙。

2. 手的速度和操作速度不是一回事。仓促行事往往会因为失败而需要反复重复，因此所花的总时间与正常速度时相同。不必要的和无效的动作就是在浪费时间，这通常是不确定下一步要做什么所造成的。

> **要点** ● 在你不确定要做什么的时候一定要停止操作，把你的注意力放在做出正确的决策上。

四、顺序

1. 除非有特殊情况，否则一定要坚持使用多年来形成的标准顺序。如果你不这样做，就可能会误入某些重要区域，无意中损伤了重要的结构或其现有的功能。

2. 谨慎而自然地操作。

3. 通常，在进行下一步操作之前，完成并检查之前的每个步骤。

五、战略/战术

1. 如果你想成为一名成功的外科医生，那么“战略”和“战术”这两个经常混淆的术语是很重要的概念。

2. “战略”意味着你的计划和准备，包括你自己的准备，患者的准备，团队的准备，设备和后援的准备，这些都是至关重要的。考虑一下如果有意外发生或出现并发症时你会怎么做，这通常被称为“如果会怎样”。

3. “战术”则是指你如何应对术中发生的具体事情：你如何识别、解释、避免和应对不可预见的问题。许多情况的应对方法都已写入指南，通常你应该遵守它们；但在特殊情况下，你会发现遇到的问题与指南中描述的不符。

> **要点** ● 不要忽视不寻常的发现。研究并解释它。
> ● 如果新发现使得不能按照原有计划执行，不要固执地继续下去。
> ● 仔细评估你处理新情况的能力，并做出相应的反应。

六、组织氧合

1. 科克和霍尔斯特德没有确定组织氧合程度的方法。他们和许多继任者只能通过动脉搏动和颜色来确定组织活力。

2. 现在，我们有了确定氧浓度的方法。旧金山的汤姆·亨特（Tom Hunt）对此做出了重要贡献，他在闭合的伤口中测量了组织间氧浓度，发现其明显降低，尤其重要的是在术后就会立即降低，但是临床表现通常并不明显[3]。相反，如果采用延迟一期闭合的方法时，伤口组织中的氧浓度与大气中的氧浓度相同。

3. 氧浓度低的组织特别容易被厌氧或微需氧微生物感染。如果不确定的话，采用延迟一期闭合的方法可确保组织与大气中的氧气接触。

第四节 急 诊

"紧急情况"表示发生了需要立即采取行动的意外事件。经常被忽略的是没有意识到发生了什么，发生的事件意味着什么，以及最佳的处理方式是什么。不明智的行为通常会使事情变得更糟。

1. 如果在操作过程中发生意外情况，请对其进行评估。在评估之前不要做任何操作。恐慌将进一步使事情恶化。

2. 对于大多数紧急情况，指南上都有相应的处理方案。学习指南，并且在遇到紧急情况时依据指南采取规范的措施。

3. 出血是常见的紧急情况之一。通常，简单的指压止血是最好的即时措施，急于应用血管钳可能引发一场灾难。

4. 反应过度通常会导致不必要的操作，尽管其初始目的是打算防止可能出现的并发症。

5. 处理完紧急情况后，请检查你没有造成或遗漏进一步的损害。

6. 确定你已经达到了手术目的，然后再关闭切口。

> 要点
> ● 在紧急情况下，请不要轻易忽略安全准则。
> ● 用最简单的操作来处理紧急情况——仅此而已。

第五节 避 免 错 误

你从事的是高风险职业，所以会不可避免地做出错误判断和出现技术失误。

> 要点
> ● 如果你在没有预先复习解剖学的情况下进行手术，那将会是一场灾难。
> ● 污染、感染扩散和恶性肿瘤是不区分组织平面或解剖边界的。

1. 许多外科手术错误发生在患者到达手术室之前。其可能原因包括患者的选择，患者的准备，手术的选择，设备的提供，后备团队和技术支持的安排等。

2. 要接受我们都会犯错误这一事实。任何声称没有犯过错误的外科医生要么是经验不足，要么是自欺欺人或撒谎。那些要求高可靠性组织的人会试图找出使系统更安全的措施。将操作规则和指南相结合被证明是最安全的做法。但是请记住，在计划开展一项研究时，为了减少变量的数量，试验会排除一些研究对象。因此在临床实践中，你可能会遇到不适用指南的情况。你必须认识到这一点，并寻求建议和帮助。

3. 尽管试图消除人类的变异性是传统的做法，但现在我们认识到，人对环境变化的补偿性和适应性反应是自身的重要保护措施。人类正是凭借这种动态的变异性和适应性来应对罕见而危险的事件[4]。

4. 作为新手，如果遇到可能需要特殊处理的异常情况，要先与上级医生讨论，在此之前不要执行自己的想法。通常，对你来说是新鲜的事物，对于经验丰富的同事来说可能习以为常，关键是他们知道其中的风险。

5. 操作过程中的错误可能是由于缺乏操作技巧,例如用力过大、损坏周围组织结构以及操作笨拙所致;但更有可能是判断失误所致。

6. 不要被"因为是你的错误,所以就得一定由你修复"的虚荣心理所误导。作为一名新手,要谦虚地认识到,这种情况最好由专家来解决。

> | 要点 | ● 如果你误伤了一个重要的结构,最关键的行动就是识别它并做出反应。 |
> | --- | --- |
> | | ● 大多数的损伤最好立刻处理。 |
> | | ● 问问自己,"我有能力应对吗,还是我应该寻求帮助?" |

7. 失误的更常见原因是见识不足,这在腔镜手术中尤其常见,但同样也发生在开放手术中。一旦对自然结构出现认知错误,这种误解很可能会持续存在,并且在后续寻找结构时被错误的认识牵着走。一个常见的错误是,在婴儿的腹股沟疝手术中,将增厚的斯卡尔帕(Scarpa)深筋膜误认为是腹外斜肌腱膜。由于认识错误,你可能无法识别真正的腹股沟外环。

8. 在开放手术中,你可以通过手指间的滑动来了解可疑的结构,感觉其质地和移动性。在腔镜手术中,你将失去触觉对表面情况、温度、一致性、动感、轮廓和附属物的感知。因此,与开放手术相比,腔镜手术中严重的导管损伤更为常见[5]。

9. 一些看起来专心的人似乎无法预见迫在眉睫的事故,尽管这对旁观者来说很明显。当错误发生时,这些医生会表现得很惊讶,好像这是一次不同寻常的事件。

> | 要点 | ● 如果你的第一印象不确定,请不要继续操作。 |
> | --- | --- |
> | | ● 再次确认;沿着已明确结构的边界来确认其性质。 |

第六节　协　助　操　作

1. 不要拒绝做助手的机会。你将学到如何去做,以及如何不去做。你也有机会表现出你的专注和可靠,这会促使上级医生将部分或全部操作交由你来做;当然这必须是在其指导、训诫和鼓励下完成的。

2. 不要将做助手视作自己独立操作之前的无聊前奏。给熟练的术者当助手能使你在有意无意中获得判断和技巧;因此当你能自己操作时,你会自然而然地采用安全有效的技巧。你会发现,最好的器械护士会在你开口之前将正确的器械交给你。同样,最好的助手会预先想到下一步操作,并会提供相应的帮助。这是因为他们已经了解了操作的顺序并理解了差异变化。

3. 在手术的前一天晚上,复习解剖学和病理学非常重要。这将极大地提升你从协助操作中获得的价值。

4. 观察每个动作,在不明白时适时询问。

5. 注意,外科医生通常会以常规、轻松的方式进行操作,同时还会格外小心某些区域。你一定要知道这个原因。

6. 注意,优秀的外科医生会使手术区域保持整洁。

7. 在被要求协助时,试着想想需要做什么,而不是尝试去接管该操作。如果被问到你的意见,请安静、诚实地提出。如果你认为自己看到上级医生遗漏了什么,或者即将犯错,请说出来。如果他听到了你的警告，但没有采取任何措施，这是他的责任。然后，适时讨论此事，以增进你的理解。

8. 不要因为迷失于技术的高超而不能做出更重要的判断。这些事情很少是非常明确的，通常是有争议的。

9. 如果你足够幸运地被委派了一部分手术，请集中精力保持冷静和谨慎。

10. 当你变得更有能力、能承担更多的个人责任时，你会从别人的帮助中学到比以前更多的东西，因为你会更加意识到问题所在。然后，当你讨论和演示手术的要点时，你可能会被授予与上级医生平等待遇的特权。

11. 在职业生涯的后期，你可能有幸协助自己的学生。这绝不是一种单向的教学体验。我自己的职业生涯就曾因为一群杰出、专注、勤奋、支持和值得信赖的年轻同事而变得更加精彩。

第七节 指 导

1. 过去，各层级的外科医生参加由著名专家进行的手术是一种可接受的非正式做法，这些年轻医生经常被邀请来进行"消毒"和做助手，甚至会做其中的部分操作。在这个过程中，我们不仅可以观看许多高年资医生的操作，而且还能获得很多他们在操作中有意无意间"渗透"出来的知识。但是如今这些有价值的方法不能再用了。

2. 如果经验欠缺，现在的外科医生可以为自己申请一位顾问。许多人都认可这一点，并可因此避免进行超出其能力范围的困难操作。与社会的进步一样，外科医生已经适应了在其不足的方面寻求进一步的培训。

3. 许多专业领域都建立了指导制度。希望进行新手术的外科医生要先参加正规培训课程，然后给经验丰富的外科医生做助手，之后在上级医师的监督下进行手术，直到高年资外科医生宣布你能胜任这项操作。当有能力但缺乏经验的外科医生被授权在没有上级监督的情况下进行手术时，应该对手术效果进行认真审核，以确保结果令人满意。

4. 即使你觉得自己完全有能力和经验执行某项操作，也不要拒绝经验丰富同事的帮助。我发现这是一种相互学习的良好方式。

十项提醒

● 单凭手术技术并不能保证手术成功。尽管非常重要，但手术只是作为医生照护患者的一个组成部分而已。

● 不仅试图要在手术室里成为熟练的外科医生，更要让最简便、整洁、顺利地完成日常工作成为你日常行为的一部分（见第1章）。

● 要主动抵制"动手吧！"的诱惑。要确认你已经测试了所需的设备和器械，这些设备是否在触手可及的范围之内，这片区域内有没有多余的东西，尤其是松动的物体。你是否能以最自然的关系处理任务？

● 作为术者，要牢记我们是在活组织上操作；永远不要放弃对其进行检查、研究其解剖关系并评估其自身特点的机会。请记住，疾病和污染不会限于解剖边界。

● 因为器械将成为你的"手"，所以要在模拟器上、技能课中和简单的自制模型上进行实践训练，直到你用不着去想它们，而只是专注于操作的真正对象——活生生的人体。

● 观摩专家。你可以通过观察他们解决问题的方法而有意识地获得知识，同时你也将在无意中获得无法用语言表达的知识。

● 提前做好应对意外的准备。不要固执地追求最初的目标，而是要适时地重新评估它。

● 不要着急，否则你会将注意力转移到本可以通过潜意识操控完成的动作上，并因此失去对总体目标的把控。

● 不要忘记组织氧合这一重要因素。缺乏氧气的吞噬细胞会失活，从而使组织易受感染并延迟愈合。

● 一个大的操作只是一系列小步骤的总和。但是为了成功，每一个小步骤都必须完美无缺、精益求精。

第八节 常 识

为了防止人们犯常识性的错误，专家们不时地被要求撰写指南。虽然指南并不能涵盖所有可能发生的情况，但其本意就是为大多数处于危险中的人提供最大的保护。应该遵从指南，但要注意不适用于指南的特殊情况。就像著名的英国无腿王牌战斗机飞行员道格拉斯·巴德爵士（Sir Douglas Bader，1910—1982）所说的那样："对于智者来说，规则是提供指导的；对于傻瓜来说，规则是盲目服从的。"

参 考 文 献

1. Polanyi M. Personal knowledge to RM Kirk[M]. London: Routledge and Kegan Paul; 1973.

2. Loesch A, Dashwood M R, Souza D S R. Does the method of harvesting the saphenous vein for coronary artery bypass surgery affect venous smooth muscle cells? iNOS immunolabelling and ultrastructural findings[J]. Int J Surg, 2006, 4(1): 20-29.

3. Chang N, Goodson W H 3rd, Gottrup F, et al. Direct measurement of wound and tissue oxygen tension in postoperative patients. Ann Surg, 1983, 197(4): 470-478.

4. Reason J. Human error: models and management[J]. BMJ, 2000, 320(7237): 768-770.

5. Way L, Stewart L, Gantert W, et al. Causes and prevention of laparoscopic bile duct injuries: analysis of 252 cases from a human factors and cognitive psychology perspective[J]. Ann Surg, 2003, 237(4): 450-469.